-노인정신질환 종사자들을 위한 지침서-

노인성치매, 우울증의 성공적 치료

대표저자 오병훈 · 차경렬

SEVERANCE GERIATRIC MENTAL HEALTH CENTER SINCE 1993

圖書出版 하나醫學社

＊대표저자 : 오병훈 (신경정신과 전문의)
차경렬 (정신과 전문의)

＊공 저 자 : 김경란 (정신과 전공의)
김상환 (가정의학과 전문의)
김주영 (정신과 전문의)
김지혜 (신경심리사)
박혜순 (간호부장)
송우용 (목사)
이강수 (정신과 전문의)
차옥련 (수간호사)
천덕희 (사회사업사)
홍창형 (정신과 전문의)

[가나다순]

머 리 말

올해는 연세대학교 의과대학 세브란스정신건강병원 노인정신건강센터 개소식에 이어 노인병동이 만들어진지 만10년이 되는 실로 뜻깊은 해이다. 노인정신의학계를 선도해야 한다는 사명감으로 그 당시만 해도 초창기나 다름없었던 노인정신의학의 발전을 위해 경영상 압박을 무릅쓰고 힘들게 노인병동을 개설하여, 노인정신질환의 실체를 파악하고 치료해 왔다. 나아가 선봉의 역할을 하기 위해 착실하고 실용적인 임상연구에 앞장서야 한다고 다짐하며, 팀원들을 격려하고 채찍질해 왔었다. 이러한 노력의 결실로 「노인성치매, 우울증의 성공적 치료-노인정신질환 종사자들을 위한 지침서-」를 출판하기에 이르렀다.

노인병동 치료팀은 지난 10년간 정신질환으로 고통 받는 노인환자들과 그 가족들, 아니 어쩌면 우리 치료자들을 위한 좋은 지침을 만들고자 하는 목표를 향해 정진해왔다. 치료팀의 구성원인 의사, 간호사, 사회사업사, 임상심리사 그리고 간병인들과 자원봉사자들 모두 각자의 분야에서 습득한 지식들을 데이터화했다. 특히 지난 일년은 마지막 마무리 작업에 혼신의 힘을 쏟느라 더욱 힘든 시련의 연속이었다.

어렴풋이 그 모습을 드러냈던 자료들에 색을 입히고, 명암을 넣어, 정형화된 데이터에 숨을 불어넣었다. 이제 우리는 작품에 대한 평가에 귀를 기울일 준비가 되어 있다. 아직도 부족하지만 함께 힘들어 했고, 아픔과 고통을 나누며 만들어낸 진실된 산물이니까......

살아온 방식에서 가지고 있는 질환까지 모든 것들이 다양한 노인 환자분들을 진단에서 치료까지, 더구나 경제적 현실을 감안하여 효율적인 방법으로 최선의 치료를 해 드려야 한다는 것이 부담으로 다가올 때도 있었다. 하지만 어느덧 그들과 한 식구가 되어버렸고, 이제는 우리들의 머리도 희끗희끗 변해가고 있다. 그러기에 더 소중하게 다가왔던 한 분, 한 분들……

지난 2002년에 발간했던 「치매-치매 이해와 치료의 바른 길잡이」가 지식을 알기 쉽게 정리한 책이었다면, 이번에 발간하는 「노인성치매, 우울증의 성공적 치료-노인정신질환 종사자들을 위한 지침서-」는 사례와 경험을 통해 얻어낸 산고의 책이라 말할 수 있다.

바램이 있다면 「노인성치매, 우울증의 성공적 치료-노인정신질환 종사자들을 위한 지침서-」가 노인정신질환으로 고통 받는 환자들과 그 가족들에게는 진정한 소망을, 치료에 종사하는 모든 분들께는 확실한 나침반으로서의 역할을 해 주는 것이다.

끝으로, 함께 수고해 주신 저희 노인병동 치료팀과 간접적으로 도와주신 병원 교직원들, 특히 출판에 기꺼이 응해주신 하나의학사 오무근 사장님께 진심으로 감사드린다.

2007년 7월

저자들을 대표하여 오병훈, 차경렬 드림

차 례

Ⅰ. 총 론

노인성치매,
우울증의 성공적 치료

제1장

노인환자의 평가

1. 정신과적 평가

가. 정신과적 병력 청취

노인 환자의 평가에 있어서 젊은 사람과 근본적으로 다른 점은 부수적인 정보를 많이 사용해야 한다는 점이다. 동반되는 신체적 문제들, 현재 복용하는 약물, 가족이나 친구의 상실, 사회 경제적 문제 및 시력이나 청력의 저하 등에 관심을 기울여야 한다. 의사는 젊은 사람을 면담할 때보다 더 능동적이어야 한다. 노인 환자의 긴 과거력이나 느린 면담 진행 태도, 쉽게 피곤해 하며 오랫동안 회상에 잠기는 태도는 장시간을 요하게 되므로 한 번의 면담으로 모든 과거력과 병력을 알아낸다는 것은 불가능하다. 특히 알츠하이머병 같이 서서히 진행되는 치매의 경우에는 수개월에 걸친 여러 번의 면담을 통해서만 진단이 가능하다. 병력을 알기 위하여 가능하다면 환자와 면담하여야 하지만 특히 인지 장애가 있는 환자의 경우에는 환자 이외의 사람으로부터 정보를 얻는 것이 필수적이며 평가에 적극 반영해야 할 경우가 많다.

1) 현병력

- 증상의 발생시기, 기간, 정도
- 유발인자 – 가족이나 친구의 죽음, 수입의 감소, 사회적 지지 기반의 상실
- 치료의 경과

시간 경과에 따라 증상의 발현 및 발전 과정과 증상이 일상 활동에 미치는 영

향을 기술한다. 언제 증상이 시작되었고 얼마나 오래 지속되었는가? 신체적 상태나 환경적 문제가 증상을 유발하였는가? 어떤 식의 치료를 시도하였는가? 사용된 약물과 치료의 결과도 살펴본다. 증상이 일교차를 보이는가? 증상이 자아동조적인가 혹은 자아 이질적인가? 젊은 환자와 노인 환자는 나타내는 증상이 다르다는 것을 염두에 두어야 한다. 예컨대 우울증은 젊은이의 경우는 죄책감과 자기비하가 심하게 나타나는 반면, 노인 환자의 경우 신체화 경향이 두드러진다. 또한 노인 환자의 대부분은 다양한 증상에 적응하여 증상을 참고 지내거나 일상생활의 한 부분으로 생각하고 지내기 때문에 간과하기 쉽다는 것을 명심해야 한다. 또한 노인 환자는 불면, 식욕부진, 불쾌감 같은 신체적 증상을 간과하여, 일상적으로 자가 투약하기도 한다. 의사는 생활사가 증상의 발병에 미치는 영향을 살펴보아야만 한다. 가족이나 친구의 죽음, 수입의 감소, 사회적 지지 기반의 상실 등과 같은 스트레스가 생리적 상태와 면역 체계의 저하를 야기하기도 한다. 가장 심각한 스트레스로는 배우자나 장성한 자녀의 죽음 등이 있으며 때로는 일상생활의 사소한 변화와 같은 작은 스트레스도 노인 환자의 취약한 안정성을 위협하는 존재가 된다.

2) 정신과 질환의 과거력

- 발병 시기
- 증상
- 치료 결과 및 증상의 완화와 악화
- 순응도

3) 개인력와 정신사회적 과거력

- 병전 기능 및 성격
- 가족의 역할 및 평가
- 가족력

중년이나 청년과 마찬가지로 개인력은 이전의 기능 정도를 알게 해주며 환자의 대응 능력에 대한 단서를 제공해 준다. 또한 이전의 인격 성향은 현재의 정신병리에 큰 영향을 미치게 된다. 종종 종교적 문제가 노인에게 중요한 문제로 대두되는데, 종교는 현재의 증상을 악화시킬 수도 있고 경감시킬 수도 있다. 학력이나 고용력이 환자의 능력, 흥미, 성격을 이해하는 데 도움이 될 수도 있고, 결혼력이나 자손에 대한 정보도 유용한 정보가 될 수 있다. 그 밖에 노인에게 더욱 중점적으로 다루어야 할 성이나 가족력, 가족의 역할 평가에 대해 이해해야 한다.

4) 신체질환의 과거력

- 주요 질환과 외상
- 입원력
- 복용 약물

노인 환자는 젊은 환자에 비해 만성적이고 다양한 신체적 질환이 공존하는 경우가 흔하므로 많은 약을 복용하고 있으며, 대부분의 약들이 환자의 정신 상태에 영향을 미치므로, 환자의 복용 약물에 대한 자세한 질문이 필요하다. 신체질환의 과거력에는 모든 주요 질환과 외상, 입원력, 치료가 포함된다. 정신과 의사는 노인 환자에 있어서 신체 질환을 항상 염두에 두어야 한다. 감염, 대사나 전해질 이상, 심근 경색, 뇌혈관 장애 등의 첫 증상이 정신과적 장애로 나타나기도 한다. 환자가 복용하는 약물의 자세한 검토가 매우 중요하다. 약물의 효과가 오래 지속되기도 하고 항고혈압 제제에 의한 우울증, 진정제에 의한 인지 기능 장애, 항콜린성 제제에 의한 섬망, 항정신병 약물에 의한 경련 등이 야기될 수 있다. 또한 식이 요법 제제의 과용량 사용이나 저용량 사용 등 잘못된 약물 용량 복용 등도 자세히 알아본다. 영양상태가 환자의 생리적 기능과 정신 상태에 중요한 영향을 미치므로 식사 습관도 알아본다.

5) 알코올과 물질 사용력

- 종류 및 양, 기간

정신과 의사는 알코올 섭취에 대한 질문을 하여야 한다. 일생 동안 가끔씩 술을 마신 노인 환자들도 노인이 되면 알코올과 관련된 문제들이 나타날 수 있다. 65세 이전에 금주를 했더라도 오랜 기간 알코올을 섭취한 경우 신체적인 합병증이 나타나기도 한다. Benzodiazepines, 다른 진정제들, 수면제들과 같이 처방되는 약물들이 노인에 의해 오용되기도 한다.

나. 정신상태검사

1) 일반적 기술

- 전반적 외모, 태도 및 행동
- 환자의 복장 및 위생상태
- 얼굴 표정 및 자세
- 치료자에 대한 태도
- 행동 및 운동 활동의 이상

환자의 의복, 몸단장, 자세, 옷차림새를 주의 깊게 관찰한다. 또한 이 시기의 연령에서 흔히 나타나는 감각 장애를 알아보기 위해 보청기나 돋보기의 착용 유무를 살펴본다. 협조적인지, 관심을 보이는지, 경계하고 방어적인지, 무감동해 보이는지, 움츠러 들어있는지 등 치료자에 대한 환자의 태도를 기록한다. 신체적 불균형, 불안정한 걸음, 느린 행동, 구부정한 걸음, 과다행동, 매너리즘, 호전성, 진전, 입술과 혀의 불수의적 운동 등 운동 활동의 이상을 묘사한다. 우울하고 무감동해 보이며, 치매 증상을 보이는 환자의 다수에서 활동적 운동 능력과 언어 능력이 저하된다. 가면과 같은 얼굴, 안정시 진전 등은 파킨슨병임을 시사할 수 있으나, 항정신병 약물의 부작용으로도 나타날 수 있다 .

2) 기분과 감정 반응

- 기분 및 감정, 사고 내용과의 일치
- 자살 사고 및 자살 시도력

노인 환자는 젊은이에 비해 자신의 기분과 감정을 표현하는 데 어려움을 느끼곤 한다. 또한 노인 우울증 환자에서는 부정과 정서의 억압이 흔하므로 기분에 대한 반복적인 질문이 필요하다. 또한 슬픔이나 우울한 기분을 표현하는 대신 신체적 증상이나 우울증의 자율신경계 증상, 즉 식욕과 체중의 변화, 불면이나 과다 수면, 피곤, 신체 상태의 일교차, 가족이나 세계적인 사건에 대한 흥미의 상실을 이야기하곤 한다. 신체화가 흔히 나타나서 우울한 기분을 모두 신체적인 증상으로 나타내기도 한다. 또한 자살에 대한 생각을 직접적으로 질문하여야만 한다. 우울증이나 과거의 자살 시도 경험은 다시금 자살을 시도하게 하여 결국은 자살의 성공에 이를 수 있다. 갑자기 웃다가 우는 등의 불일치되고 변덕스러우며 쉽게 변화되는 기분을 보이면 뇌혈관 질환이나 치매, 다른 기질적 뇌장애를 의심해 본다. 노인 환자들은 우울 증상을 직접적으로 호소하기보다는 우울 증상에 수반된 불안, 신체 증상, 건강 염려증, 집중력 장애, 기억력 장애 등을 먼저 호소하는 경향이 있다.

우울 증상 평가척도

- Hamilton Rating Scale for Depression (HAM-D)
- Beck Depression Inventory (BDI)
- Geriatric Depression Scale

3) 말과 사고

- 말의 양과 질, 자발성

말의 양과 질, 자발성 등을 기록한다. 정상 반응성이다, 빠르다, 수다스럽다, 크다, 감정적이다, 느리다, 단조롭다, 자발성이 결여되어 있다, 우물거린다, 더듬는다 등으로 표현할 수 있다. 함묵증, 지나치게 늦은 반응, 말의 빈곤, 명칭실어증, 문법의 오류나 착어증 등은 모두 진단 내리는데 중요한 증상이다. 환자의 언어는 사고 과정을 반영하여 보속증, 우원증, 연상의 이완이나 다른 이상을 드러내기도 한다. 뇌혈관 장애의 경우 실어증을 나타낼 수 있는데 치매로 오진할 수 있으므로 병력이 중요하다.

노인환자에서 사고 장애의 특징

- 실어증 또는 청각장애의 유무 확인이 필요
- 교육수준과 문화적, 종교적 배경 확인
- 보호자의 정보 제공이 필수

4) 지각

- 착각과 환각
- 기질적 뇌장애 : 시각적 실인증, 안면실인증, 입체감각실인증, 소시증, 거시증

단순하고 무정형인 환각에서부터 복잡하고 구조화된 환각까지 다양하게 나타나며, 때로는 노인 환자들의 시각이나 청각 장애와 연관되어 일시적으로 나타날 수도 있다. 종종 기질적 뇌장애에서 의식의 변화, 지남력 장애, 혼돈 상태와 연관되어 나타나기도 한다.

몇몇 환각들은 국소적인 뇌질환이나 말단 감각기관의 이상 때문에 나타날 수 있으므로 정확한 환각의 기술은 진단을 내리는데 중요하다. 기질적 뇌장애가 있는 경우 시각적 실인증, 안면실인증, 입체감각실인증, 자가국소감소실, 소시증, 거시증 등이 나타날 수 있다.

5) 사고의 과정과 내용

- 사고 과정의 논리와 일관성
- 망상의 내용 및 정도

망상의 내용은 구체적으로 기술하여야 하며 되도록 환자가 말한 그대로 적는다. 피해망상, 허무망상, 죄책망상, 신체망상, 성애망상, 과대망상 등이 나타날 수 있다. 망상이 기이한지 혹은 환경 전반에 걸쳐 드러나는지 또는 일정한 환경

과만 관련이 있는지 기술하고, 지속적인지 일시적인지도 관찰한다. 환자의 생활에 망상이 미치는 영향도 고려한다. 노인 환자의 경우 심각한 정도의 의심을 나타내기도 하여 때로는 자녀나 친척, 이웃, 집주인에 대해 의심하기도 한다. 도둑질 당한다는 생각이 가장 흔하다. 장이나 뇌 기능에 대한 건강염려증적인 망상이 종종 나타난다. 예를 들어, 환자는 자신의 장이 마비되었거나 혹은 완전히 망가져서 어떤 음식도 소화할 수 없다고 믿기도 한다.

6) 감각과 인지

- 주의력과 집중력, 지남력, 기억력, 언어의 생성과 이해, 구성능력과 실행능력, 전두엽기능
- 의식 : 노인에서 의식의 변화는 기질적 뇌장애의 특징적인 증상
- 지남력
- 기억력:

–즉각적 기억 : 숫자 반복하기 또는 거꾸로 반복하기 하지 못한다. 주로 치매 초기에 나타난다.

–단기 기억력 : 3가지 단어를 제시하고 5분 뒤 묻기

–장기 기억력 : 중요한 개인적 사건이나 전쟁 등과 같은 역사적 사건에 대한 질문

- 지적기능과 일반적 지식 :

–환자의 교육 및 사회적 수준이 고려되어야 한다.

–간이정신상태검사 MMSE 및 휴대용 단축형 정신상태 검사 SPSQ, Blessed Dementia Scale, Progressive Deteriorating Scale, Alzheimer Disease Assessment Scale 등이 있다.

- 전두엽 기능

–주의집중력, 부적합한 행동의 억제, 자발성, 연속적 행동, 복잡한 행동의 계획 보속증이나 구체적 사고에 대한 검사

노인환자에게는 기억과 인지 장애가 매우 흔하므로 감각과 인지 기능에 대한 정신상태검사는 매우 중요하다. 의사는 전체 면담을 통해서 환자의 인지기능에

대한 많은 정보를 얻을 수 있다. 각성과 의식의 정도, 주의력과 집중력, 지남력, 기억력, 언어의 생성과 이해, 구성능력과 실행능력, 전두엽기능 등은 반드시 알아보아야 한다.

의식의 장애는 다른 정보를 얻는 것을 저하시키므로 가장 먼저 평가되어야 한다. 노인에서 의식의 변화는 기질적 뇌장애의 특징적인 증상이다. 환자들은 명료하지 못하거나, 의식수준의 변동이 나타나고 기면 상태를 보일 수 있다. 시간, 장소, 사람, 상황에 대한 지남력 장애는 의식의 장애를 보이는 환자 또는 의식의 장애는 없으면서 인지 기능의 저하만 보이는 환자 모두에서 보일 수 있다.

기억력은 환자에게 최근이나 과거의 생활사 또는 특정한 질문을 함으로써 평가할 수 있다. 즉각적 기억을 검사하는 가장 일반적인 방법은 환자에게 6자리 숫자를 제시한 뒤 그대로 반복하기 또는 거꾸로 반복하기를 시키는 것이다. 실수를 할 경우는 기억력의 장애 또는 집중력의 장애를 암시하는데, 그러한 장애는 환자가 우울, 불안, 초조를 느낄 때 나타날 수 있다. 주의집중력의 장애가 있는 환자의 경우 유창하게 말을 하지 못한다.

단기 기억력의 장애는 학습과 회상능력의 장애를 반영하기도 한다. 단기기억력은 3가지 단어를 제시하고 5분 뒤 묻기, 또는 짧은 이야기를 해준 뒤 5~10분 뒤 반복하게 하기 등을 통해 평가한다. 시간과 장소에 대한 질문 또는 오늘이나 어제 아침의 사건에 대한 질문으로도 검사한다. 즉각 기억력의 장애는 알츠하이머병이나 다른 치매에서 초기에 나타난다. 또한 기억 작화증이 나타날 수도 있다. 장기 기억력은 자녀의 생일, 졸업년도, 퇴직한 날짜와 같은 중요한 개인적 사건이나 전쟁 등과 같은 역사적 사건들에 대해 질문하여 평가한다. 정신과 의사는 환자의 병전 기억력을 염두에 두어야 한다. 연령이 증가함에 따라 기억력이 감소되는데 대개는 70세 이전에는 심각하지 않다.

지적기능과 일반적 지식을 검사할 때는 환자의 교육 수준과 사회적 수준이 고려되어야 하는데 단어 능력이나 환자가 사용하는 개념의 복합정도를 살펴보고 최근의 정치나 스포츠 및 문화적 사건에 대한 환자의 지식, 대통령과 부통령 및 정치가의 이름 등을 질문하여 환자의 지적 기능에 대한 기초 조사를 한다. 환자의 읽기와 쓰기능력을 검사하면 기억력과 언어장애를 평가할 수도 있다.

7) 판단과 병식

- 판단능력 : 주어진 상황에서 적절하게 행동하는 능력
- 병식 :

판단능력은 주어진 상황에서 적절하게 행동하는 능력으로 특정 가상적인 상황에서 어떻게 행동할까를 질문하여 평가할 수 있다. 자신의 상황을 이해하는 능력에 따라 병식의 정도가 결정된다.

요 약

- 노인 환자의 평가에 있어서 젊은 사람과 근본적으로 다른 점은 부수적인 정보를 많이 사용해야 한다는 점이다.
- 의사는 젊은 사람을 면담할 때 보다 더 능동적이어야 한다.
- 특히 인지 장애가 있는 환자의 경우에는 환자 이외의 사람으로부터 정보를 얻는 것이 필수적이며 평가에 적극 반영해야 할 경우가 많다.

MEMO

2. 신경과적 평가

가. 신경학적 진찰이 필요한 경우

- 노인들의 건강검진 등과 같이 일반적인 선별검사(screening examination)의 일부로서 신경학적 진찰이 필요할 때.
- 노인들이 신경계와 관련된 특정 증상을 호소할 때.
- 신경계와 관계없는 질환이나 증상으로 진료하는 도중, 어떤 신경학적 이상 소견이나 징후가 발견될 때.

나. 노인들의 신경학적 진찰시 주의할 점

- 인지기능에 대한 검사를 반드시 실행하여야 하고, 이를 나이와 학력에 맞게 해석해야 한다.
- 신경학적 이상 징후나 증상이 노후에 의한 생리적인 변화로 인한 것인지, 특정 질병에 의해 나타나는 초기 증상인지를 판정해야 한다.
- 한 가지 질환만으로는 환자에게서 나타나는 모든 증상과 징후를 설명하기 어려울 때에는 여러 가지 질환이 동반되어 있을 가능성이 젊은 사람의 경우보다 높다는 것을 고려해야 한다.
- 약제에 대한 부작용에 매우 예민하고, 많은 노인들이 이미 여러 가지 약제들을 복용하고 있기 때문에 복용 중인 약제의 점검(review of medication)이 매우 중요하다.
- 우울증이나 불안증 등의 정신 증상이 흔하기 때문에 이로 인한 증상의 발현이나 기존 증상의 악화 등을 고려한다.

1) 인지기능 검사

노인 환자들의 인지기능 검사가 중요한 이유는 인지기능이 많이 감소하기 전에는 일상적인 짧은 진료 시간동안 환자의 인지기능 장애를 알아내기가 어렵기 때문이다. 예를 들어 고혈압, 당뇨 등으로 5년 전부터 내과 외래 진료중인 환자가 3년 전부터 점차 기억력, 어휘력 등이 감소하고 있어도, 일반적인 진료에서는 전혀 나타나지 않을 수가 있어, 이로 인해 환자는 가장 효과적인 치료를 받을 수 있는 시점을 놓치게 된다. 따라서 일정 연령 이상의 노인들에 대해서는 인지기능 검사를 일상적으로 실행하는 것이 필요할 것으로 생각된다.

2) 노화에 의한 생리적 변화와 노인 질환의 초기 증상

신경학적 병력청취나 신경학적 검사에서 나타난 여러 가지 비정상적인 소견을 해석할 때, 이들 증상이 노화에 따른 정상적인 생리적 변화는 아닌가, 혹은 노인들에게 흔하게 나타나는 노인질환에 의해 발생하는 이상 소견은 아닌가를 반드시 확인하여야 한다.

3) 문제 목록으로부터의 진단

노인 환자는 젊은 사람에 비해서 여러 가지 질환을 동반하고 있을 가능성에 대하여 생각해 보아야 한다. 또 노인들의 경우에는 같은 질환이라도 비전형적인 증상으로 발현하는 경우가 많으므로, 흔한 임상소견을 보이는 보기드문 질환보다는 보기드문 임상소견을 보이는 흔한 질환을 먼저 고려해야 한다.

4) 복용 약물의 점검

심장이나 중추신경계에 영향을 미칠 수 있는 약물들은 그 약물의 복용만으로도 일시적인 의식소실이나 혼돈, 떨림, 어지럼증, 현훈, 균형 장애, 보행 장애, 인지기능 장애 등을 위시한 많은 증상의 원인이 될 수 있다.

5) 심리적 상태의 고려

노인들의 경우 우울증이나 불안증 등의 정신증상을 동반하는 경우가 많기 때문에 이로 인한 증상이 나타나거나, 우울, 불안 등의 증상으로 인해 원래 가지고 있던 증상이 변하기도 한다.

다. 신경학적 진단 과정의 단계

1) 환자가 호소하는 증상이 구체적으로 무엇인가를 확인

어지럽다' 는 표현은 단순한 현기증부터 주위의 물건들과 자신이 서로 돌아가는 듯 한 증상을 의미하는 현훈증까지 여러 가지가 있고, 특히 노인들의 경우에는 자신이 느끼는 불안감이나 우울감을 어지럽다고 표현하기도 한다. 또는 소뇌 장애로 인한 보행 장애, 두통도 어지럽다고 이야기하는 경우가 있다. 이런 경우 환자에게 자세히 물어보아 환자가 표현하고자 하는 증상이 구체적으로 어떤 것인지 확인해야 한다.

2) 객관적인 자료의 해석

이학적, 신경학적 검사소견과 임상병리소견 및 뇌 영상소견 검사 등.

3) 신경계의 병변의 위치 유추

신경학적 검사의 가장 중요한 단계이며, 국소화(localization)라 한다. 신경학적 진찰의 가장 어렵고 중요한 단계라고 할 수 있다.

4) 병변의 위치를 고려한 최종진단

환자의 증상이 나타나는 양상, 악화 및 호전되는 속도 등과 같은 임상적 소견을 고려하여 원인적 진단을 유추하는 단계.

라. 신경학적 병력 청취

- 환자의 증상이 노화에 따른 것인지, 병적인 것인지를 판단하는 것이 매우 중요하다. 노인들의 시력 감퇴, 기억력 감소, 청각 감퇴, 몸무게 변화, 수면 습관의 변화 등이 병적 증후로 나타날 수도 있지만, 정상적인 노화의 과정으로도 흔하게 나타날 수 있기 때문에 환자에게 자세한 내용을 물어보면서 나름대로의 판단을 해야 한다.
- 노인은 약에 대한 부작용의 비율이 젊은 사람들에 비해 높고, 여러 가지 약제를 복용하고 있는 경우가 많으면서, 이런 약제를 복용해야 하는 다른 질환을 현재 가지고 있는 경우가 많기 때문에, 노인 환자가 어떤 신경계 증상

을 호소하거나, 신경학적 검사중에 신경계의 이상 소견이 발견되었을 때는 이 증상이 현재 앓고 있는 동반 질환 때문인지 혹은 현재 복용하고 있는 약제의 영향인지 그리고 마지막으로는 노인의 심리적 상태로 인해 발생하는 것은 아닌지 고려해 보아야 한다.

- 젊은 환자들의 경우 여러 가지 증상을 호소할 때, 이 증상 모두를 설명할 수 있는 질환을 찾는 것이 원칙이나 노인들의 경우에는 이러한 여러 가지 증상이 모두 각각의 질환으로도 나타날 수 있다는 것을 염두에 두어야 한다.
- 현재 진료하고 있는 환자가 인지 기능의 장애가 없는지 파악해야 한다. 환자가 말하는 내용에 조금이라도 의심이 가거나 기억력 등에 있어 장애를 의심케 하는 경우에는 보호자를 통해 병력을 확인해야 한다.

마. 신경학적 검사

노인 환자의 신경학적 검사는 관심을 주로 두어야하는 부분과 검사 소견에 대한 해석을 할 때 정상과 비정상의 경계가 다르다는 점에서 젊은 성인의 경우와는 차이가 있다. 검사의 종류는 일반적인 성인에 대한 신경학적 검사의 경우와 비슷하지만, 환자의 인지기능, 특히 기억력, 시력과 청력, 걸음걸이와 평형감각, 사지 원위부의 심부 건반사, 하지의 감각기능, 뇌혈관계의 이상 유무는 세심하게 관찰하고 검사해야 한다.

노인 환자의 신경학적 검사의 어려운 점 중 하나는 가벼운 이상 소견이 나타날 때 그 소견이 어떤 질환의 초기 증상으로 나타나고 있는가, 아니면 정상적인 노화과정에서 나타나는 생리적인 변화로 나타나고 있는가가 구별이 어려운 경우가 많다는 사실이다. 예를 들어 족반사(ankle jerk)가 소실된 노인환자를 대할 때, 이 환자의 족반사가 소실되거나 감소된 것이 정상적인 노화에 의한 생리적 변화일 수도 있고, 말초 신경병증의 초기 증상일 가능성도 있다. 이런 경우 이 환자가 당뇨병을 앓고 있는지, 발목의 힘이 떨어지거나 감각이 약해지지는 않았는지, 다리에 피부 병변이 있지는 않은지 등을 보아 판정해야 한다. 이렇게 하여도 확신이 서지 않을 때는 일정기간 후에 다시 검사하여 증상이나 소견이 진행하거나 소실되지는 않는지, 다른 말초 신경병증의 증상은 없는지를 확인하여야 할 필요가 있다.

바. 치매에서의 신경학적 검사의 필수 항목

- 눈에 관한 것들 : visual acuity, visual field, EOM, light reflex, pupil size, fundoscopic examination
- 얼굴에 관한 것들 : facial sense & facial movement
- 구강에 관한 것들 : articulation , swallowing, gag reflex
- 운동기능에 관한 것들 : tone, power, coordination (rapid alternating movement, finger to nose test, heel to shin test), abnormal movement (tremor, myoclonus, chorea, tic, flapping tremor)
- 감각기능에 관한 것들 : pinprick, position
- 반사 : DTR, Babinski, Chaddock, grasp, rooting, sucking
- 걸음
- 기타 : neck bruit, arterial pulsation

사. 노화에 의한 신경학적 변화

- 신경 안과적인 징후
  동공의 크기가 작아지고 대광반사 반응감소, 노안에 의한 원시, 폭주의 비효율성, 상방주시제한, Bell 현상의 소실, 섬광에 대한 과도한 예민성
- 노인성 난청 : 고음역 난청
- 후각 감퇴
- 반사의 변화 : 아킬레스건 반사의 소실, snout 혹은 palmomental 반사의 출현
- 운동기능 : 활동량 감소, 반응시간 지연, 미세운동 기능 장애, 근력 감퇴, 근위축
- 감각 : 발가락이나 발목에서의 진동감각 소실
- 걸음걸이의 변화 : 짧은 보폭과 느린 걸음, 구부정한 자세, 균형 이상

요 약

- 노인 환자에 있어서 신경과적 진찰이 필요한 경우는 건강검진과 같은 일반적인 선별검사의 일부로서 또는 환자가 신경계와 관련된 특정 증상을 호소할 때, 다른 질환으로 치료 중 신경학적 이상 소견이 발견되었을 때이다.
- 노인 환자의 신경과적 진찰 시 주의할 점으로는 나이와 학력에 맞는 인지기능에 대한 검사가 반드시 실행되어야 하며, 신경학적 이상 징후나 증상이 노화에 의한 생리적인 변화인지 특정 질병에 의한 초기 증상인지 판정해야 한다.
- 신경과적 진단 과정은 우선 환자가 호소하는 증상에 구체적으로 무엇인가를 확인해야 하며 이학적, 신경학적 검사소견과 임상병리소견 및 뇌 영상 소견 검사 등과 같은 객관적인 자료와 비교하여야 한다.

MEMO

3. 내과적 평가

가. 뇌졸중

뇌졸중은 뇌에 있는 혈관이 터지거나(뇌출혈) 막혀서(뇌경색) 생기는 병이다. 흔히 중풍이라고들 말하지만 그 결과는 다양하다. 멀쩡해 보이는 사람이 어느 날 갑자기 쓰러져 사망하거나 반신불수가 되는 등 치명적인 결과를 가져올 수 있기 때문에 공포의 대상이다. 뇌졸중은 사망하지 않더라도 평생, 혹은 오랜 기간 동안 식물인간, 반신불수, 언어장애 등 그 후유증이 심각하기 때문에 사회적으로 미치는 손실은 실로 크다 할 것이다. 뇌졸중과 관련하여 식사, 운동, 담배 등 생활 전반이 규칙적이고 합리적이라야 한다. 이로 인한 고혈압, 심장질환, 고지혈증 등으로 뇌졸중 발생의 확률을 높일 수 있기 때문이다. 예를 들어 고혈압 환자는 혈압 조절, 식사, 운동, 적절한 투약으로 뇌졸중의 발생을 최소화할 수 있다. 또한 심한 뇌졸중은 종종 치명적이지만, 많은 사람들이 미소 뇌졸중으로부터 성공적인 회복을 한다.

1) 뇌졸중의 증상

- 갑자기 한쪽 팔다리에 힘이 없거나 저리고 감각이 없다.
- 갑자기 말을 못하거나 무슨 말인지 알아듣지 못한다.
- 말할 때 발음이 어둔하다.
- 멀미하는 것처럼 심하게 어지럽다.
- 걸으려면 술 취한 사람처럼 휘청거린다.
- 갑자기 한쪽이 흐리게 보이거나 한쪽 눈이 잘 안 보인다.
- 갑자기 심한 두통이 있다.
- 눈동자는 한쪽만 확장될 수 있고 동공이 좁아질 수도 있다.
- 방광과 장 조절이 약해질 수 있어 소변을 잘 보지 못하고 변비가 생긴다.
- 의식이 없어진다.

2) 병원 도착 전의 구체적 치료

- 의식이 있다면 환자의 머리와 어깨를 약간 올리고 지지한 채로 환자를 눕힌다.
- 머리를 한쪽으로 기울인 상태로 이물질이 입으로 흘러나오게 한다.
- 목이나 가슴을 조이는 옷을 풀어 순환과 호흡을 원활하게 한다.
- 환자에게 입으로 아무 것도 주지 않는다.
- 환자가 의식을 잃으면 회복자세로 둔다.
- 호흡과 심박동이 멈추면, 즉시 심폐소생술을 시행한다.
- 치료 자세를 유지하면서 즉시 병원으로 이송한다.

나. 심근경색

사람은 어떤 원인이든 사망 시에 심장이 정지되어 사망하게 된다. 따라서 심장 자체에 문제가 있어 갑자기 심장이 멎어버리고 다시 돌아오지 않으면 그 사람은 신속히 사망에 이르게 되는데 이렇게 되는 흔한 원인이 심근경색증이다. 심장은 심장 내의 관상동맥이라는 혈관을 통하여 혈액을 공급 받아 에너지를 얻는데 이 관상동맥이 어떤 원인으로 막혀버려 혈액을 받지 못하고 시간이 지나 심장이 썩게 되는 것이 심근경색증이다. 이러한 원인으로는 담배, 스트레스, 고혈압, 비만, 당뇨나 콜레스테롤이 높은 경우 등 다양하므로 심근경색증의 예방을 위하여 식사, 운동, 생활습관의 조절 등을 통하여 갑작스러운 심근경색증 발현을 막아야 한다.

1) 증 상

- 갑작스럽게 짓누르는 쪼이는 것 같은 통증이 앞가슴 중앙에 있으며, 팔이나 목과 턱 혹은 어깨 등이 같이 아프기도 하다. 증상 중에는 앞가슴의 통증이 가장 중요하다.
- 갑작스러운 어지러움이나 현기증으로 주저앉거나 벽에 기대게 된다.
- 피부는 잿빛 같고 입술이나 사지는 파래진다.

- 토하고 싶거나 식은땀이 나기도 한다.
- 숨이 차서 헐떡거릴 수도 있다.
- 의식이 없어질 수 있다.
- 갑자기 호흡과 맥박이 정지할 수 있다.

2) 병원 도착 전 구체적 치료

- 환자를 적절한 안정 자세로 하여 이송한다.
- 환자가 움직이거나 여러 어지러운 환경적 요인에 의하여 스트레스를 받게 되면 심근경색증을 악화시키게 되므로 조용하게 움직이지 않도록 하여 즉시 병원으로 옮기도록 한다.
- 산소를 줄 수 있는 상황이면 산소를 흡입하도록 한다. 의식이 있으면 부드럽게 받쳐주고 머리와 어깨를 지지하고 무릎을 구부린 반쯤 앉은 자세로 유지한다. 또한 목이나 가슴, 허리를 조이는 옷을 풀어준다.

다. 고혈압

1) 고령자 고혈압의 이해

고령자에서는 고혈압의 유병률이 높고 치료에 따른 조절율이 낮다. 미국의 한 조사연구에 의하면 65세 이상 노인의 3분의 2가 고혈압을 갖고 있으며 또한 고혈압을 치료하여도 조절율이 낮은 군에 속한다는 것이 최근 보고된 바이다. 나이가 들어감에 따라 대동맥 같은 큰 용적혈관의 탄력이 떨어져서 수축기에 이 같은 용적혈관이 잘 확장되지 못하면 심장 수축시에 형성되는 압력을 분산시키지 못하여 수축기 혈압은 높아지고 한편 수축기에 용적혈관의 확장에 제한되어 압력이 적게 축적되므로 확장기의 혈압은 낮아지게 된다. 1970년대 초반까지도 고령자 고혈압은 나이가 들면서 나타나기 때문에 병적인 현상으로 보지 않았고 160/90mmHg까지를 정상 혈압으로 하고 이를 기준으로 치료하기도 하였다. 그러나 이처럼 혈압이 높으면 표적장기의 손상이나 심혈관질환의 발병과 사건을 증가시키기 때문에 고령자에서도 치료받아야 할 고혈압이며 오히려 용적혈관의 병변이 있기 때문에 예후가 더 나쁠 수 있어 더 적극적인 관리와 치료의 필요성이 강조되는 것이다.

2) 고령자 고혈압의 특징

- 대동맥 같은 용적혈관의 경직으로 수축기 고혈압이 많고 맥압이 증가한다. 연령이 증가하면 이 같은 현상이 더 뚜렷해질 수 있다.
- 혈압의 변동이 잘 일어난다. 이는 노인에서 알파, 베타 아드레날린 수용체의 감수성의 변화로 체액의 변동이나 외부적인 자극에 따라 혈압의 변동이 잘 일어나기 때문이다.
- 고령자 고혈압에서는 레닌-안지오텐신계의 활성화가 잘 일어나지 않는다.
- 노인에서는 모든 장기의 기능 저하와 예비력이 감소되는 경우가 흔하며 또한 약에 대한 반응이 일정치 않을 수 있다.
- 기립성 저혈압이 발생할 수 있다. 압력수용체의 감수성이 저하되기 때문이며 약물 치료 시에 고려해야 할 사항이다.
- 가성고혈압(pseudohypertension)이 나타날 수 있다. 혈압은 정상이나 상완동맥의 동맥경화로 혈압계의 압박대에 높은 압력이 가해질 때 고혈압으로 오인될 수 있다.
- 식사 후 저혈압이 잘 나타난다. 식후의 혈압강하는 고령자에서 항상 고려되어야 하며 가끔 일과성 뇌허혈로 오인되기도 한다.
- 일일 혈압변동이 잘 나타나고 야간 비저하형 또는 과도한 저하형이 증가한다.
- 조조승압(morning surge) 현상이 잘 일어난다.

3) 강압목표와 강압치료의 원칙

- 고령자 고혈압에서도 140/90mmHg 이하를 강압목표로 하여 강압치료를 하게 된다. 최근 발표된 JNC-7이나 ESH/ESC 지침에 따르면 고령자 고혈압에서도 강압치료는 고혈압 치료의 일반 원칙과 동일하기 때문에 생활요법이나 약물요법의 시행을 권장하고 있다.
- 이뇨제를 위시한 기타 모든 약제를 사용할 수 있으나 부작용이나 과도한

강압을 피하기 위해 소량으로 치료를 시작하도록 하고 있다.

4) 가성 고혈압의 발견과 대책

실제로 혈압은 높지 않으나 혈압계의 압박대로 압박해서 동맥이 굳어진 경우(동맥경화)에는 혈관이 실제 혈압보다 더 높은 압력을 가해야만 혈관이 압박되므로 혈압이 실제보다 더 높게 측정되는 경우를 말한다. 노인에서 볼 수 있는 현상으로 흔히 보이는 것은 아니지만 이같은 가성 고혈압과 실제 혈압을 정확히 감별하는 것은 매우 어렵다.

그러나 혈압이 높게 측정되는 곳에서 굳어진 동맥이 촉지 되고 좌심실비대나 안저에 고혈압성 망막증이 없으며 반대쪽에서 측정한 혈압이 가성 고혈압으로 의심되는 편에 비해서 낮으면 낮은 쪽의 혈압치가 실제 혈압치와 일치할 가능성이 높다.

가성 고혈압을 진성 고혈압으로 오진하고 강압치료를 하는 경우에 치료로서 혈압이 낮아지지 않고 현기증 같은 저혈압의 증상이 나타나면 이는 실제로 저혈압 때문에 나타난 것일 가능성이 크며, 따라서 가성 고혈압의 가능성을 생각해야 한다.

5) 기립성 저혈압, 식후 저혈압에 대한 대책

나이가 들면 자율신경계의 이상이 오는 예가 많고 특히 압력수용체의 감수성이 낮아져서 기립성 저혈압이나 식후 저혈압이 올 수 있다. 따라서 이 같은 점을 염두에 두고 치료에 임하는 것이 중요하다. 치료 전에 누운 혈압과 앉은 혈압을 측정하고 아울러 일어선 혈압도 반드시 측정하여 기립성 저혈압이 있는지를 점검해야 한다. 또한 과도한 혈관확장을 유도하고 기립성 저혈압을 잘 유발하는 약제(알파차단제)는 조심하여 사용하거나 피하도록 해야 한다.

고령자에서 식사 후 저혈압이 나타나는 것은 잘 알려져 있다. 이런 환자는 아침, 점심, 저녁 등 모든 식사 후에 혈압이 낮아지는데 때로는 어지러움증을 호소하기도 한다. 따라서 약물요법을 시작하기 전에 이 같은 점을 알고 이를 환자에게 설명하여 주어야 이에 대비할 수 있다. 이 같은 식후 저혈압 군에서 뇌의 무증상 혈관장애(lacunar infarct, 백질 병변)가 빈발하는 것이 알려져 있다.

6) 지속적 고혈압 유무의 결정

한번 측정한 혈압이 높게 나왔다고 하여 바로 고혈압이라고 진단하면 안 되고 또한 치료를 바로 시작하지도 말아야 한다. 모든 guideline에서 충분한 시간 간격을 두고, 적어도 세 번 이상의 혈압을 측정할 것을 권유하고 있다. 만약 처음의 혈압이 매우 높게 측정된 경우라도 임상적으로 응급한 상황이 아니라면 혈압 측정은 일주일 간격으로 시행하는 것이 적당하다. 혈압이 약간 증가되어 있을 때는 1~2개월에 걸쳐 혈압을 측정하는 것이 바람직하다. 노인성 고혈압에서 과잉 치료가 흔하며, 노인에서 지속적인 고혈압이 증명되기 전에 치료가 시작되는 경우가 많다. 노인 고혈압 환자에서 약물 치료를 하는 경우, 과잉치료에 의해 환자가 어지럼증을 느끼거나 무력감을 호소하는 경우가 많은데, 약물의 성질과 약효를 잘 알아서 지나친 혈압 강하가 없도록 세심한 주의가 필요하다.

7) 약물 치료

- 이뇨제: Dichlorzide(Hydrochlorthiazide, 25mg) → Cr〉1.7이면 lasix 사용 aldactone(Spironolactone, 25mg), Lasix(Furosemide, 40mg)
- 칼슘길항제 : Adalat(Nifedipine) → short acting으로 reflex tachycadia 유발 가능성 있어 가급적 사용 제한. Norvasc(Amlodipine, 5mg) → ankle edema
- 베타차단제: Tenormin(Atenolol, 50mg) → bradycardia
- ACE억제제: Tritace(Ramipril, 5mg) → dry cough, 투여 1주 뒤 BUN Cr, S-electrolyte 검사
- ATII 차단제: Aprovel(Ibersartan, 150mg)
- 알파차단제: Cardura XL(Doxazosin, 4mg) → BPH동반되어 있을 때 사용

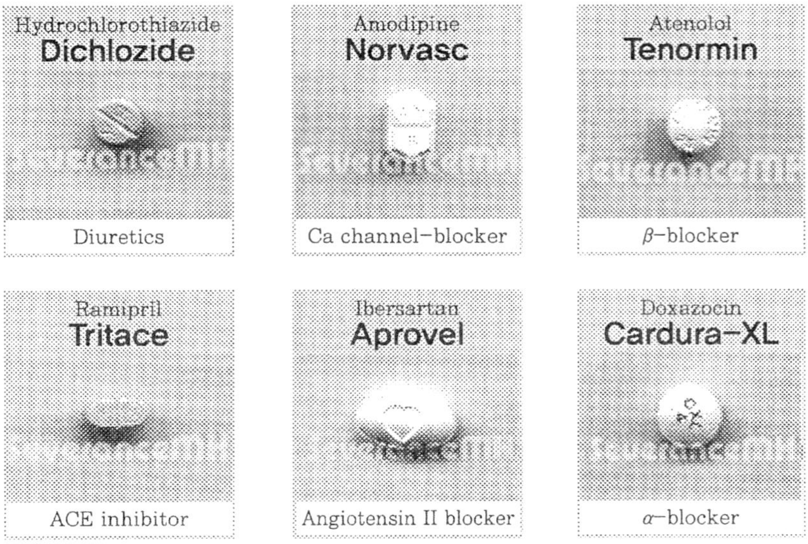

라. 당뇨병

노인에서 발생하는 당뇨병은 많은 경우에서 다음, 다뇨, 다식과 같은 전형적인 당뇨병 증상을 동반하지 않는 비전형적인 형태로 나타나며, 특히 신장의 고혈당에 대한 역치가 연령이 증가함에 따라 증가하여 혈당치가 200mg/dl을 넘어도 소변을 통한 당의 배설이 없고 이로 인한 다음 등의 증상이 잘 나타나지 않는다. 노인 당뇨병 환자일수록 진단 시부터 많은 합병증을 가지고 있으며, 말초혈관 협착, 사지괴사, 고혈압, 급성 심근경색, 뇌졸증과 같은 대혈관 합병증이 모두 당뇨병이 없는 노인에 비해 높다. 특히 무증상의 심근허혈은 노인 당뇨병 환자에서 흔히 나타나고, 이러한 환자들은 당뇨병이 없는 환자들에 비해 심근경색의 합병증이 보다 심하게 나타난다.

1) 노인성 치매가 병발한 당뇨병 관리

치매가 동반된 노인 당뇨병 치료의 첫째 목표는 혼수 등 당뇨병에 의한 급성 대사성 합병증의 발생 방지이다. 노인 당뇨병에 많은 고삼투압성 비케톤성 혼수와 함께 특별히 저혈당 혼수의 예방이 필수적이다. 두 번째 목표는 삶의 질을 좋게 하는 것이다.

식사와 약물 복용은 반드시 보호자 또는 개호자에 의해 시행되어야 한다. 인슐린 주사는 환자의 식사 상태, 개호자의 능력, 환경 등이 면밀히 살펴진 뒤에 처방되어져야 한다. 다시 한번 강조되는 것은 저혈당, 특히 야간의 저혈당에 대한 조심이다. 반대로 저혈당에만 집착하여 혈당을 너무 높게 유지하면 고혈당이 지속되어 당뇨병에서 자주 일어나는 뇌혈관성 치매의 발병과 악화가 촉진된다는 것도 명심해야 한다.

2) 목표 혈당

- 공복 : 80−120 mg/dl
- 식후 2시간 : 160 미만
- 취침 : 100−160 (100−140)
- 당화혈색소 : 〈 7
- 측정한 혈당의 50% 이상이 목표에 도달
- 심한 저혈당 또는 야간 저혈당이 없어야 한다.

3) 약물 치료

- 설폰요소제 : Amaryl(glimepiride, 2mg) → 1mg, AC로 투여하며, ~2주마다 2mg, 3mg, 4mg, 8mg으로 증량 가능하며 2~4주 동안 최대용량 사용하여도 목표 혈당에 도달하지 못하면 병합요법 또는 인슐린 고려
- 바이구아나이드계 : Glucophage(metformin, 500mg) → 500mg으로 시작하며, 매주 500mg씩 증량 가능하며 2000~2500mg을 2~4주 동안 사용하여도 목표 혈당에 도달하지 못하면 병합요법
- 알파글루코시다제억제제: Glucobay(acarbose, 50mg) → 25mg으로 시작하며, 매주 증량 가능하며 100mg, tid를 4~8주 투여해도 목표 혈당에 도달하지 못하면 병합요법
- 인슐린: Humalog(insulin lispro) → 초속효성, H mulin N(insulin Human) → 중간형

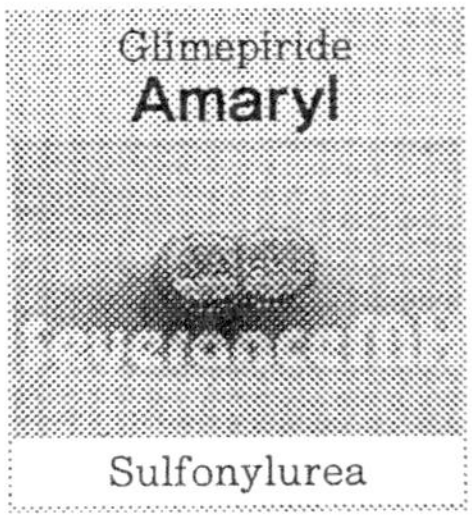

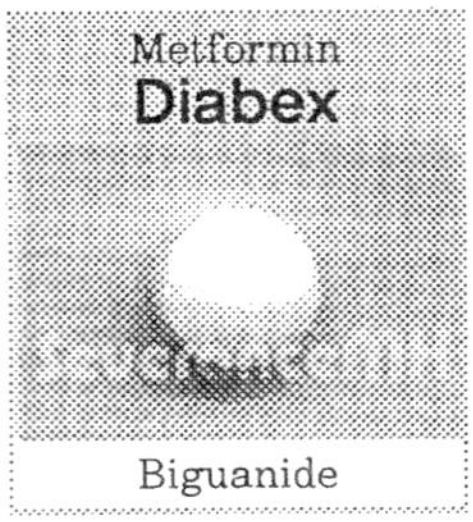

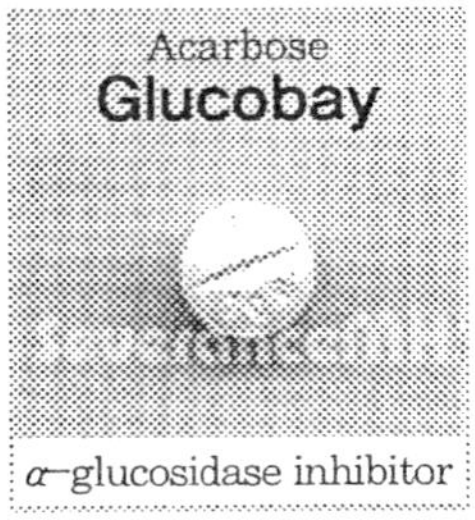

4) Sample plan for premeal rapid-acting insulin(lispro) dosing

- BST 200-250 : increase premeal dose by 3U
- BST 250-300 : 4U, delay meal to 10~20min after injection
- BST 300-350 : 5U, delay meal to 15~20min
- BST 350-400 : 6U, delay meal to 20~30min
- BST 〉 400 : 7U, delay meal to ~30min
- if BST〉300 : check urine ketone, recheck BST in 2-3h

마. 부정맥

다양한 증상을 초래할 수 있으며, 부정맥으로 초래된 심기능 장애와 뇌의 저관류가 주원인이다. 일반적으로 빈맥은 호흡곤란, 협심증, 심계항진, 현기증 또는 졸도를 초래한다. 서맥은 흔히 현기증이나 졸도로 나타나지만, 때로는 호흡곤란이나 운동할 때 협심증을 일으킬 수도 있다. 이 증상들은 노인에서 흔히 있는 만성폐질환, 빈혈, 경동맥 또는 뇌동맥 질환, 심장병 등의 병발로 더 심해질 수 있다.

실신은 흔하고 중한 증상이다. 노인이 경험하는 실신의 21~34%가 심혈관계 질환 때문에 초래된 것으로 추정되며, 이중 가장 흔한 것은 심근경색증, 대동맥판막 협착증, 동기능 부전증, 심실빈맥과 전도장애이다. 경동맥 과민증이나 부교감신경 과민증도 실신의 중요한 원인이다.

실신은 드물게 일어나는 반면 부정맥은 흔히 관찰되기 때문에 관찰된 부정맥이 실신과 직접 관련이 있는가를 판정하는 것은 용이하지 않다. 심방성 조기수축이나 심실성 조기수축이 관찰되어도 실신의 원인일 가능성은 적고, 오히려 약물치료에 대한 부작용만 초래할 수 있으므로 항부정맥 치료의 적응이 아니다. 동기능 부전증이나 전도장애 때와 같이 심정지의 순간이 관찰되거나 심방세동이나 심실빈맥 때와 같이 상당한 기간동안 지속되는 빈맥이 있으면 실신과 관련이 있을 수 있기 때문에 항부정맥 치료를 고려한다.

1) 서맥과 전도 장애-동기능 장애

연령에 따라 동결절의 고유 속도가 늦어지며, 외관상 건강한 노인의 10%에서 동성서맥이 관찰된다. 그러나 노인에서의 동성서맥이 때로 심질환으로 초래되는 경우가 있기 때문에 세심한 감별을 요한다. 정상 맥박수는 분당 50~80회로 안정시 100회 이상이거나 운동시 50회 미만인 경우 주의를 요한다. 동성서맥의 경우는 노인이나 운동선수에서는 정상적으로 나타날 수 있으며 대부분 치료가 필요없다. 혈역학적 이상이 초래된 응급 시에는 atropine이나 isoproterenol 정맥주사를 한다. 만성적인 동서맥이 현기증, 실신, 심부전 등을 일으킬 때는 인공심박동기의 적응증이 된다.

rec) Atropine 0.5mg(1Ample), sig IV, 'slowly' (2~5분 간격 3회)

2) 심실 조기 박동(Ventricular premature beat, VPB, VPC)

심전도상 비정상 모양이며 폭이 넓은 QRS군이 조기에 발생한다. 정상인에서 매우 흔하게 발생하며 다양한 심장 질환에서도 잘 발생한다. 동반된 기질성 심장 질환이 없고 증상이 없으면 VPB의 모양이나 빈도에 관계없이 치료할 필요가 없다. 자주 나타나는 VPB 때문에 흉통이나 실신 등의 증상이 나타날 수 있는데, 이런 경우 치료는 1차적으로 환자의 불안을 감소시키는데 중점을 두며, 그것만으로 불충분하면 우선적으로 베타차단제를 사용한다. 중한 심장병을 가진 환자에서 자주 등장하는 VPB는 향후 급사의 위험에 대한 주요 위험 인자이기는 하나 이를 효과적으로 조절하여 사망률을 낮추는 것으로 알려진 약물은 아직 없다.

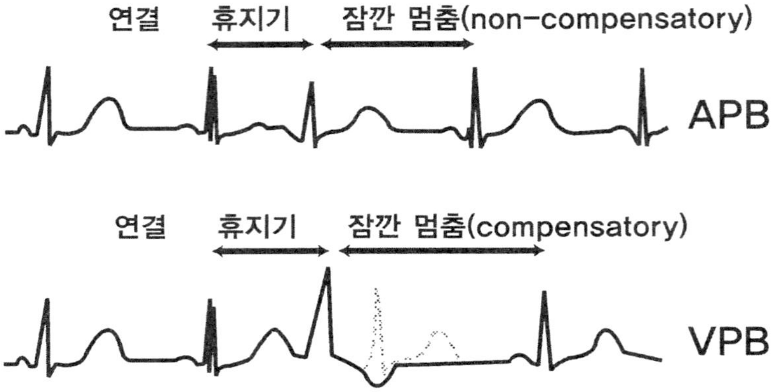

바. 고지혈증

고지혈증(hyperlipidemia)은 혈중 콜레스테롤이나 중성지방의 증가를 의미하지만, 엄밀하게는 지단백의 대사 이상에 의해 발생하는 이상지질혈증(dyslipidemia)이라고 할 수 있다. 고지혈증은 동맥경화증의 주위험 요인으로 작용하여 관상동맥 질환 발생률을 증가시킨다.

1) 약물 치료 : Simvast(Simvastatin, 20mg)

가) Statin의 부작용

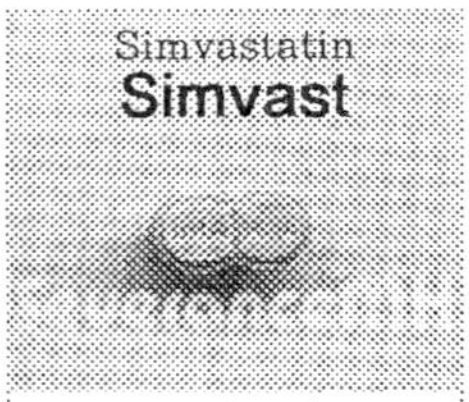

HMG coA reductase inhibitor

- 간독성 :
  - 정상 상한치의 3배 이상 증가
  - 금기 : 활동성 간질환, 만성 간질환
  - 간수치 상승 지속 : 투여 용량을 낮추거나 다른 약물로 바꾼다.
- 근육독성 :
  - CK의 상승 동반(근육염)
  - Rhabdomyolysis : CK가 정상 상한치의 10배 이상 상승 근육염+갈색뇨 또는 myoglobinuria
  - 5% : 비특이적인 근육통 또는 관절통

나) Statin 투여시 검사할 사항

- Initial routine check : Lipid profile, AST/ALT, CK
- 두통, 소화불량증 : 투여 6~8주 후 평가 → 1~2개월마다 평가
- 근육통 : 6-12주 후 평가 → 1~2개월마다 평가
- AST/ALT : 투여 시작 후 12주 → 연 1회

사. 감기

1) 감기 치료

가) 고전적 약제로 충분하다 :

항히스타민제, 소염진통제, 기관지확장제 중 최근 개발된 하루 1~2회 투여하는 고가의 약제는 선택성을 높여서 부작용이 줄었지만 감기에서는 효과가 없거나 종래의 약제 보다 약하여 도움이 되지 않는다. 히스타민이 감기의 병태에 직접 관여하지 않지만, 종래의 항히스타민제는 항콜린 작용으로 분비 억제와 진정 작용을 나타내어 효과있다고 추정된다. 졸리움이 적고 알레르기 비염에 사용하는 clarityne 등은 항콜린 효과가 약하다. 대부분의 점액 용해제와 거담제는 외래어 대조 시험 결과에서 효과가 없으며, 위점막을 자극하여 기관지 분비물을 증가시키므로 위장장애가 있다. 1세대 항히스타민제, ipratropium 비분무, 알파 교감신경 자극제(혈관 수축제, 울혈완화제) 등이 콧물과 재채기에서 효과가 입증되었다. 우리나라에서는 기침에 기관지확장제 경구 투여가 많은데 외국에서도 최근 이의 흡입제를 기관지염에 사용한 연구가 점차 보고된다. 가슴을 울리거나 답답하면서 나오는 기침, 흡기시 흉골 후부에 빼근한 느낌, 천명음 등에 보다 효과적일 것으로 기대되는데 감기 초기에 콧물이나 인후부 자극에 의한 기침에서는 다른 약제로 충분하다.

■처방 1. 목 따갑고 두통, 미열, 마른 기침과 콧물 약간, 발병 당일

acetaminophen	600mg
chlorpheniramaine	2~4mg
pseudoephedrine	30mg
#1 하루 3회 식후	

나) 용량과 투여시간을 검토한다 :

자세히 문진하고 증상에 따라 적절한 용량을 적절한 시간에 투여한다. 증상에 비하여 용량이 부족하거나 투여간격이 길면 효과가 불충분하고, 투여 양이 과다하거나 투여간격이 짧으면 부작용으로 오히려 힘들 수 있다. 대부분의 해열진통제와 기침억제제는 그 효과가 2~3시간 정도 강력하고 4~6시간이면 급격히 떨어지므로 고열과 사지 통증이 심할 때는 해열진통제를 4시간 간격으로 투여하여야 적절하며 1일 3~4회 투여하면 그 중간에 다시 열이 오르면서 오한으로 힘들어 한다. 하루 3회 식후에 투약하면 점심 식후에는 아침 복용 후 투여 간격이 짧아서 부작용이 두드러지고, 저녁 식후 복용하고 나서 새벽에는 약효가 현저히 떨어진다. 증상이 밤이나 새벽에 심한 경우 자기 전에도 복용하도록 처방한다. 낮에만 주로 증상이 있으면 낮에 2~3번 식후가 적절하다.

다) 부작용에 대처한다 :

투여 받을 약제의 부작용을 미리 환자에게 설명하고 진료 시 부작용에 대하여 늘 문진하는 것이 환자가 호소한 후 설명하는 것보다 신뢰를 준다. 과거 약제 부작용을 늘 문진하고 나서 피부 발진이나 쇼크시 투약을 중단하도록 지시한다. 항히스타민제, 마약성 진통제, 기침 억제제 등에서 어지러움증, 오심, 입마름, 변비, 주의력 저하, 혼동, 운전이나 위험할 수 있는 작업을 하기 직전에는 복용하지 말 것, 술 마시면 많이 취할 수 있음 등을 설명한다. 이런 부작용과 기관지 확장제에 의하여 손떨림은 젊거나 체격이 작은 여자와 노인에서 두드러지며 반복 사용하면 줄지만 감기는 새로 투약되는 경우이므로 증상이 심하여도 중등도 용량 이내로 시작하고, 증상과 부작용을 보아서 증감을 결정한다. 수면 장애가 있는 경우 혈관수축제나 기관지확장제를 취침 보다 4시간 이전에 복용하거나 취침시 투여가 필요하면 진정제와 함께 투약한다.

라) 병용 투여를 고려한다 :

병용 투여로 부작용을 피하면서 효과를 높일 수 있다. 단일 약제로 증상을 조절하려다 보면 부작용이 두드러질 수 있다. 열이 심하거나 두통, 인후통이 심한

데 해열진통제만으로는 필요한 용량이 과다하거나 위장장애로 필요량을 투여하기 곤란한 경우 codein이나 tramadol 같은 narcotics 유사 약제, 진정제를 추가할 수 있다. 기침 억제제로 두통이 오는 것이 진통제 병용으로 상쇄될 수도 있다. sulindac, indomethacin 등 해열 소염진통제도 감기에서 기침을 억제한다고 밝혀졌는데 후두 자극에 대한 반응을 둔화시키기 때문으로 추정한다. 부작용이 비슷한 약제들은 병용시 부작용이 가중될 수 있다. 일부 약제를 필요에 따라 수시 복용한다. 기침 억제제나 진통제 중 일부를 필요에 따라 수시 복용하면 부작용이 과다하지 않으면서 증상을 적절히 조절할 수 있다.

마) 단순 감기, 기침, 급성 기관지염에서 항생제는 필요하지 않다 :

성인 기관지염은 노령, 심각한 심폐 혹은 기타 기저질환, 증상이 심하거나 1주를 넘게 지속되는 경우 등에 한하여 선별적으로 macrolide계 항생제를 고려할 수 있다.

■ 처방 2. 고열, 두통, 온몸 쑤시고 아픔, 목 따갑고 가슴 울리는 마른 기침, 열과 기침으로 잠자기 곤란

acetaminophen	600mg 매4시간 (혹은 1000mg 4번)
codein	20mg 매6시간
terbutaline서방정 5mg, lorazepam 0.5mg 취침시	
cough syrup	15~20cc 기침나면 필요에 따라 하루 3회까지 수시 복용(prn)

■ 처방 3. 콧물 심함, 기침이 인후부 따갑고 간질간질하면서 가끔 발작적으로 나옴, 밤에 누우면 기침이 더 심함(비염, 인후염)

diphehexamide methiodide, chlorcinnazine, phenylpropanolamine 복합제 1정 식전2회
mefenamic acid 250mg, dextromethorphan 15mg, 제산제 1정 하루 3회 식후
tramdol 50mg, pseudoephedrine 60mg, chlorpheniramine 4 mg 취침시

■ 처방 4. 콧물감기 걸리고 좀 낫다가 5일째부터 가슴 답답하고 마른 기침이 하루 종일 심하게 1주 이상 지속, 기침 때 두통과 흉골 후부

작열감 발생, 기침 때문에 업무 지장, 밤에도 기침 심함

acetaminophen 600mg 2~3회
terbutaline 서방정 5mg 2회 아침 식후, 취침시
benproferine 20mg 4회
doxycycline 100mg 1회 (첫날은 2회) 혹은 roxithromycin 150mg 식전30분 2회

2) 감염 후 기침

폐렴 등의 합병증이 생기지 않은 급성 호흡기 감염에 의해 기침이 유발된 경우를 총칭하며 결국 치료 없이도 증상이 소실된다. 물론 흉부사진은 정상이다. 이 경우 기침의 이유는 감염에 의해 유발된 비염이나 기관-기관지염 등에 의한 것이며 기관지과민성이 동반되기도 한다.

후비루 증상이 있거나, 목의 가래를 자주 뱉어 낸다면 감기 등의 경우와 비슷한 처방을 해볼 수 있다. 즉 1세대 항히스타민제와 함께 비충혈제거제 등을 투여한다. 이렇게 일주일 정도 치료해도 증상 호전이 없다면 부비동염이 있는지 검사해 보아야 한다. 이와 같은 치료에 호전이 있는 경우는 후비루증후군으로 분류될 수도 있다.

항히스타민제 등을 투여해도 호전되지 않는다면 ipratropium bromide 흡입치료를 해볼 수 있다고 한다. 경우에 따라서는 스테로이드제제를 3일 정도 투여하고서 치료반응을 볼 수도 있다. 만일 기관지과민성이 있다면 기관지천식에 준해서 치료하도록 한다.

3) 알레르기성 비염

- 급성 증상 : 재채기, 소양감, 콧물, 비점막 내의 비만세포 표면에 있는 특이 IgE항체와 외부로부터 침입한 항원간의 작용으로 비만세포로부터 히스타민, 류코트리엔, 프로스타글란딘 등의 염종성 매개물질이 유리. 대략 30분에서 1시간 내에 없어진다.
- 후기 반응 : 항원에 노출된 후 3~12시간이 지나면 코막힘, 후비루, 부비동 압박감 등의 증상. 호산구, 호염기구를 비롯한 염증세포들의 조직 내 침윤의 결과로 발생.

가) 치료

- 항히스타민제 : 가려움증, 재채기, 분비물 증가 등의 증상을 완화. 그러나, 코막힘에는 효과가 없다.
- 혈관수축제(비충혈 완화제, alpha adrenergic agonist): 비점막 혈관에 풍부하게 분포하고 있는 아드레날린 수용체에 작용을 하여 혈관을 수축시키고, 혈류량을 감소시켜 비폐색을 완화시키지만 그 외에 소양감, 재채기, 콧물에는 영향이 없다. 부작용으로는 불면증, 두통, 불안감, 초조함 등을 일으킬 수 있고 협심증, 빈맥, 고혈압, 배뇨장애를 일으킬 수 있다. 전신적 투여는 심혈관질환이나 갑상선 기능 항진증, 녹내장, 당뇨병 등의 질환이 있을 때는 피해야 한다.

나) 노인성 알레르기성 비염

65세 이상의 노인에서는 비교적 드물지만, 증상이 있는 경우 항히스타민제를 사용한다. 1세대 항히스타민제는 배뇨장애를 일으키고, 경구용 혈관수축제는 심혈관이나 중추신경계에 부작용을 일으키기 쉬우므로 사용을 주의한다.

4) 노인 폐렴

젊은 사람의 폐렴과 비교해볼 때 진단이 어려운 경우가 많다. 이는 노인은 폐렴에 걸리더라도 증상이나 신체 진찰 소견이 뚜렷하지 않기 때문인데, 폐렴의 대표적인 증상인 고열, 오한, 기침, 가래 등이 없을 수 있어 특히 의식이 없는 상태로 누워 지내는 환자에서는 단지 방사선촬영만으로 폐렴이 발견되는 경우도 있다. 또한 노인은 다른 질환을 가지고 있는 경우가 많기 때문에 폐렴의 징후를 원래 가진 질환에서 생긴 것이라고 여기기 쉽고, 노인 폐렴의 또 다른 대표적인 증상이 신경계 증상으로 체온저하와 급성 착란 등도 있을 수 있다. 노인 폐렴의 다른 특징은 패혈증의 발생이 높아서 사망률이 증가하고 입원기간이 길어지며, 전반적인 예후가 불량하다는 것이다.

가) 원인균

폐렴구균이 노인의 급성 세균성 폐렴의 가장 흔한 원인균으로 40~60%를 차지하고, 그 외에 호흡기 바이러스, 헤모필루스 인플루엔자, 황색 표도상 구균(S. aureus)이 비교적 흔히 발생한다. 또한 그람음성균이 젊은 사람보다 노인에서 많이 발생하여 특히 노인 요양 기관에 거주하는 노인이나 입원중인 노인에서 흔히 관찰된다.

나) 치료시 고려해야 할 사항

여러 가지 고려해야 할 사항들이 있는데 그중 한 가지가 경구 투여를 할지 아니면, 정주로 투여할지를 결정하는 것으로서 일단 입원한 환자의 경우는 정주로 높은 혈중 농도를 유지시켜 감염이 빠른 시기에 회복되도록 하며, 경구로 약을 투여해도 될 정도로 안정된 상태이면 경구로 전환시켜 치료하는 것이 바람직하다. 그러나, 때에 따라서는 정주보다 경구로 투여하는 경우가 조직과 혈중농도를 높이는데 있어 더 효과적인 것이 있는데, 이에는 quinolon, doxycycline, trimethoprim/sulfamethazole 등이 포함된다.

5) 약물 치료

- 항히스타민제 : Pheniramine(Chlorpheniramine, 2mg) Clarityne(Loratadine, 10mg) → 2세대
- 혈관수축제 : Psudafed(pseudoephedrine, 60mg)
- 기관지확장제 : Berotec(fenoterol, 2.5mg) → 감기에서 기침이 생기는 기전은 주로 후비루나 목의 분비물을 제거하는 과정에서 생기는 것이므로 효과가 없으며, 심계항진, 손떨림의 부작용이 노인층에서 발생할 수 있다.
- 진해제 : Cofrel(Benproperine)
- 점액용해제와 거담제 : Bisolvon(Bromhexine) Fluimucil(N-acetylcysteine)
- 해열제 : Tylenol ER(acetaminophen, 650mg) carol-F(ibuprofen, 200mg) → 속효성
- 종합감기약: Cough syrup

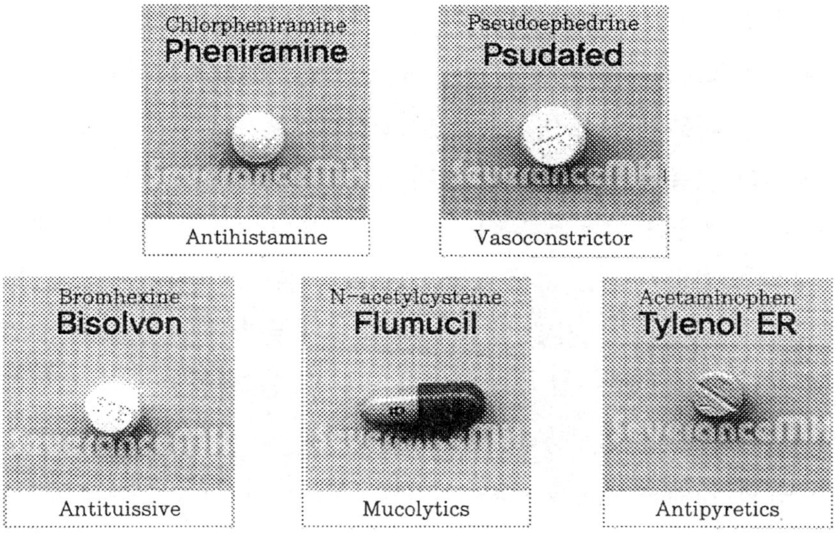

아. 변비

변비는 젊은 사람들에게는 약 2% 미만으로 발생하지만, 65세 이상의 노인들에게는 흔히 나타나는 문제로서 남자의 26%, 여자의 34%가 이로 인해 고생하고 있다는 보고가 있으며, 입원 중이거나 양로원에 있는 노인들 중 최소 75% 이상이 변비약을 복용한다고 한다.

정상적인 배변 빈도는 하루 세 번부터 일주일에 세 번까지로 본다. 따라서 배변시 불편감이 동반되지 않거나 평소와 비교해서 빈도가 달라지는 경우를 제외하고는 일주일에 3회 이상의 배변 빈도는 정상으로 간주할 수 있다. 변비를 생각함에 있어 가장 중요한 점은 환자 자신이 불쾌감을 느낄 만큼 배변빈도가 감소한다면 환자가 변비로 고생한다고 보아야 한다는 것이다.

노인들에서 변비를 유발하는 인자들이 있는지 확인하는 것은 매우 중요한 문제이다. 대개 많은 약물을 복용하고 있는데, 항정신제 또는 삼환성 항우울제와 같이 항콜린성 작용이 있는 약제의 경우 아세틸콜린 수용체 단계에서 항무스카린 효과를 나타내어 평활근의 수축력을 감소시킬 수 있으며, 때로는 직접적으로 평활근을 억제시킬 수 있다. 이외에도 철분제재, 칼슘길항제, 비스테로이드성 소염제, 안지오텐신 전환효소 억제제들이 있다. 노인의 경우 약제에 의한 부작용으로서 변비가 보고 되는 경우는 실제보다 적다고 판단된다. 뇌혈관 질환, 파킨스병 등과 같은 신경성 질환, 당뇨병, 고칼슘혈증, 저칼륨혈증, 갑상선기능저하증과 같은 내분비 대사 이상에 의해서도 발생한다.

노인들의 운동량이 많을수록 변비가 감소한다는 것은 이미 알려진 바이며, 운동시에는 대장의 연동 운동이 증가되고, 특히 식후와 누운 상태에서 일어나 앉는 자세 변화만으로도 대장 운동의 변화가 온다고 알려져 있다. 노인들은 갈증을 잘 느끼지 않고 고장성 체액에 대한 호르몬 변화가 둔화되어 있기 때문에 탈수가 될 요인이 많다. 그러나 변비가 있는 노인의 경우 수분 섭취를 증가시킬 경우 변비가 호전된다고 생각된다.

우울증과 치매는 운동량, 수분 섭취 여부, 약제 투여 등과는 관련 없이 독립적으로 출구폐쇄형 변비에 기인한다고 알려져 있다. 아마도 이는 배변 욕구를 지속적으로 무시하기 때문에 발생한 것으로 추측된다.

1) 배변훈련

변비의 원인을 정확하게 찾기 힘든 경우에 매우 유용한 행동 치료의 한 방법이다. 이는 환자로 하여금 매일 규칙적으로 시간을 정해서 배변을 하도록 유도하도록 하며, 시간은 특히 식사 후 5~10분 이내에 시행하도록 하여 위-대장 반사를 최대한 이용하도록 한다. 이로서 환자는 위-대장 반사에 의한 신호에 집중을 할 수 있게 되며, 배변욕구에 반응을 할 수 있게 된다.

장기간 변비에 시달렸던 환자들은 관장이나 좌약을 이용하여 배변을 하도록 할 수 있는데, 반복적으로 관장을 하는 경우에는 대창 점막을 자극하는 용액보다는 미지근한 물로서 하는 것이 이상적이다. 비사코딜 좌약(둘코락스)는 대개 글리세린 원료로 된 좌약보다는 효과가 더 좋다. 하지만 비사코딜 좌약을 장기간 투여하게 되는 경우는 대장조직을 자극하게 되므로 장기간 사용하지 않는 것이 좋다.

2) 식사

특히 노인에게 있어서는 대장기능 조절에 아주 중요한 역할을 한다. 식이 섬유는 대변의 양과 무게를 증가시켜 대장 통과 시간을 촉진시킨다. 따라서 치료 초기에는 섬유질이 많이 포함되어 있는 식사를 해야만 한다. 또한 식이 섭취가 만족스럽지 못한 경우에는 시중에 판매되는 섬유질 제재(psyllium)를 섭취해야 된다. 그러나 늘어난 섬유질 섭취로 인한 변비를 방지하기 위해서는 적절하게 수분을 섭취해 주어야 한다. 특히 이뇨제를 복용하고 있는 경우에는 반드시 수분을 섭취해야만 한다. 수분섭취를 늘리기 전에 반드시 신장이나 심장 기능을 확인하여야 한다.

3) 약물 치료

가) 팽창성 하제

노인들은 천연 식이 섬유 섭취를 위하여 식이 습관을 바꾸기보다는 팽창성 하제를 더 선호하는 경향이 있다. 이들은 부작용이 거의 없으나, 변비의 증상을 완하시키기 위해서는 시간을 요한다는 단점이 있다. 하지만 수분 섭취를 게을리 하면 분변매복의 가능성이 있다. Psyllium 계통은 사용 초기에 장관 내 가스 형성을 촉진하여 복부팽만을 느끼게 하는 부작용이 있다. 그러나 이런 문제는 처음 사용시 권장량보다 적은 용량으로 시작하여 수주에 걸쳐서 천천히 용량을 증가시켜 나가면 대개 문제가 해결되는 것으로 알려져 있다.

나) 염류성 하제

장관 내에서 삼투압의 농도차를 발생시켜 수분이 장관 내에 머물 수 있도록 한다. 이들은 효과가 신속하기 때문에 의료진이나 환자에게 선호되는 경향이 있으나, 정상적인 장관 운동을 회복시키는 데는 점진적으로 변비를 호전시키는 것이 유리하기 때문에 이런 속효성 효과는 노인에게는 단점으로 작용할 수 있다. 하지만, 대장 운동이 많이 감소되어 있고 자극성 하제가 효과적이지 못한 노인들에게는 유용하게 쓰일 수 있다. 마그네슘 제재는 신장기능이 저하된 경우 과 마그네슘혈증을 일으킬 수 있으므로 주의를 요한다.

다) 삼투성 하제

장내에서 비흡수성 유기산으로 분해되어 작용을 하며, lactuolse의 경우에는 간기능이 저하된 경우에도 사용할 수 있다는 장점이 있다.

라) 자극성 하제

장점막의 이온수송에 변화를 초래하고 장관운동을 항진시켜 배변을 촉진시키는 작용이 있다. 그러나 만성적으로 사용하는 경우에는 장벽의 신경총을 파괴하여 '하제성 결장(cathartic colon)' 을 초래하는 단점이 있다. senna와 같은 anhraquinone 유도체나 cascar, 알로에 등은 대장 점막에 색소침착을 초래하며, 직접적으로 장신경총에 손상을 주는 것으로 추정된다. 좌약 형태의 바사코딜은 전신적인 부작용을 최소화할 수 있으며, 노인에서 나타나는 rectal dyschezia에 효과적으로 사용할 수 있다. 또한 위-장관 반사작용을 최대화하기 위해서는 아침식사 직후에 직장 내 삽입하여야 한다. 매일 사용하는 경우에는 직장 내 작열감을 느낄 수 있으므로 일주일에 세 번 정도 투여하는 것이 권장된다.

4) 합병증-분변매복(fecal impaction)

노인환자들에게 있어 분변매복은 애매하게 임상경과만을 악화시키는 양상으로 나타날 수 있다. 그 중에서도 변실금, 식욕상실, 구토, 그리고 복통 등으로 증상이 나타날 수 있으며, 이학적 검사상 발열, 섬망, 복부 팽만, 장음의 감소, 부정맥, 그리고 횡격막 상승에 의한 빠른 호흡 등이 나타날 수 있다. 체온은 39.5도, 백혈구 증가증은 15,000까지 나타날 수 있다.

복부단순 촬영을 실시해 보면 결장이나 직장에 대변이 저류되어 있으면서 소장 및 대장들이 확장되어 있음이 관찰된다.

가) 치료

- mineral oil retention 관장을 시행한 후 1시간 뒤 수돗물 관장을 시행하고, 단순복부 촬영상 분변매복이 호전될 때까지 매일 수돗물 관장을 실시한다.
- 분변 매복이 호전되면, 취침시 senna 3알을 복용하고, lactulose 30cc씩 하

루에 세 번 투여한다.

- 분변 매복이 지속되면 호전될 때까지 PEG(polyethylene glycol) 0.5~2리터를 하루에 한번씩 투여하고, 수돗물 관장을 매일 실시한다.
- 분변 매복이 사라지면 유지요법을 지속시킨다. senna D/C하고, lactulose tapering하여 하루 한 번 15~20cc 투여한다.

5) 약물 치료

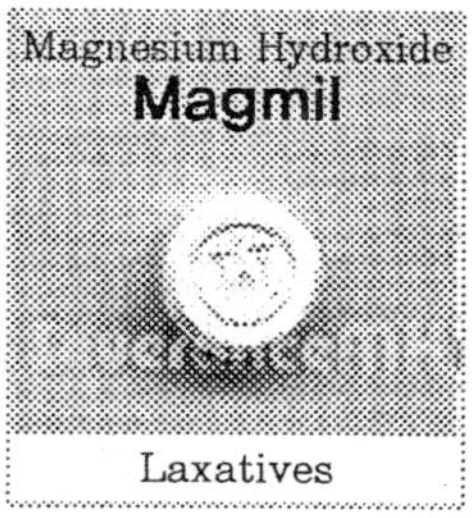

가) Agio(차전차, 아기오 쿨 원료과립, 6g)

나) Magmil(Magnesium Hydroxide, 500mg)
→ renal insufficiency일때 hypermaganesemia

다) Dulphalac syr(Lactulose) → 하루 90cc이상일 때 osmotic effect가 있어 주 2회 투여하고, 이후 유지용량은 prebiotic effect가 있는 10-60cc로 투여한다.

라) Caster oil, Glycerin

자. 요로감염

노인층에서 요로감염의 이환율은 젊은 연령층보다 훨씬 높다. 대개 65세 이상 여성의 20%와 남성의 10%가 세균뇨를 보인다. 젊은 연령에서는 여성이 남성보다 약 30배 가량 세균뇨의 빈도가 높으나, 연령이 증가함에 따라 그 빈도가 감소하여 노인층에서는 남녀비가 약 1:2로 낮아진다. 노인층에서는 요로감염에 의한 사망률이 높으나, 대개의 경우 세균뇨는 일시적인 경우가 많다.

1) 임상증상

무증상인 경우가 대부분이다. 혼수, 착란, 식욕감퇴, 요실금 등의 증상으로 진단이 늦어져 이환률이나 사망률이 높으며, 고열이나 백혈구 증가의 소견이 없는 경우도 있다.

2) 진단

요검사에서 농뇨를 확인하고, 요배양검사에서 1당 10만개 이상의 균이 자라면 진단이 가능하다. 요검사에서 상피세포가 많이 검출되면 질이나 음경표피로부터의 오염을 의심하여야 한다. 각종 요로 질환에서 요로감염이 호발하고 감염에 의한 합병증을 유발할 수 있으므로 요로 질환에 대한 검사가 필수적이다. 혈중 크레아티닌 농도, 방광내압 측정 및 방광경 검사를 적절히 시행하여 신기능 장애, 요로결석, 수신증, 요폐, 신경인성방광 등의 원인 질환을 감별하여야 한다.

3) 치료

노인에서는 여러 약제에 대한 대사와 배설기능이 저하되어 항생제에 의한 부작용이 빈발하고, 이는 이차적으로 신기능을 저하시킨다. 따라서 항생제의 사용에 신중을 기해야 한다. 증상이 있는 요로감염은 항생제의 투여와 함께 원인질환에 대한 진단이 병행되어야 한다. 일반적으로 상부 요로 감염이 의심되는 경우에는 요배양검사와 함께 광범위한 항생제를 투여하고, 48시간 이후에도 증상의 호전이 없으면 요로폐쇄나 신농양, 기종성 신우신염, 신유두괴사 등 수술적 교정이 필요한 질환과의 감별을 위하여 방사선학적 검사를 신속히 시행하여야 한다. 무증상의 세균뇨에 대한 치료 방법에는 논란이 있으나, 요로폐쇄가 동반되지 않은 경우는 치료하지 않는 것이 원칙이다.

노인의 경우 요로감염의 증상이 있고, 위험 인자(당뇨 환자, 요로 조작을 할 환자, 폐쇄성 요로병증, 결석, 증상이 있는 재발성 요로감염의 병력)가 있다면 여자는 7일, 남자는 14일 처방한다.

4) 약물 치료

U-Prin(TMP 80, SMX 400)

Lefloxin(levofloxaxin, 100mg)

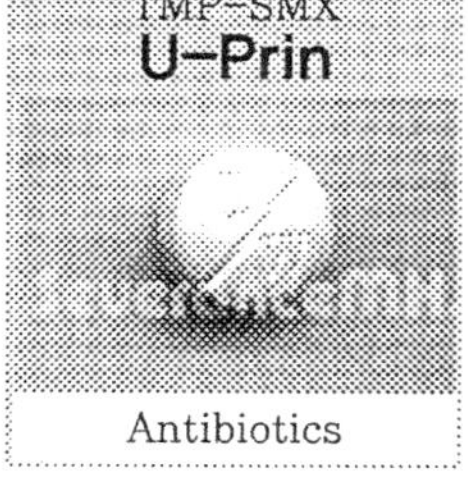

Antibiotics

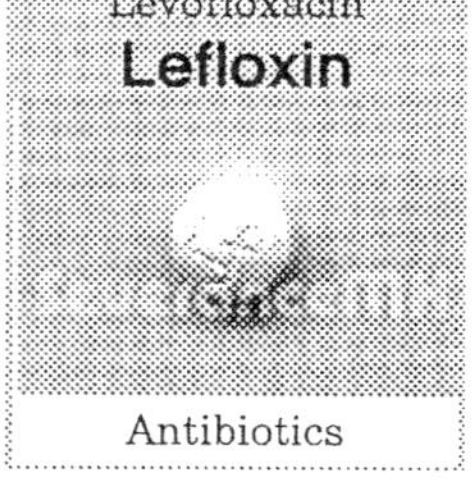

Antibiotics

요 약

노인 정신과 환자에서 신체적 질병에 대한 기본적인 평가는 약물에 대한 과거력까지 포함하는 자세한 병력에서 시작해야 한다. 환자의 장애는 다 기록되어야 하며 ADL, IADL 모두 포함되어야 한다. 이학적 검사에서 심부전과 연관된 징후(특히 apex rate와 sacral edema), 심잡음, supine and erect 혈압, temporal arteries, 흉부와 복부의 이상, 직장검사, 간질환의 stigmata, 목의 lymphadenopathy를 포함하는 악성종양의 근거, 갑상선 질환에 특별히 주의해야 한다.

MEMO

4. 뇌영상 및 신경 인지 기능 평가

가. 뇌영상 평가

치매를 진단하기 위한 뇌영상 진단법에는 컴퓨터 뇌전산화 단층 촬영 및 뇌자기 공명 영상 촬영(MRI)과 같은 뇌의 구조적인 이상을 보기 위한 검사가 있고, 단일광자방출 전산화 단층 촬영(SPECT)과 양전자방출 단층촬영(PET) 같이 뇌혈류량이나 뇌의 대사 상태를 보기 위한 검사법이 있다. 우선적으로는 뇌의 구조를 보는 CT나 MRI를 시행하는데, 이를 통해 뇌종양이나 뇌혈관 질환, 뇌수종등과의 감별 진단도 가능하게 된다. CT보다 MRI가 감별진단 및 치매의 원인을 밝히는데 더욱 많은 정보를 제공하므로 최근에는 이를 더 선호하는 편이다. 뇌에 대한 촬영 소견은 질환 초기에는 정상이거나 해마라고 하는 뇌의 특정 부위에서의 위축만이 관찰되기도 하는데 이로 인해 환자는 단기 기억의 어려움을 느끼게 된다. 그러나 병이 경과하면서 뇌의 다른 부위도 손상된다. 전두엽과 측두엽, 두정엽(길을 찾거나 옷을 입는 것과 관련된 오른쪽 두정엽, 글씨 쓰기와 셈하는 능력과 관련된 왼쪽 두정엽)의 피질에서 신경 세포의 소실에 의한 위축이 나타날 수 있다. 기저핵까지 그 손상의 범위가 커지면 결국 운동기능을 잃고 몸을 제대로 움직일 수 없게 된다. 그 외에 백질의 허혈성 변화를 통해 혈관성 치매가 시사될 수도 있다.

현재 중요하게 사용되는 뇌영상학적 검사법은 다음과 같다.

- 컴퓨터 뇌전산화 단층 촬영(computerized tomography: CT)
- 뇌자기 공명 영상 촬영(magnetic resonance imaging: MRI)
- 단일광자방출 전산화 단층 촬영(single photon emission computed tomography: SPECT)
- 양전자방출 단층 촬영(positron emission tomography: PET)

뇌영상학적 검사에 대한 개략적인 설명과 적절한 사용에 대해 살펴보면 다음과 같다.

1) 컴퓨터 뇌전산화 단층 촬영(CT)

1970년대에 보급되기 시작했으며 뇌자기공명 영상 촬영보다 촬영하기가 쉬운 장점이 있지만, 밀도 차이가 크지 않은 회백질과 백질 같은 조직에 대해서는 구별이 어려운 단점이 있다. 거의 모든 알츠하이머병 환자에서 일정하게 뇌실이 확장된 소견이 확인되었다. 뇌실의 확장은 전체적 또는 국소적인 뇌의 위축으로 인해 나타나는 현상이다. 그러나 초기 알츠하이머병 환자의 경우에는 이러한 구조적인 변화가 발견되지 않는 경우가 많다.

2) 뇌자기 공명 영상 촬영(MRI)

컴퓨터 뇌전산화 단층 촬영보다 좁은 공간에서 약 2배의 시간이 소요되므로 촬영에 어려움을 겪는 경우가 많은 것이 단점이지만, 해부학적 해상도와 병리조직 변화를 더 잘 볼 수 있으며, CT와 달리 방사선 노출이 없는 것이 장점이다.

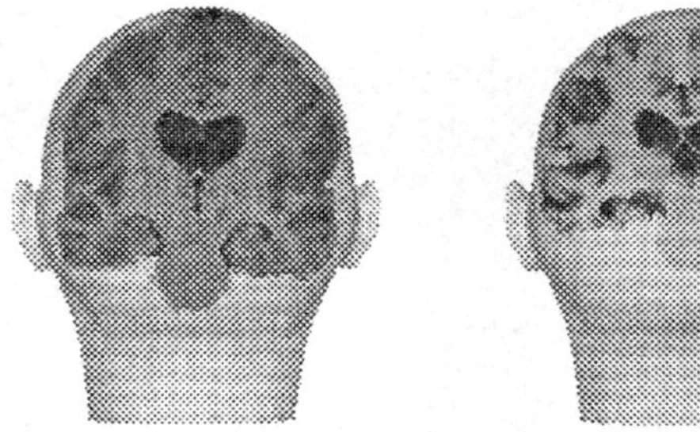

▲ 그림설명 : 왼쪽은 정상노인의 MRI 사진이고, 오른쪽은 치매 노인의 MRI 사진이다.
기억에 중요한 해마의 위축 소견이 동반된 뇌의 구조적 변화를 볼 수 있다.

3) 단일광자방출 전산화 단층 촬영(SPECT)

핵의학 카메라를 이용한 국소뇌혈류를 측정하는 방법이다. 현재 기술적인 발전이 이루어지고는 있으나, 해상도가 떨어지는 것이 큰 단점이다.

4) 양전자방출 단층 촬영(PET)

뇌기능을 평가하는 영상법 중에서 가장 진보된 것으로서 뇌의 활성화를 영상적으로 보여주는 장치이다. 국소 뇌혈류, 당대사, 산소 대사 등을 측정할 수 있고, 신경 전달계와 수용체 등을 알아볼 수 있는 핵의학적 방법이다. 알츠하이머병의 주요 소견으로는 두정엽과 내측 측두엽의 대사가 감소되는 것이다. 이것은 초기부터 관찰될 수 있으며, 질환이 진행되면 전두엽으로 확대되기도 한다. 이러한 소견은 임상 양상과도 어느 정도 일치하게 되는데 예를 들면, 말을 못하는 알츠하이머병 환자는 언어 중추가 있는 좌측 측두엽의 대사 저하가 심하며, 시공간 감각의 저하가 두드러진 환자는 우측 상두정엽 부위의 대사 저하가 심하게 나타난다.

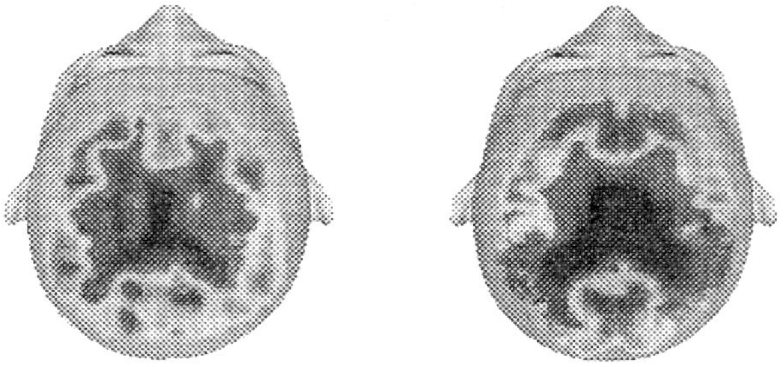

▲그림설명 : 왼쪽은 정상 노인의 PET 사진이고, 오른쪽은 치매 노인의 PET 사진이다. 붉은 색깔로 나타난 부위가 뇌기능이 잘 유지되고 있는 부위인데, 치매 노인의 경우 양쪽 아래부위에 뇌기능이 떨어져 있는 것을 볼 수 있다.

각각의 뇌영상 기법들은 장단점을 가지고 있으므로 월등하게 우월한 검사법을 하나만 꼽을 수는 없다. 따라서 여러 가지 상황들을 고려하여 적절한 방법을 선택하게 된다. 고려해야 할 상황들을 나열해 보면 다음과 같다. 환자의 상태가 촬영에 소요되는 시간을 얼마나 견딜 수 있는가, 검사 도중 좁은 공간에서 움직이지 않고 얼마나 참을 수 있는가, 검사를 위해 진정제의 투여시 편리성과 위험도, 요구되는 해상도, 경제적인 부담 등을 고려하여 어떤 검사를 할 것인지 선택하게 된다.

나. 신경 인지 기능 평가

치매의 신경 심리학적 평가 목적은 병의 조기 발견은 물론이고 변별 진단과 치매의 진행 단계를 측정하는 유용한 정보를 얻을 수 있다. 또한, 퇴행성 치매인 경우 뇌촬영 검사에서 나타나지 않는 경우가 많으므로 객관적인 도구를 통한 신경 심리 평가를 시행함으로써 뇌 기능의 손상 여부 및 손상 정도를 확인할 수 있다. 이러한 검사는 여러 측면의 인지 기능을 평가하기 위해서 실시되는데, 일반적인 지적 능력을 비롯하여 지남력과 주의력, 언어 기능, 공간 인지 및 지각 기능, 시각 운동 및 구성 능력, 기억력, 추상적 및 개념적 추론 능력, 그리고 관리 기능 등 각 인지 기능의 영역별에 대한 평가가 이루어진다. 이러한 과정을 통하여 치매, 특히 경미한 치매 증상이 있는지의 여부를 탐색하게 되고, 손상된 기능과 보존되고 있는 인지 기능의 패턴을 통해 원인에 따른 치매 양상을 구분하거나 평가할 수 있게 된다. 또한, 신경 심리 검사 결과를 통해 환자의 상태에 대한 이해를 도움으로써 환자나 보호자의 불안이나 혼란감을 감소시키고 가능한 치료 및 관리 방법을 제안할 수 있다.

대개 치매의 신경 심리 평가는 여러 가지 기능을 측정하는 과제가 하나의 검사에 들어가 있는 척도(scale)를 사용하는 것과 기존의 여러 검사들을 조합한 배터리(battery) 형식으로 이루어질 수 있다. 여기에는 치매의 필수 증상으로 정의되고 있는 여러 인지 기능들, 즉 기억 검사를 포함하여 주의력, 시지각 능력, 시공간 능력, 언어 능력, 운동 기능, 관리 기능 등에 대한 검사들이 있다. 일반적으로 사용되는 척도로서는, 간이 정신기능 검사(MMSE-K), 한국판 치매 평가 검사(K-DRS), 신경행동학적 상태 검사(NSE), 노인정신 기능 평가(GEMS) 등이 있으며, 배터리 검사로서는 서울신경심리검사(SNSB), 한국판 신경심리 검사집(CERAD-K(N)), 루리아 네브라스카 신경심리 배터리(LNNB), Halstead-Reitan 신경심리검사와 전산화된 신경인지검사인 비엔나 검사 시스템(Vienna Test System) 등이 있다. 이러한 척도 및 배터리 검사를 사용함에 있어 연령, 학력, 성별 등의 중요한 요인들이 포함된 규준이 충분히 고려되어야 함은 물론, 이러한 평가는 전문적인 의료 기관에서 객관적인 도구를 사용하여 표준화된 절차와 해석을 통해 이루어져야 한다.

각 인지 기능 영역의 평가를 간단히 확인할 수 있는 질문이나 수행 방법들을 제시하면 다음과 같다. 검사의 내용과 지침, 의미 등에 대해서는 각론에 설명되어 있다.

1) 기억력(Memory) 검사

• 지남력 : 시간, 장소, 사람에 대해 질문
  – 초기에는 상대적으로 보존되기도 하지만 점차로 상실하게 된다.

• 최근 기억 : 몇 개의 서로 무관한 물건이나 간단한 문장을 말해주고 물어본다.
  – 기억 과정에서 새로운 정보를 저장하는 것이 가장 큰 문제이므로 짧은 지연 후(2~10분)에도 정보를 기억하지 못하는 모습을 보인다.

• 장기 기억력 : 사적인 정보나 흥미 있어 하는 과거 정보(예: 정치나 스포츠, 개인사 등)에 대해서 물어본다.
  – 최근의 기억보다는 과거 기억을 더 잘하는 경향을 보이며, 초기에는 순행성 기억 상실증으로 시작되어 질병이 악화될수록 전반적인 기억 상실의 결함이 관찰된다.

• 학습 능력 : 먼저 일련의 단어를 가르쳐주고, 즉각적으로 기억할 수 있는 능력을 평가, 이후 몇 분이 지나 그것을 회상하게 하거나 여러 목록 중에서 그 단어를 찾도록 한다.
  – 언어 학습 검사에서 특히 전체 학습량과 지연 회상에서 수행이 유의미하게 감퇴된다. 정상 노인들과 달리 단서를 주어도 수행이 향상되지 않는다.

• 기억력과 관련된 신경 심리 검사 :
  – 노인 언어 학습검사(Elderly Verbal Learning Test: EVLT)
  – 논리 기억검사(Logical Memory Test)
  – Rey–KIM 기억검사
  – Rey–Osterreith Complex Figure Test 등.

2) 언어 기능(Language Function) 검사

• 단어 명명 능력 : 방안에 있는 물건(책상, 의자, 옷걸이, 볼펜 등)들이나 신체 부위(눈, 입, 턱, 어깨 등)의 이름을 말하게 한다: 대개 이름 대기 또는 단어 찾기의 어려움을 보이고, 우회적인 반응이나 의미적인 착어 현상을

보이기도 한다.

• 언어 이해 능력 : 다음의 지시에 따르게 해 본다.

"문을 가리킨 후 테이블을 가리키세요."

"양말을 신기 전에 신발을 신습니까?"

"나이가 150살이세요?"

"바다가 노랑색입니까?"

• 언어 표현 능력 : 구를 따라서 말하도록 한다.

"안 깐 콩깍지 깐 콩깍지" 또는 "간장공장 공장장"

• 언어 기능과 관련된 신경 심리 검사 : 한국판 보스톤 이름 대기 검사(K-BNT) 등

3) 실인 및 실행 능력 검사

• 눈을 감고 손위에 동전이나 열쇠 등을 주고 구별할 수 있는지 물어본다.

• 흉내내기

"머리 빗는 시늉을 해 보세요."

"열쇠로 문을 따고 여는 흉내를 내 보세요."

• 서로 교차하는 오각형을 베껴 그리게 한다.

• 실행 능력과 관련된 신경 심리 검사 : Praxis Examination

4) 시공간적 기능 검사

• 그림 그리기나 모사하기 등의 과제나 시계를 그려보도록 한다.

일상생활 장면에서 볼 수 있는데, 친숙한 곳에서 길을 잊거나 운전 시 길 잊기, 집안에서 방향 감각 잊기, 아는 사람의 얼굴을 알아보지 못하는 등으로 나타난다. 하지만, 이러한 시공간적 결함은 초기에는 드문 편이고, 도형이나 그림 그리기 과제 등 구성 능력(construction ability)을 측정하는 과제에서는 초기부터 수행이 저조하여 겹쳐서 그리는 등 특유의 오류를 보이기도 한다.

• 시공간 수행 능력과 관련된 신경 심리 검사 : 시계 그리기 검사, Rey-Osterreith Complex Figure Test 등

5) 관리 기능(Executive Function) 검사

문제해결 능력, 추론, 목표설정, 계획의 수립과 실행, 추상적 사고 등과 관련된 기능이다.

- 1분 동안 가능한 많은 동물 이름을 말하게 한다.
- O와 X를 반복해서 연속적으로 그려보도록 한다: 순서에 맞게 번갈아 가며 그릴 수 있어야 하는데, 하나의 도형만을 반복적으로 그리는 오류를 보인다. 이러한 모습은 언어나 행동 상에서도 나타날 수 있다.
- "한 손은 쥐고 한 손은 펴고, 양 손을 바꿔가며 주먹을 쥐었다 폈다" 하는 동작을 하게 한다.
- 관리 기능과 관련된 신경 심리 검사 : 위스콘신 카드 분류 검사(WCST), 카테고리 검사(Category test), 언어유창성 검사(Controlled Oral Word Association: COWA) 등

6) 간단한 검사의 활용-MMSE

간이정신기능검사(MMSE-K)는 치매의 일차적인 판별 검사(screening test)로 가장 널리 사용된다.

요 약

뇌영상 진단법 중 컴퓨터 뇌전산화 단층 촬영 및 뇌자기 공명 영상 촬영은 뇌의 구조적인 이상을 보기 위한 검사이고, 단일광자방출 전산화 단층 촬영과 양전자 방출 단층 촬영은 뇌혈류량이나 뇌의 대사 상태를 보기 위한 검사이다. 이 중 여러 가지 상황들을 고려하여 적절한 방법을 선택하게 된다. 신경심리학적 평가를 통해 치매의 조기 발견은 물론이고 변별 진단과 치매의 진행 단계를 측정하는 유용한 정보를 얻을 수 있다. 이러한 평가는 전문적인 의료 기관에서 객관적인 도구를 사용하여 표준화된 절차와 해석을 통해 이루어져야 한다.

5. 가족상황 평가

가. 평가를 위한 치매가족에 대한 이해

가족 상황을 평가한다는 것은 치매 환자와 함께 살고 있었던 가족을 이해하는 것에서 출발한다. 임상에서 경험하는 치매가족들의 부양특성을 살펴보면 부양실태는 주로 며느리, 딸, 배우자 순이며 부양연령은 주로 30~40대, 60대, 50대순 나타난다. 또한 가족들은 혼란, 거절, 단념, 수용들의 심리적 단계를 거치면서 입원치료를 의뢰를 한다. 이러한 가족들은 단순히 치매환자의 치료 이전에 여러 양상으로 가족문제를 함께 동반한 채 입원에 이르게 되는 경우가 많다. 이는 흔히 부양가족 스스로 갖는 심신의 문제, 부양으로 인한 갈등, 병에 대한 몰이해, 재산 및 법적 문제, 질병으로 인한 역기능적 상호관계 등으로 나타난다. 결국, 입원치료에서는 그동안 부양 부담을 갖고 있는 주가족과 그 나머지 가족들을 지지하여 치료에 장으로 끌어들이는(engage)것과 동시에 환자치료를 병행해 나가는 것이 치료의 기본원칙이라고 할 수 있다. 이러한 측면에서 다학제간 치료팀 접근이 필요하다고 볼 수 있겠다.

1) 치매가족의 심리적, 신체적 변화에 대한 이해

오랜 동안 치매환자를 돌보면서 가족들은 복잡하고 다양한 감정을 느끼게 된다. 때로는 자신의 처지가 슬퍼서 낙담을 하게 되고 때로는 화가 나서 참을 수 없게 되기도 한다. 현실에 대한 절망감과 환자에 대한 미움, 죄책감으로 자신을 주체할 수 없을 때도 있다. 이러한 감정들은 곧 우울하고 외로워지게 만들기도 한다. 이런 감정반응들은 거의 필연적으로 일어나게 되고 이런 감정을 주체하지 못함으로써 스스로 고통을 가중시켜 여러 가지 문제가 발생하는 경우도 있다. 치매 환자를 둔 가족들의 심리적 변화로는 분노, 무기력감, 죄책감, 우울, 소외, 걱정 등으로 나타나며 신체적 변화로는 만성피로, 신경증, 불쾌감, 수면의 부족을 주로 호소하게 된다. 환자를 입원시킨 후에도 이와 같은 반응들은 쉽게 사라지지 않고 전화나 면회 시 면담이 길어지는 과정이 되기도 하기 때문에 치료자는 가족의 이러한 변화과정에 대한 이해와 더불어 가족을 안심시키고 입원 후 환자의 변화 과정에 동참하고 충분한 이해를 시키는 과정을 중요하게 여겨야 한다. 또한 가족들의 안녕을 위한 면담도 필수적이다.

2) 치매가족의 가족갈등에 대한 이해

그동안 환자의 병에 "누가 책임이 있는가?", "누가 환자를 부양할 것인가?", "환자를 입원시킬 것인가?" 등등의 문제에서 갈등이 싹터온 것 외에도 병에 대한 이해의 부족과 환자를 돌보며 생겼던 부양책임이 한 가족에게 집중됨으로 인한 갈등, 병에 대한 이해부족에서 비롯된 가족 간의 의견대립, 재산 및 법적인 문제와 관련된 갈등 등 소소한 어려움이 입원 후에도 가족들 간의 갈등은 많아진다. 입원 전에 나타났던 환자를 누가 돌볼 것인가 하는 책임의 문제는 사라졌지만 실제로 환자를 돌보았던 사람에 대한 배려, 존중하는 것은 환자와 직접 부딪히며 생활하지 않는 사람은 환자로 인한 어려움이 얼마나 큰지 모를 수 있기 때문에 입원치료에서는 새롭게 나타나는 가족 간의 갈등이 되기도 한다. 따라서 최소한 갈등 유발 요인들을 줄여주는 노력이 입원 치료과정 동안 요구된다. 현재 환자가 무슨 문제가 있는지, 병원에서 돌보기에 어려움은 없는지에 대해 모든 가족과 함께 상의하도록 하는 기회를 통해 그동안의 부양부담을 갖고 있던 가족의 배려하고 환자 가족에게 나타나는 양상을 파악하는 노력이 반드시 요구된다.

3) 치매가족의 역기능적 상호관계에 대한 이해

환자가 가장의 역할, 경제적 부양자, 가족을 돌보는 사람으로서의 역할을 할 수 없게 됨에 따라 다른 가족들이 대신해야만 한다. 환자를 돌보면서 새로운 책임을 맡고 역할을 바꾸어야 하는 것은 더욱 어렵다. 이는 치매로 인한 환자의 기능저하, 부양자의 부담 가중 및 환자와의 관계악화, 다른 가족 관계 영역으로 인한 가족갈등 확대, 가족구성원 또는 가족 외부의 무지원 및 비협조, 부양자와 특정 가족성원과의 관계상의 갈등, 부양자의 역할 가중도 심화와 역할 수행능력 저하, 동 · 별거 가족이 부양자의 부양방법과 태도에 대한 비난 등으로 역기능적 상호관계로 나타난다. 이는 입원하여 더더욱 의사소통 및 치료에 일관성을 잃게 되는 경우로 나타나므로 이러한 과정에 대한 이해를 통해 가족들의 건강하고 현실적인 의사소통을 돕는 실제적인 면담이 필요하다.

나. 가족 평가시 고려해야 할 점

1) 치매환자와 가족구성원의 관계

대부분 입원 시 함께 방문한 가족이나 환자의 치료에 지속적으로 도움을 줄 수 있는 자원이 되는 주보호자가 누구인지 확인할 수 있는 것은 중요한 일이다. 주보호자와 환자의 동거여부, 환자의 배우자와 자녀를 포함한 치료 유지 가능한 인적자원을 파악함으로써 환자에게 영향을 미치는 가족 간의 관계 즉 갈등이나 친밀도에 관한 정보를 얻을 수 있다. 주보호자가 가족 이외의 사람인 경우는 환자치료에 가장 적절한 태도를 취할 수 있도록 정보를 제공하고 보호자의 입장을 다른 가족이 이해할 수 있도록 지지해줄 수도 있다. 또한 환자의 가족은 아니지만 보호자와 친밀한 관계에 있는 이웃이나 종교단체의 성직자나 봉사자 등이 내원하는 경우가 있다. 대개 주보호자가 아닌 사람이 상담을 할 경우 환자에 대한 구체적인 정보를 얻을 수 없으므로 치료자가 직접적인 대안을 제시해 주는 것은 효과적이지 못할 수도 있다. 이런 경우 가족이 아니지만 환자에 대해 관심을 가지고 상담에 임하는 부분에 대해 지지하고 원하는 정보에 대한 대략적인 설명을 하되 결정은 주보호자가 내리게 되므로 가능한 한 주보호자의 직접 상담을 권유하는 것이 효과적이다.

이러한 가족구성원의 관계파악은 가족이 가장 많이 호소하는 어려움인 환자의 문제행동에 의한 것일지라도 환자와 가족구성원의 관계를 파악하고 이해함으로써 가족이 느끼는 심층적인 고충을 치료자는 보다 잘 이해하고 적절한 도움을 줄 수 있어야 한다. 왜냐하면 환자의 문제행동 표출은 환자와 가족들과 과거 관계에서 형성되고 쌓여있던 감정들이 현재의 가족에게 전이되어 영향을 미칠 수도 있기 때문이다. 또한 이러한 과거 가족관계를 파악하면서 환자의 예전 성격과 생활을 구체적으로 이해할 수 있고 현재 환자 상태와 문제행동의 원인을 이해함으로써 가족이 대처하는 방법을 모색해 볼 수 있기 때문이다.

2) 치매가족의 경제적 부담능력

치매가족의 입원 요구에서 치료자가 적절히 대응하려면 지역사회의 치매관련 시설정보를 최대한 확보하고 새로운 시설정보의 신속한 입수, 유관기관들 간의 정보교환 및 협조가 필요하다. 입원의 경우, 우선은 환자의 경제적 수준과 가족의 경제적 상황을 정확히 파악하여야 한다. 이는 입원기간 동안 적절한 치료적 서비스의 수준을 결정할 수 있는 중요한 근거이기 때문이다. 치매노인 소유의 재산이 없거나 저소득층 가정에서는 자손들이 함께 비용문제를 의논하도록 유도하는 것이 필요하다.

3) 치매가족이 느끼는 거부감이나 불안감

치매환자 입원의 대부분의 경우는 현재 환자를 보호(수발)하면서 더 이상 견디지 못할 상황(환자의 문제행동, 수발자의 소진, 가족의 의견대립 등)에 처하여 입원을 의뢰하는 경우가 많다. 그럼에도 불구하고 환자의 가족들은 환자의 문제는 곧 가족 혹은 집안의 문제로 생각하는 경우가 많아 자신의 가족과 환자와의 수발과정에서 빚어지는 상황에 대해서 이야기하는 것에 대해 거부감을 느끼는 양상이 많이 나타난다.

또한 입원 자체에 대한 거부감을 느끼는 경우도 있는데, 이는 환자에게 인권문제가 있을지도 모른다는 불신감과 선입견 그리고 치매진단과 약물치료에 대해서는 치매 증세는 노인에게는 당연히 나타나고 정확한 진단보다는 일단 치매에 걸리면 치료가 불가능하므로 약물치료는 소용이 없다는 식의 잘못된 생각에 기인하는 경우가 대다수이다. 따라서 입원 초기부터 이러한 편견이나 질병 자체에 대한 이해를 돕는 면담을 실시하여 환자 가족이 느끼는 거부감이나 불안감을 제거하여야 한다.

4) 재산 및 법률적인 문제로 인한 가족갈등

환자가 건강할 때 의사를 충분히 반영하여 중요한 재산상의 상속이나 분배문제를 사전에 결정해 두는 것이 합리적이나 그렇지 못한 경우 가족들에게는 발병 후 여러 양상으로 가족 간의 법적 문제가 발생하며 이러한 문제를 가족들은 치료의 장에서 해결하여 주기를 원한다. 그러나 이러한 과정은 환자의 치료과정 자체에 혼돈을 야기시키게 되므로 법률 전문가에게 의뢰하도록하여 자문을 하는 형식으로 치료과정을 이끌 필요가 있다. 따라서 입원 과정에서 이러한 문제들이 있는지, 있다면 어느 정도로 어떠한 양상으로 문제가 되고 있는지에 대한 평가가 반드시 필요하다.

다. 가족 평가

환자의 입원 과정에서 환자의 가족은 그동안의 환자의 문제행동(BPSD, ADL, 기타)에 대한 걱정, 불안, 원망, 미움 등의 여러 가지 심리적 변화와 함께 질병의 원인이 어떤 것인지, 병의 코스는 어떤지, 현 상태는 어디까지 왔는지, 병원생활은 어떻게 운영되는지 등 여러 가지 궁금증을 갖게 된다. 가족평가 이전에 해야 할 중요한 과정은 가족의 심리상태를 고려하는 것, 즉 질병으로 인한 가족의 심리적 안정을 위한 공감(empathy)이다. 이후 입원치료에 대한 orientation 및 질병에 대한 이해를 돕는 과정을 통해 관계형성을 한다. 이러한 과정으로 친밀감을 갖은 후 가족 평가를 위한 면담을 실시한다. 일반적인 특성, 환자의 수발과정에서의 문제 행동, 문제 행동에 따른 가족들의 대처 방법들, 가족의 어려움 정도, 가족 간의 관계, 욕구, 기대수준, 경제적 · 법적인 문제, 지역사회자원 활용 등에 대한 평가를 실시한다. 가족평가 과정을 거치면서 병실 생활에서의 심리사회적 치료 프로그램에 대한 안내와 지역사회 자원 활용에 관련 안내를 준다. 이러한 과정을 통해 가족을 치료의 장으로 이끌고 가족을 지지하는 매개가 되어 앞으로의 환자 치료 과정에 있어서 참여하는 기회를 만들고, 이후의 치료과정에서 면회나 퇴원까지의 연계를 돕는다. 가족평가도구로는 사회사업실 양식지(Intake sheet), 가족부담인터뷰(CBI), 가족의 불안 및 우울상태 평가지, 욕구사정 양식지, 사회적지지망 평가지 등을 사용한다.

요 약

치매환자의 가족을 평가한다는 것은 결코 쉬운 일이 아니다. 가족을 평가한다는 것은 치매 환자와 함께 살고 있었던 가족을 이해하는 것에서부터 출발한다. 치매환자와 가족구성원의 관계, 치매가족의 경제적 부담능력, 치매가족이 느끼는 거부감이나 불안감, 재산 및 법률적인 문제로 인한 가족갈등을 고려하여 치매가족의 심리적 · 신체적 변화에 대한 이해, 치매가족의 가족갈등에 대한 이해, 치매가족의 역기능적 상호관계에 대한 이해를 하고자 함이다. 결국, 가족상황 평가는 치료자로서 치매환자의 가족의 입장에 대해서 좀 더 이해하려는 노력인 것이다.

MEMO

6. 노화의 정신사회적 측면

노화(Ageing)는 오늘날 전 세계가 당면한 공중보건의 가장 중요한 과제이다. 한국은 지난 200 에 이미 65세 인구의 7.0%를 넘어선 노령화 사회(aging society)에 접어들었으며, 2019년에는 65세 인구가 전체인구의 14.0%을 넘어선 노령사회(aged society)로 접어들 전망이다. 사실 상 선진국들은 이미 적극적 노화(active aging)의 시대에서 성공적 노화(successful ageing)의 시대로 접어들고 있다. 즉 단순한 평균수명의 연장에서 벗어나 새로운 가치관과 생산성의 창조에 접근방향을 두고 노화의 유전, 생명공학은 물론 다방면에서 성공적 노화의 정의 및 구체적 실현방법을 찾고자 노력 중에 있다.

일반적으로 노화의 정의를 살펴보면, 노화란 질병과는 관계없이 나이가 들어감에 따라 변화되는 신체의 기능을 말한다. 즉 노화는 시간이 지남에 따라 생존의 가능성을 감소시키고, 외부 환경적 요구에 대한 생리적 능력이 저하되는 생물체 내에서 일어나는 변화를 뜻한다. 노화가 언제부터 시작되고 노년기를 몇 세 이상으로 보아야 하는지는 간단하지 않지만, 육체적 노화는 이미 30대에 시작된다고 볼 수 있으며 65세 이상을 노년기라고 부른다. 노화는 생물정신사회적 측면(biopsychosocial aspects)에서 포괄적, 체계적으로 이해되어져야 한다. 생물학적 노화는 잔여수명을 의미하고, 정신적 노화는 개인의 행동 적응력을 말하며, 사회적 노화란 특정 연령에서 개인이 속한 집단이나 사회의 기능을 의미한다. 일반적으로 정신적 노화는 지능 및 감정기능의 변화를, 사회적 노화란 직업기능은 물론 대인관계 속에서 자아상의 변화를 의미한다. 따라서 정신적 노화는 생물학적 노화에 비하여 개개인의 차이가 크다고 볼 수 있다. 현재까지 정립된 정신 사회적 측면의 성공적 노화란 단지 병이 없는 상태로 나이가 들어가는 것만이 아니라 존귀와 품위를 지키며, 신체적 정신적 사회적인 건강을 누리며 나이가 들어가는 과정을 의미한다. 즉 정신 사회적 노화란 어떠한 시기, 특히 노년기에 국한된 인격의 통합과 좌절(integration versus despair)의 단순한 발달과제가 아닌 인생 전반에 걸쳐 획득되는 과정으로 폭넓게 이해되어져야 할 것이다.

가. 발달론적 과제

Erikson은 인간의 심리발달을 정신 사회적 측면에서 여덟 단계로 나누면서 그 마지막 단계인 노년기 심리발달 과제를 자아 통합(ego integrity) 대 절망(despair)이라고 하였다. Erikson이 주장하는 노년기의 심리발달상의 특징인 자아 통합을 통한 성공적 노화의 정신 사회적 측면을 살펴보면 다음과 같다. 즉 성공적 노년기란 인간이 갖게 되는 마지막 주체성(identity)으로 자신의 일생에 대해 대체로 만족하고 최선을 다해 노력했다고 생각됨으로써 보람된 삶이었다는 느낌을 갖게 될 때나, 달성하지 못한 일보다 이룩한 일과 행운에 대해 감사하는 자세를 가질 때 비로소 생기는 것이다.

한편 노년기를 4단계로 나누어 그 특징을 살펴보면 첫째, 은퇴 전기(pre-Retirement) 60~65세 사이로 외모, 성적 기능, 스태미너, 민첩성 등에서 부정적 변화의 속도가 증가하고 사회적 활동의 주축에서 벗어나는 시기이다. 둘째, 은퇴기(retirement) 65~70세 사이로 생산적인 단계에서 의타적인 단계로 전환하는 시기로 직장에서 은퇴 후 사회 재적응 문제가 일어나고 노화에 의한 신체 질병, 무능력이 생기는 시기이다. 셋째, 노년기(old age) 70세 이상으로 경제적, 사회적 활동에서 완전히 벗어나는 시기로 노화과정이 뚜렷해지며 질병이 수반되기 쉬운 시기이다. 넷째, 종료기(terminal stage) 인생의 마무리를 짓는 단계로 임종을 준비하는 단계이다. 인생의 최종단계에서 질병에 대처하는 강인한 용기, 사람들과의 화해, 죽음을 받아들이는 자세가 필요한 시기이다.

나. 노년기의 일반적 특징

1) 신체상(Body image)의 손상, 감각기능 및 성(Sex) 기능의 저하

일반적으로 신체의 노화현상은 신체의 변화를 초래하고 이것은 정신 사회적으로 자신이 지녀왔던 신체상에 상처를 주게 된다. 즉 다른 신체가 늙는 것과 동시에 젊었을 때처럼 매력을 잃어가고 기능적으로도 약화가 따르기 때문에 대부분의 노인들은 신체상의 변화를 긍정보다는 부정적인 상실로 받아들이고 다양한 심리반응을 일으키게 된다. 감각기능 면에서 볼 때 일반적으로 감각기능은

50대를 기점으로 떨어진다. 시력을 보면 안구조절 능력과 어두움에 대한 순응 능력이 쇠퇴하고 렌즈의 투명도가 감퇴하기 때문에 원시교정용 안경 및 밝은 조명을 사용하게 된다. 청력도 변해 고음청취 능력의 감퇴가 급격히 일어나며 해가 갈수록 감퇴방향이 저음청취 쪽으로 옮겨진다고 한다. 미각은 특히 20대를 기점으로 짠 것에 대한 감퇴를 시작으로 50대가 되면 미각세포의 수가 감소하며, 80세가 되면 단맛, 신맛, 짠맛, 쓴맛을 구별하는 능력이 크게 감소된다. 촉각 또한 피부촉각 및 탄력성이 감퇴된다. 체온조절 능력 또한 감퇴하기 때문에 추위와 더위에 약하고 민감하게 된다. 한편 노인의 성(sex)기능 감퇴는 대표적으로 심리적인 위축을 가져온다.

2) 인지기능(Cognitive function)의 저하

인지기능이란 다양한 정보를 받아들이고, 저장, 사용하는 대표적인 정신기능으로 주의력, 기억력, 언어력 및 문제해결 능력 등이 포함된다(그림 2). 인지기능의 노화란 협의의 개념으로는 노화의 지적 기능을 포함한 사고, 감정, 행동의 약화를 의미하지만 신체적 기능은 정신기능에 밀접한 연관이 있기 때문에 광의의 개념에서는 신체 정신 기능을 전체적으로 포함하여 인식하여야 한다. 즉 인지기능의 저하는 신경계의 노화와 밀접한 관련을 갖는다. 일반적으로 노화가 진행되면서 신경세포가 상실되며 뇌용적의 감소와 뇌실의 크기가 증가한다. 특히 전전두엽피질(prefrontal cortex)의 용적 감소와 해마(hippocampus) 부위는 노화에 의해 많은 영향을 받으며 인지과제 수행능력과 유의한 상관관계를 보이고 있는 것으로 보고되었다. 또한 노화에 의한 뇌의 생화학적 변화로는 대뇌피질의 콜린성 기능의 감소가 기억력 장애와 관련됨이 알려지고 있다.

일반적으로 노인의 인지기능(cognitive function)은 젊은 사람들에 비하여 특정 영역에서 떨어지는 것이 사실이다. 우선 지능(intelligence) 면을 볼 때 언어성 지능에 비해 동작성 지능은 40대에 감퇴하기 시작하여 60대가 넘으면 그 감퇴속도가 빨라지게 된다. 주의집중(attention) 면에서 볼 때 집중력과 경각심 유지는 나이가 들면서도 크게 감퇴되지는 않지만 동시에 많은 자극을 처리하는 능력과 주의력을 배분, 분산하는 능력은 저하된다. 학습(learning)과 기억력(memory)을 볼 때 단기기억력은 유지되지만 기억저장 능력 및 기억을 사용하는 작동기억(working memory)능력은 젊은이에 비해 떨어지게 된다. 정상적인 노인의 경우 언어구사 능력, 시공감별 능력(visuospatial abilities) 및 일상적 추리(abstraction reasoning)능력 등에서 속도는 다소 감퇴되지만 일상생활에 큰 지장을 초래하지는 않는다.

3) 정신사회적 특징 및 문제들

노년기에 성격 특징이나 여러 가지 정신사회적 문제에서 오는 주요 부담인자(stressors)들을 살펴보면 다음과 같다. 첫째, 환경 및 외부적 요인으로는 배우자나 친구, 친족의 죽음, 사회적 지위와 영향력의 상실, 경제적인 타격, 은퇴 및 노인에 대한 경시 및 편견 등의 사회적 상실을 들 수 있다. 둘째, 내적 요인으로는 성격의 특징이나 변화로 오는 적응장애, 신체질환 및 이로 인한 정신적 스트레스, 노화변화로 생기는 자아상의 손상, 제반기능 저하로 인한 적응부전, 죽음에 대한 자각을 들 수 있다. 아울러 이러한 어려움은 한마디로 상실(loss)로 표현될 수 있을 것이다. 노인들의 경우 반복되는 매일의 생활에서 신체적 상실과 사회적 상실을 경험하게 된다. 배우자나 가깝게 지내던 친지들의 죽음, 직장으로부터의 은퇴와 이로 인한 경제적 상실과 사회활동의 위축, 뇌출혈, 고혈압이나 당뇨병과 같은 신체질환으로 인한 활동의 제한, 자식의 결혼과 분가 그리고 자식으로부터 벌을 받을 것 같은 두려움 등 일반적으로 성인기에는 경험할 수 없는 많은 상실을 경험하게 된다. 한편 노인과 관련된 사회적 문제는 사회의 주요 제도들이 노인의 빠른 증가에 보조를 맞추지 못하고 있고, 그들의 욕구를 적절히 수용하지 못하고 있다는 사실이다. 노인의 4대 고통을 경제적 빈곤, 건강의 악화, 역할상실, 소외된 고독감이라고 표현하고 있다. 그러나 이러한 상태들은 불가피한 것으로 인정하거나 당연시하는 대신에 사회적 행동을 통해 변화시켜야 할 사회적인 문제로 보아야 할 것이다.

다. 적응과 대책

정신, 사회적 성공적 노화를 위한 노년기의 적응형태는 사람마다 다른데, 이러한 적응양상을 미국의 심리학자 Reichard 등은 크게 다섯 가지로 나누고 있다. 첫째, 성숙형으로 늙어가는 자신을 현실 그대로 받아들이고, 지나간 생애의 불운과 실패보다는 성공과 행운에 더 비중을 두며, 지나온 삶과 지금의 삶 모두에 감사하며 지내는 사람들을 말한다. 둘째, 은둔형으로 일생동안 지고 온 무거운 짐과 복잡한 인간관계에서 벗어나 조용하게 수동적으로 인생을 보내는 노인들로, 은퇴하여 한적한 교회나 시골에서 지내는 사람들이다. 셋째, 무장형으로 늙는다는 것과 죽음에 더 가까워졌다는 것에서 오는 불안에서 자신을 방어하기 위해 계속해서 전과 같은 행동을 악착같이 유지하려는 형으로 단단한 갑옷차림으로 불안한 미래와 마주서는 것 같은 사람들을 말한다. 넷째, 분노형으로 자기 인생에서 성취 못한 것만을 골라 과장해서 생각하며, 그런 모두를 부모형제, 배우자, 자녀, 시대, 돈 탓으로 돌리는 투사(projection)를 사용한다. 다섯째, 자책형으로 자기 인생의 실패원인을 자신에게서만 찾으며, 쉽게 우울에 빠지고 더러는 심해져 자살에까지 이르는 사람들이다. 다섯 가지 적응형태 가운데 처음의 세 가지는 노년기 적응에 성공한 경우이고, 나머지 둘은 실패한 경우로 알려져 있다. 즉 인생목표의 달성 여부가 성공적인 노년기 적응에 중요한 요소로 부각되고 있다. 인간의 장수 요인으로 Strauss는 유전, 성인병 유무, 섭생, 적당한 운동, 주기적 검진, 충분한 수명, 고학력과 수입, 적당한 스트레스, 부부생활의 유지, 오랜 직장생활, 자신에 대한 포용 등을 들고 있다. 한편 한국 노인의 발달과업으로서 문화적 가치관에 적합하게 지적, 정서적, 사회적, 신체적 영역으로 나누어 대별하면 다음과 같다. 지적 영역 과업으로 은퇴생활에 필요한 지식과 생활 배우기, 정치, 사회, 경제, 문화에 대한 최신동향 파악하기, 건강증진을 위한 폭넓은 식견 획득하기 등을 들 수 있다. 정서적 영역의 과제로는 적극적으로 일하고 생활하려는 태도 유지하기, 취미를 계속 살리고 여가를 즐겁게 보내기, 정년퇴직과 수입 감소에 적응하기, 소외감과 허무감 극복하기, 자신의 인생에서 의미 찾기, 배우자 사별 후의 생활에 적응하기, 동료와 자신의 죽음에 대한 마음 준비하기를 들었다. 사회 영역 과업에는 동년배 노인들과 친분 유지하기, 가정과 직장에서 일과 책임을 합당하게 물려주기, 가정과 사회에서 어른 구실하기, 자식과 손자들과의 원만한 관계 유지하기를 들 수 있다. 마지막 신체적 영역의 과업으로는 감퇴되는 체력과 건강에 적응하기, 걸맞게 운동하기, 건강 유지에 필요한 섭생하기, 질병에 대한 올바른 처방 받기를 들 수 있으며, 아울러 이러한 발달과업을 충실히 수행할 때 성공적인 노화의 심리과정을 겪게 될 것이다. 즉 생활습관(life style)에 대해서는 각자가 특별한 관심을 쏟아야 할 것이다. 스포츠나 예술 활동, 그 외 다양한 취미생활에 심취하는 것도 좋으며 움직이고 생각하는 일을 해야 노년의 인지기능의 건강을 오래 유지할 수 있다. 노화에 따른 질병은 치매를 비롯하여 대표적인 성인병으로 알려진 당뇨병, 고혈압, 뇌졸중 및 심근경색을 비롯한 각종 심장 질환 등의 질병에 대해서 얼마든지 예방 및 관리가 가능하다.

요 약

성공적인 정신 사회적 노화란 죽음을 필연적으로 겸허히 받아들이는 과정에서 출발하여야 할 것이다. 또한 과거에 대한 회상은 자신이 살아왔던 삶과 현재의 삶을 연관 지어 통합함으로써 의미 있는 삶을 만드는 과정이며, 이러한 과정을 잘 조합하고 조화롭게 하면서 인생의 마감에 대한 준비를 성실하게 이루게 되는 것이다.

MEMO

제 2 장

노인 환자의 치료

1. 약물치료

약물의 선택이나 용량, 분복 등은 노화에 따른 약물 역동과 역학이 고려되어야 되며, 다른 약과의 병합투여를 숙고해야 한다. 특히 노인에게는 처방 없이 복용하는 약물이 반드시 있을 것이라고 생각해야 한다. 치료계획, 약 복용의 이유와 방법들을 쉽고 분명한 말투로 설명해 주어야 한다. 환자와 함께 배우자나 돌보는 사람에게도 알려주어야 하며, 노인들은 수입원이 제한되므로 치료비용도 중요하게 생각해야 한다.

보다 효과적인 치료 호응을 위해서는 동반된 내과적 질환이나 정신과적인 증상들을 생각해야 한다. 내과질환이 동반된 경우 항정신병약물의 약물상호작용으로 예측하지 못한 약물효과와 부작용이 나타나게 되므로, 치료에 대한 순응도를 높이고 적절한 약과 용량을 정하기 위해 치료를 담당하는 의사 상호간의 지속적이고 긴밀한 협조가 필요하다.

정신과적 증상들 또한 치료를 방해하는 요인이 된다. 예를 들어 기억과 인지기능이 떨어져 있는 환자는 약을 잘 복용하지 않아 치료 효과를 얻지 못하거나, 처방한 용량보다 많이 복용하여 독작용이 생기기도 한다. 또 우울증환자는 지나친 죄의식과 치료효과에 대해 비관적인 생각이 많아 치료에 잘 따르지 않고, 지나치게 신체증상을 호소하는 환자는 치료 반응의 평가를 어렵게 한다. 기분이 고조된 조증환자는 필요한 치료를 무시하고, 피해적인 사고를 가진 환자는 치료 자체를 회피한다. 따라서 이러한 환자들에서는 가족들의 도움과 돌보는 이들의 치료에 대한 태도나 역할이 매우 중요하다.

특히 치료 효과와 함께 나타날 수 있는 부작용을 체계적으로 추적하도록 하여야 한다. 환자나 보호자로 하여금 치료자와 항상 연락이 가능하도록 하여 약물의 용량이나 복용방법 등을 알려준다면 환자가 갖는 치료에 대한 불안을 없애주고, 아울러 치료에도 잘 호응하게 할 수가 있을 것이다.

노인 정신 질환에서 성공적인 치료성과를 얻기 위해서는 지속적이고 돈독한 의사-환자 관계의 유지가 중요하다. 특히, 노인 환자의 치료는 단순한 일차적인 의사와 환자 관계를 떠나 배우자, 가족, 돌보는 사람, 일차 치료를 담당하는 의사 등 넓은 의미의 의사-환자 관계가 이루어져야 하기 때문이다. 노인 정신 질환의 치료는 신체적 · 정신적 및 사회적 치료가 팀 접근 방식으로 체계적, 포괄적으로 이루어져야 하며, 환자 자신은 물론 가족도 동시에 치료의 대상이 되어야 한다.

노인 정신 질환의 대표적인 섬망, 치매, 주요 우울증, 불안장애 및 수면장애의 약물치료는 병태생리학적 규명으로 상당한 진전을 보이고 있다. 현재 임상실제에서 사용되는 약물은 크게 benzodiazepines, antidepressants: TCAs, SSRIs, SNRIs, MAOIs, antipsychotics 및 antidementic drugs로 구분된다. 대표적인 노인 정신 질환인 섬망, 노인성 치매, 우울증, 불안장애, 수면장애 및 후기 정신증의 약물치료 지침을 살펴보면 다음과 같다.

가. 섬망

섬망은 다양한 인지기능 장애를 특징으로 하는 의식의 장애로서 정서 장애, 사고 장애, 신경학적 이상도 흔히 동반한다. 치료는 신속히 원인을 찾아서 제거해 주는 것이고, 나머지는 대증적이고 지지적 치료에 지나지 않는다. 불면증에는 반감기가 짧은 benzodiazepines이, 정신병적 증상이나 심한 흥분에는 haloperidol 주사나 경구 투여가 바람직하다. 항콜린성 작용이 강한 약물이나 반감기가 긴 benzodiazepines은 가급적 피해야 한다.

• Identify treatable cause(s) and all predisposing and precipitating factors
• Provide predictable, orienting, safe, comforting, secure environment
• Minimize pharmacological and physical constraints
• Achieve physiological stability including sleep-wakeful cycle
• Manage family and care providers
• Review of comorbid medical condition and current medication list
• Integrate medical and psychiatric treatment-consultative
• Use low dose high potency neuroleptics or atypical antipsychotics
• Minimize anticholinergic drugs

섬망의 치료

나. 치매

노인성 치매의 치료는 치료시기에 따라서 크게 좌우된다. 초기 단계에는 인지기능의 회복에, 중기에는 정신 · 행동 증상의 호전 및 일상생활의 유지에, 말기에는 신체적 합병증의 관리에 초점을 맞추게 된다. 초기 단계의 인지기능 호전에 가장 중요한 치료 약물은 아세틸콜린분해효소 억제제들인 donepezil, rivastigmine, galantamine이다. 이들의 임상 효능은 서로 비슷하며 오심, 설사, 식욕감퇴 및 근육경련 등이 공통적인 부작용으로 나타날 수 있다. 약물의 부작용은 주로 초기에 나타나기 때문에 특히 1~2주에서 4주까지의 기간에는 약물의 부작용을 세심하게 살펴보아야 한다.

1) Tacrine (Cognex)

Tacrine은 1993년 미국 FDA에서 최초로 알츠하이머병의 치료제로 공인된 아세틸콜린분해효소 억제제이다. 그러나 약물의 반감기가 2~4시간으로 짧아 1일 4회 복용해야 하는 번거로움과 부작용으로 간의 독성이 보고되어 규칙적으로 간기능 검사를 실시해야 하는 부담 때문에 현재는 극히 제한적으로 사용되고 있다.

2) Donepezil (Aricept)

이 약물은 1996년 두번째로 FDA 공인을 받은 아세틸콜린분해효소 억제제로서 뇌에 선택적으로 작용한다. 반감기가 70시간으로 하루 한 번 주로 취침 전에 투여한다. 처음 투여량은 1일 5mg으로 시작하여 4~6주 후에 10mg까지 증량한다.

3) Rivastigmine (Exelon)

2000년도에 FDA에서 공인된 아세틸콜린분해효소 억제제로서 해마와 대뇌신피질에만 선택적으로 작용한다. Rivastigmine은 아세틸콜린분해효소 뿐 아니라 뷰티릴콜린분해효소(butyrylcholinesterase)를 동시에 억제하는 것으로 알려져 있다. 약물의 초기 시작 용량은 6mg의 범위에서 1일 2회 사용되며, 유지용량은 9~12 g이 사용된다.

4) Galantamine (Reminyl)

Galantamine은 비교적 최근인 2001년에 FDA에서 공인된 아세틸콜린분해효소 억제제로서 신경 연접(synapse)의 아세틸콜린분해효소를 억제시키는 한편 연접부전(presynaptic) 신경세포막에 위치한 니코틴 수용체를 직접 자극하는 기능(allosteric modulation)을 가지고 있다고 보고 되었다. 약물의 초기시작 용량은 8mg의 범위에서 1일 2회 사용되며, 유지용량은 16~24mg이다.

초기 단계에서 인지기능 호전의 주요 약물치료 지침은 표와 같다.

Clinical Pharmacology of AChEIs

	Reminyl	Aricept	Exelon
MOA	AChE inhibitor & nAChR modulator	AChE inhibitor	AChE inhibitor BuChE inhibitor
Receptor binding	competitive, reversible	non-competitive, reversible	pseudo-irreversible
Plasma half-life	6~8hours	70hours	1.5hours
Dosing	8 or 12 mg BID	5 or 10 mg QD	1.5-6 mg BID
Tolerability	well tolerated	well tolerated, but may cause sleep disturbance	bolded warning for GI events, weight loss
Metabolism	multiple pathways; low potential for drug interactions	CYP450 2D6/3A4 & glucuronidation	independent of CYP450 system

■약물 치료

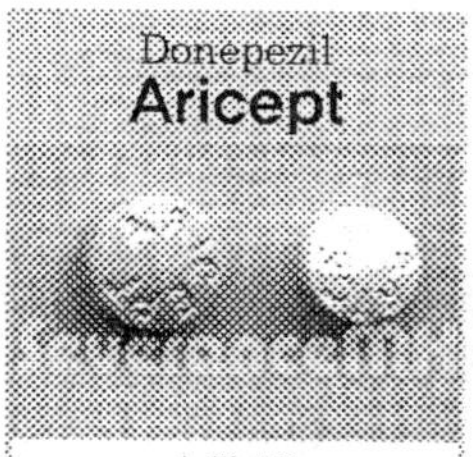

AChEI

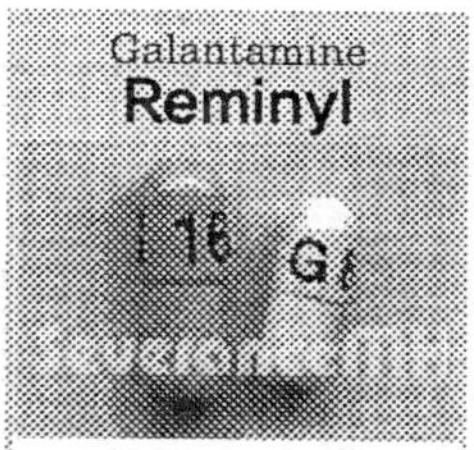

AChEI+nAChRm

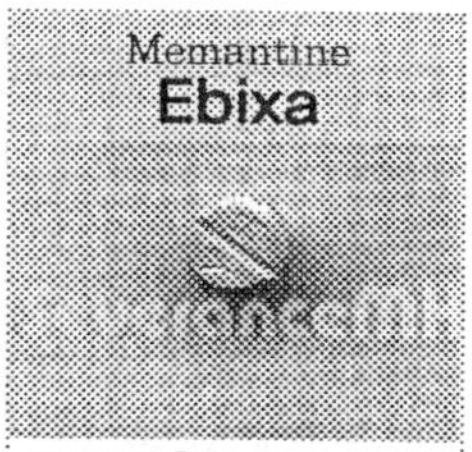

NMDA®anatagonist

■ Treatment guideline of acetylcholinesterase inhibitors

- Prescription only for patients with:
  - Probable Alzheimer (by McKhann Criteria)
  - Duration 〉 6 months
  - Mini-Mental State Examination 10-24
- Three-Phase evaluation of response:
  - Early (2 weeks) for side effects
  - Later (3 months) for cognitive state
  - Continued every 6 months for disease
- Stop treatment if:
  - There is early or poor tolerance or compliance
  - There is continued deterioration at pretreatment rate after 3-6 months
  - There is accelerating deterioration after maintenance
  - Drug-free period suggests drug is no longer helping

5) 항치매 약물 중단 기준

알츠하이머병의 특징은 수년간에 걸쳐서 점차 악화되는 임상 경과이다. 임상적 경과를 단계로 제시한 것이 전반적 퇴행척도(Global Deterioration Scale, GDS)이다. 고도 치매는 마지막 단계인 제7단계에 해당하는데, 할 수 있는 말이 한 두 단어로 제한되고, 대소변이나 식사를 전적으로 타인에 의지해야 하며, 점진적으로 운동기능이 상실되기 시작한다. 이 시기에는 독립적인 일상생활 영위가 불가능하여 전적으로 타인에 의존해야 하므로 시설 수용이 필요한 시기로, 활동 반경이 현저히 줄어들고 약물 투여로 기대할 수 있는 호전의 정도가 상대적으로 미미한 수준이다. 임상 경과가 악화될수록 이익 대비 비용이 급속히 상승하고 최종적으로는 무한대에 이른다. 임상적 효과보다는 비용-효과적인 측면을 고려하여 전반적 퇴행척도 제7단계에 이르면 약물사용을 중단하는 것이 바람직하다.

6) 기타 치매 치료제

가) Estrogen

Estrogen은 알츠하이머병의 치료와 예방에 효과가 있는 것으로 알려져 왔다. 동물 연구에서 콜린성, 세로토닌성, 카테콜라민성 신경전달계를 조정하고, 발정주기(estrouscycle) 동안 신경 연접을 증가시키며, 신경발생(neurogenesis)을 유도하고 뇌경색이 발생했을 때 뇌 신경세포를 보호하는 것으로 보고된 바 있다. 특히 estrogen은 신경 변성이 진행되는 시기(propagationphase)보다 시작되는 시기(initiation phase)에 효과가 있는 것으로 알려져 있다. Estrogen은 bcl-2군에 속하는 항아폽토시스 단백(antiapoptotic protein)의 gene-dependent upregulation을 유도함으로써 신경 변성의 시작을 지연시키는 역할을 하는 것으로 추정된다. 또한 estrogen 수용체가 초기에는 뇌의 각 부분에서 잘 유지되어 중요한 역할을 할 수 있지만 뇌변성이 진행되면 유전자 방어기전의 upregulation이 불가능해지기 때문에 효과가 없어진다. Estrogen은 vitamin E에 비하여 약하지만 항산화작용도 갖고 있다. Conjugated equine estrogen을 1일 0.625~1.25mg 사용하는 것이 적당하며 유방암 검사와 산부인과 검사를 1년에 한차례 정기적으로 받는 것이 바람직하다. 약물을 중단하면서 약 71~81%에서 질출혈(vaginal bleeding)을 경험했으며 약물사용 도중 86%에서 일시적인 유방동통 등을 호소한 것으로 보고된 바 있다. 간혹 혈전색전증(thromboembolism), 담낭 질환, 유방암, 자궁내막 종양 등이 발생했다는 보고도 있다.

나) Selegiline

B형 모노아민 산화효소(monoamine oxidase B: MAO−B)는 뇌의 도파민을 포함한 모노아민(monoamine)을 산화시키는 작용을 한다. 알츠하이머병 환자들은 B형 모노아민 산화효소의 활성도가 증가하기 때문에 신경전달물질의 결함이 발생하는 것으로 알려져 있다. Selegiline은 중추신경계의 B형 모노아민 산화효소를 선택적으로 비가역적으로 억제함으로써 모노아민계를 항진시킬 뿐만 아니라 기분과 각성상태(arousal)를 증가시키는 작용을 갖고 있다(23). 건강한 세포의 경우 자유기(free radical)에 노출되면 세포 보호를 위하여 과산화디스뮤타아제(superoxide dismutase), 카타라아제(catalase), 글루타티온과산화효소(glutathione peroxidase) 등을 통하여 이를 제거하거나 세포막의 과산화(peroxidation)를 억제하는 기능을 갖고 있으나 변성된 세포의 경우에는 이러한 기능이 감소하여 변성이 더욱 촉진된다. Selegiline은 산화자유기(oxidative free radical)의 형성을 억제함으로써 신경을 보호하는 것으로 알려져 있다. 1일 용량은 5~10mg이 적당하다. 이 정도의 적은 용량에서는 hypertensive crisis의 우려가 거의 없기 때문에 tyramine을 함유하고 있는 음식을 제한할 필요는 없다. 흥분 효과로 인한 불안증이나 수면장애가 발생할 수 있기 때문에 주간에 투여하는 것이 바람직하다. 위약과의 비교 연구에서 부작용 발생에 의미 있는 차이점은 없으나 체위성 저혈압, 위장관 증상, 정신운동성 지연(psychomotor retardation) 등이 있는 것으로 알려져 있다.

다) Vitamin E

Vitamin E는 지용성 비타민으로서 자유기를 제거하고 세포막에 작용하여 지질 과산화(lipid peroxidation)를 감소시키는 등 항산화작용을 갖고 있는 것으로 알려져 있기 때문에 알츠하이머병을 포함한 퇴행성 신경 질환의 예방과 치료에 이용되고 있다. 1일 2,000IU를 2회 나누어 사용한다. 심각한 부작용은 없으나 위약군에 비해 낙상과 실신이 더 많이 발생했다는 보고가 있다. 또한 고용량에서 복통을 포함한 위장관 증상이 발생한 경우와 간혹 전신 무력감을 호소한 경우가 보고된 바 있다.

라) Acetyl－L－carnitine

Acetyl－L－carnitine은 다음과 같은 근거에 입각하여 알츠하이머병 환자와 노인들에게 사용하고 있다. 첫째, 에너지 생산을 유도하여 세포질과 사립체 사이의 운반을 촉진시킴으로써 사립체 내의 긴사슬 지방산(long chain fatty acid)은 증가시키고 독성 물질은 감소시킨다. 둘째, acetyl－L－carnitine은 acetyl coenzyme－α로 전환됨으로써 콜린성 전달(cholinergic transmission)을 촉진시킨다. 셋째, 세포막을 안정시키는 기능(membrane stabilization)을 갖고 있다. 위약군과 비교한 대부분의 연구에서 특이한 부작용은 없는 것으로 알려져 있으나 복통, 오심 및 구토 등의 위장관 증상이 간혹 발생한다고 보고된 바 있다.

마) Non－steroidal anti－inflammatory drug(NSAID)

사람에게는 두 가지 종류의 유형의 cyclo－oxygnase(COX)가 존재한다. 즉 주로 위장의 벽세포(parietal cell)에 존재하는 COX－1과 염증 부위에서 국소적인 대사신호(metabolic signal)에 의해 형성되는 COX－2가 있다. NSAID는 저용량에서는 발열과 동통을 억제하지만 고용량에서는 프로스타그란딘 합성에 관여하는 경로상에서 interleukin－1β와 interleukin－6의 유도를 봉쇄함으로써 국소적인 염증반응을 억제하는 것으로 알려져 있다. 한편 알츠하이머병에서는 노인반이 침윤된 주변으로 전형적인 보체연쇄증폭반응(classical complement cascade)이 관여하는 국소적 염증반응 소견을 보인다고 보고된 바 있다.

따라서 NSAID의 COX－2 억제를 통하여 이러한 신경염증경로를 차단하는 효과를 기대하여 이 약물을 알츠하이머병의 예방과 치료제로 활용하게 되었다(23). Ibuprofen, naproxene이나 diclofenac 등을 위시해서 과거부터 흔히 사용해왔던 NSAID는 COX－1과 COX－2를 억제하며 위궤양과 출혈 등의 부작용을 야기할 가능성이 많은 것으로 알려져 왔다. 그러나 최근에 개발된 celecoxib와 rofecoxib와 같은 COX－2 억제제는 안정성이 검증되어 임상에서 널리 사용되고 있다. 가장 중요한 부작용으로 위장관 출혈 혹은 천공이 있다. 따라서 모든 NSAID는 위궤양과 출혈의 과거력이 있는 환자에게는 금기이다. Warfarin을 위시한 항응고제를 사용하는 환자에게도 투여하지 않는 것이 바람직하다. 간혹 고용량에서 간과 신장에 손상을 초래하기도 한다. 선택적 COX-2 억제제의 개발로 위장 출혈과 같은 심각한 위험성의 감소가 예상되어 알츠하이머병 치료 및 예방에 사용을 기대하고 있으나 신약에 대한 추후 연구가 필요할 것으로 추정된다.

바) Gingko Biloba

은행나무 잎에서 추출한 성분으로 구성되어 있다. 이 약물은 다음과 같은 작용을 하는 것으로 알려져 있다. 첫째, 세포막에서의 지질 과산화를 억제한다. 둘째, 항산화 작용을 통하여 뇌신경을 보호한다. 셋째, 허혈(ischemia)과 전기충격요법 후 발생하는 신경 손상을 감소시킨다. 넷째, 산화작용시 발생하는 혈소판의 응집을 억제한다. 즉 항산화 작용 및 항염증 작용과 함께 특히 고용량에서 혈소판 활성요소(platelet activating factor)를 억제하고 장기상승작용(long-term potentiation)을 야기한다. 위약군과 비교 연구에서 유의할 정도의 부작용 발생은 없는 것으로 알려져 있다. 1일 240mg의 고용량에서도 특별한 부작용은 없는 것으로 보고 되었으나 혈소판 활성 요소 억제작용으로 인한 출혈이 발생할 우려가 있으므로 고용량을 사용하지 않는 것이 바람직하다. 1일 120mg을 투여한 33세 여성에서 2년 후 양측성 경막하 혈종이 발생했다는 사례보고가 있다.

사) Hydergine

Hydergine은 노르아드레날린, 도파민, 세로토닌성 기능을 항진시키는 것으로 알려져 있다. 또한 자유기의 생성을 억제하고 카타라아제와 과산화디스뮤타제 기능을 항진시키는 등 항산화 작용을 통한 신경 보호기능을 갖고 있다. 특별한 부작용은 없지만 인지기능의 의미있는 호전도 없는 것으로 보고되고 있다.

아) Nimodipine

알츠하이머병을 포함한 퇴행성 신경 질환이나 노화는 신경세포 내에서 칼슘의 항상성(homeostasis)의 붕괴로 인한 손상 때문에 발생한다는 설이 있다. 칼슘통로차단제(calcium channel blocker)는 칼슘 이온의 세포 내 유입을 억제하는 작용을 갖고 있기 때문에 이러한 손상을 감소시킬 수 있다. Nimodipine은 뇌의 dihydropiridine 수용체에 가역적으로 결합하여 열린 통로(open channel)의 수를 감소시킴으로써 칼슘의 세포 내 유입을 억제함으로써 신경을 보호하는 것으로 알려져 있다. 기타 포도당 대사, 신경전달물질의 생성과 방출 등을 조절하는 기능을 갖고 있다. Nimodipine을 투여한 환자의 28%에서 어지러움이 발생하였으며 기타 저혈압, 두통, 근육허약, 소화불량, 변비 등이 나타나는 것으로 알려져 있다.

자) Piracetam

Piracetam은 뇌보약(nootropic drug) 중에서 최초로 사용된 약물이다. 이 약물은 ATP를 이용하여 산소와 포도당 대사를 증가시킬 뿐 아니라 항혈전 작용(antithrombotic property)을 갖고 있으며 소혈관의 순환을 촉진시킨다. 현재까지 심각한 부작용이 보고된 바 없지만 효과도 검증되지 않고 있다.

차) Propentofylline

Propentofylline은 아교세포(glial cell)의 신경 독성을 활성화 시키는 신호를 억제하는 작용을 한다. 오심, 어지러움, 위장관 동통, 두통, 혈관 확장 등의 부작용이 발생하는 것으로 보고 되고 있다. 알츠하이머병과 혈관성 치매 모두에서 효과가 있지만 혈관성 치매에서 인지기능의 호전 뿐 아니라 기능의 저하 속도를 낮추는 것으로 알려져 있다.

다. 우울증

우울증의 올바른 치료를 위해서는 환자의 내과적, 정신과적 병력과 심리학적 요인, 생활 스트레스 등의 병력이 필수적이며, 치료 또한 신체적, 정신적, 사회적이며 포괄적이고 체계적인 치료가 효과적으로 병행되어 이루어져야 한다. 약물의 선택이나 용량, 분복 등은 노화에 따른 약물역동과 역학이 고려되어야 되며, 다른 약과의 병합투여 및 부작용을 숙고해야 한다. 또한 치료의 과정은 급성기(acute phase), 연장기(continuation phase) 및 유지기(maintinance phase)에 이르기까지 치료하여 재발 방지에 우선을 두어야 한다.

Class	Drug	Oral dosage(mg)
TCAs	Amitriptyline	25-75
	Doxepine	50-150
	Nortriptyline	30-75
SSRIs	Fluoxetine	10(od)
	Sertraline	25-50(od)
	Paroxetine	10-20(od)
	Fluvoxamine	50(od)
SNRIs	Venlafaxine	37.5-75(bid)
NDRIs	Bupropion	75-100(bid)
SARIs	Nefazodone	100-200(bid) 50-200(hs or prn)
NaSSAs	Mirtazapine	15-30(hs)

Geriatric Dosage of Antidepressants

■ 약물 치료

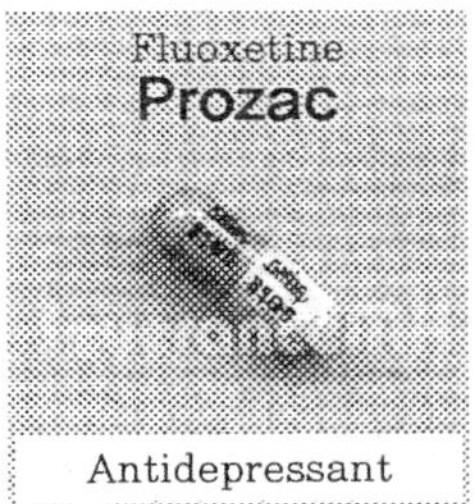

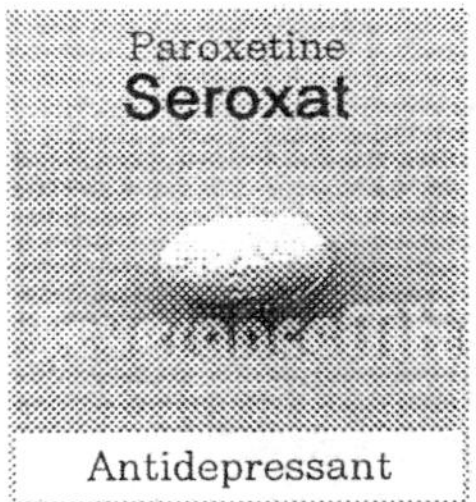

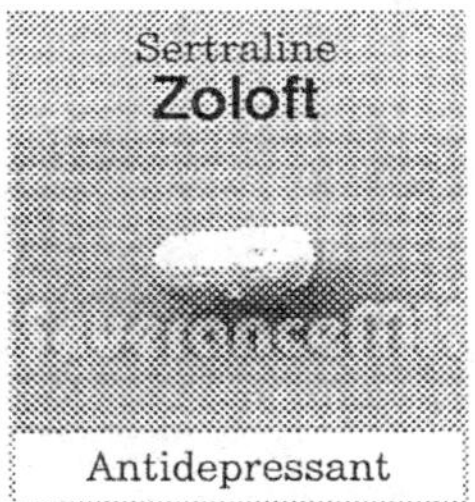

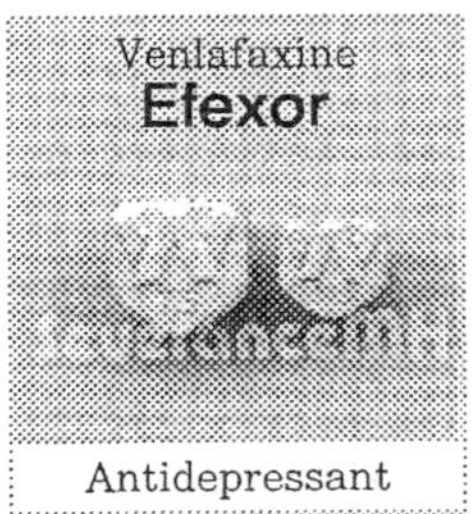

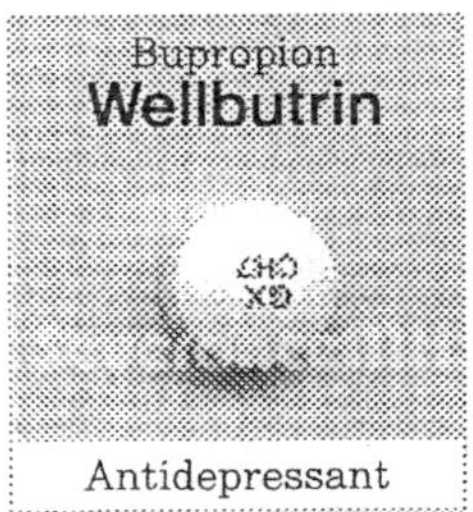

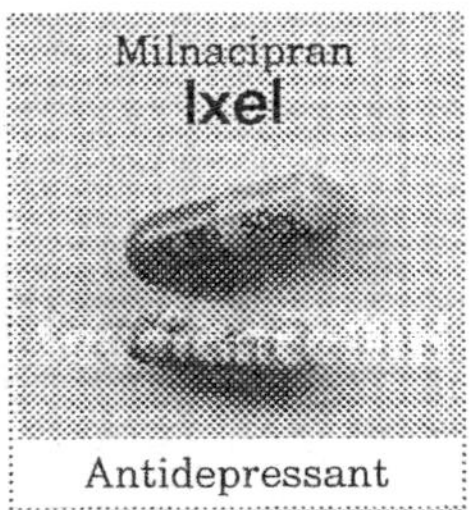

라. 불안장애 및 수면장애

불안장애 및 수면장애의 약물치료는 benzodiazepine계 약물이 사용된다. 불안장애에는 oxazepam(serax) 15~60mg/day과 lorazepam(ativan)1~4mg/day과 같이 작용기간이 짧은 약물들이 선호되고 단기간 사용하는 것이 원칙이다. 수면장애는 zopiclone, zolpidem, temazepam과 같은 단기 내지 중기의 반감기를 가지고 활성대사물질이 적은 약물을 가능한 단기간 사용한다. 장기 투여가 필요한 경우 trazodone이 권장된다.

Drugs	Geriatric Daily Dose(mg)	Half-life (hr)
alprazolam (Xanoax)	0.375-20	12
chlordiazepoxide (Librium)	15-60	18
clonazepam (Klonopin)	1-5	34
clorazepate (Tranxene)	15-30	100
diazepam (Valium)	2-20	60
lorazepam (Ativan)	1-4	15
oxazepam (Serax)	15-60	8

Benzodiazepines

■약물 치료

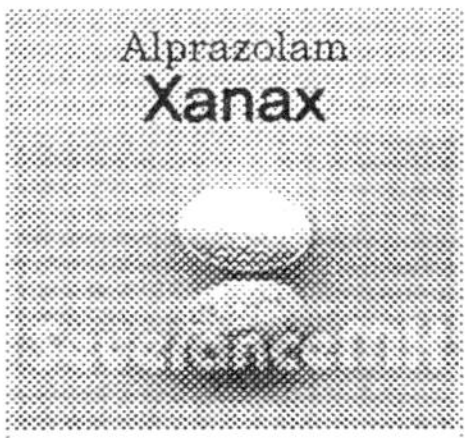

Benzodiazepine

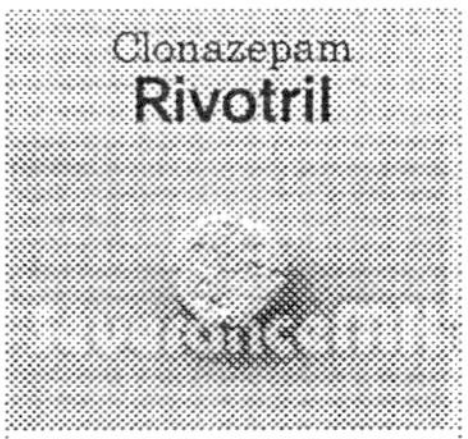

Benzodiazepine

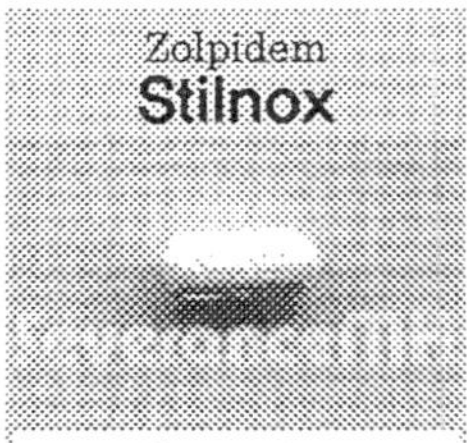

Hypnotics

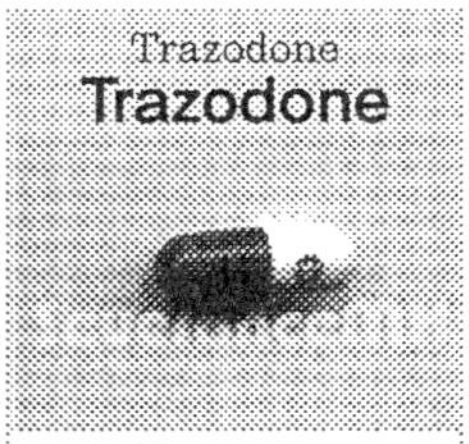

Hypnotics

마. 후기 정신병

60세 이후에 발생하는 후기 망상분열증을 late paraphrenia라고 부르는데, 사고 형태의 장애 formal thought disorder와 감정둔마가 상대적으로 드물고, 환시는 더 빈번하며, 특히 병전 조건으로는 청각장애와 사회적 고립이 특징이다. 사고 장애로는 피해망상이 가장 흔하고, 그 외에 관계망상, 조정망상, 과대망상도 있다. 치료는 항정신병 약물이 가장 중요한데, 청 · 장년 용량의 반 이하에서 반응하며 반응률은 약 2/3이다. 약물에 잘 반응하던 환자도 약물 복용을 중단하면 재발률이 높기 때문에 지속적인 치료가 필수적이다. EPS등의 부작용이 있을 경우 우선 감량을 고려하고, 이후 cogentin 또는 proimer 등을 사용할 수 있다.

Diagnostic Categories	Preferred	Also Consider
Schizophrenia	Risperidone 1.25-3.5mg/day	Quetiapine 100-300mg/day Olanzapine 7.5-15mg/day Aripiprazole 15-30mg/day
Delusional disorder	Risperidone 0.75-2.5mg/day	Olanzapine 5-10mg/day Quetiapine 50-200mg/day
Delirium	None	Risperidone 0.75-1.75mg/day
Dementia with agitation	Risperidone 0.5-2.0mg/day	Quetiapine 50-150mg/day Olanzapine 5-7.5mg/day
Psychotic major depressive disorder	Risperidone 0.75-2.25mg/day	Olanzapine 5-10mg/day Quetiapine 50-200mg/day
Mania with psychosis	Risperidone 1.25-3.0mg/day Olanzapine 5-10mg/day	Quetiapine 50-250mg/day
Psychosis and agitation in Parkinson's disease	Quetiapine 12.5-400mg/day	Olanzapine 5-15mg/day Clozapine 12.5-400mg/day

Selecting Antipsychotics

Patients	Clozapine	Risperidone	Olanzapine	Quetiapine	Ziprasidone
Adults	300-600	3.0-6.0	10-20	300-600	
Elderly	25-200	0.5-2.0	2.5-10	50-200	
Initial	12.5	0.5	2.5	25	Unknown
Typical Range	50-150	1.0-2.0	5.0-10	50-200	Unknown

Optimal Dose for Antipsychotics(mg/day)

■약물 치료

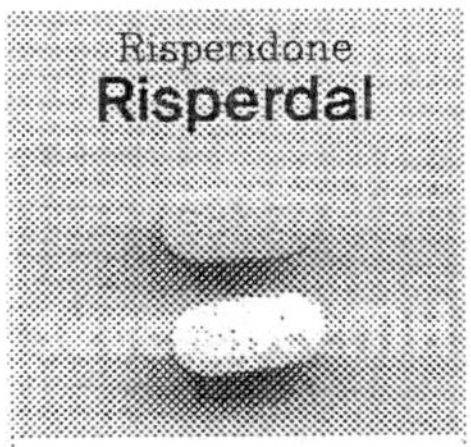

Antipsychotics

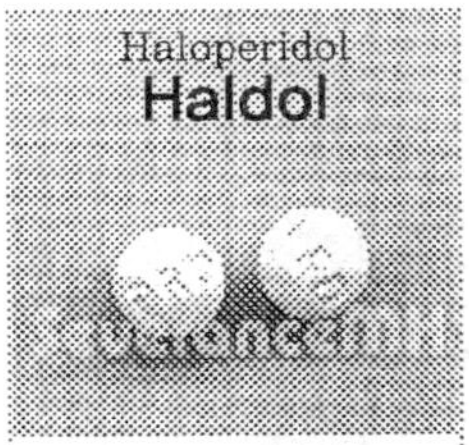

Antipsychotics

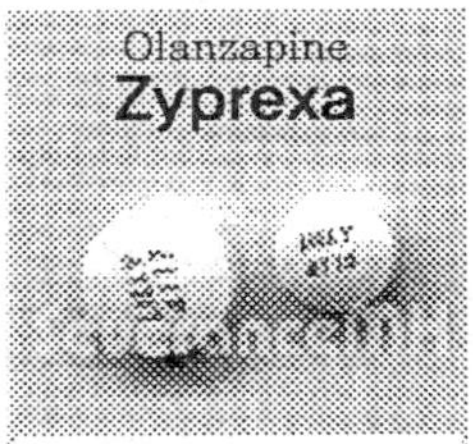

Antipsychotics

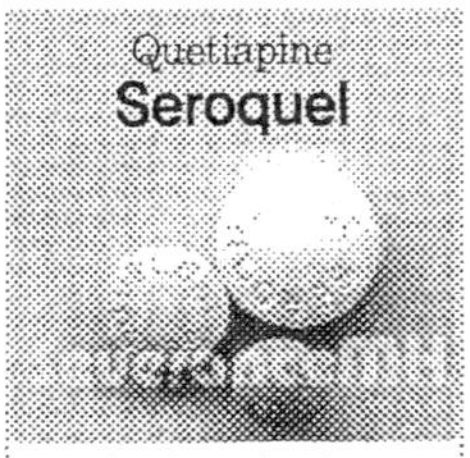

Antipsychotics

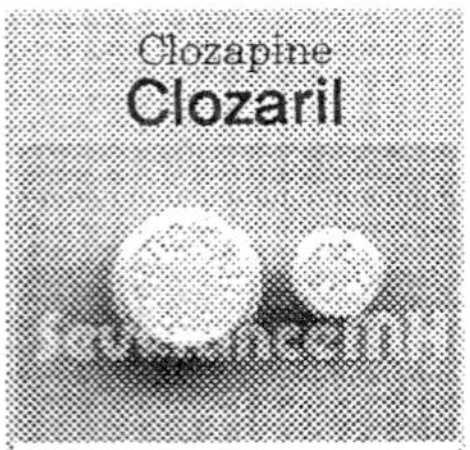

Antipsychotics

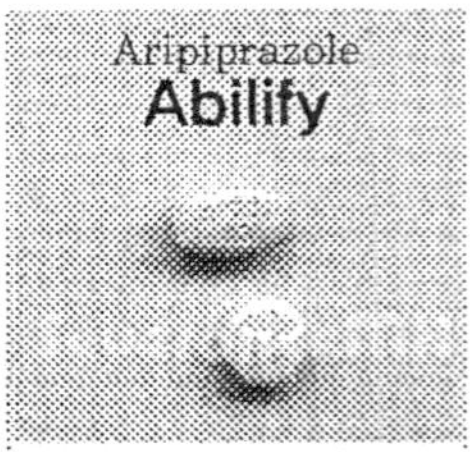

Antipsychotics

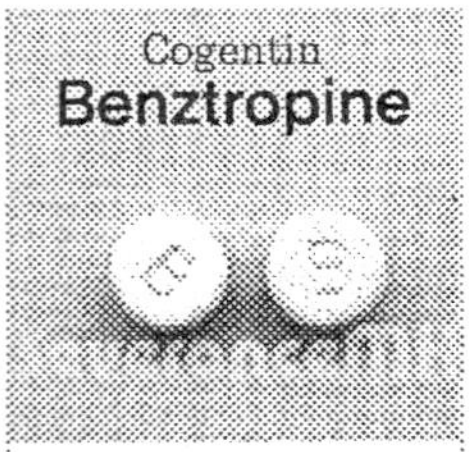

Antipsychotics

바. 응급 질환

노인 정신 질환 중 대표적인 응급 질환으로는 약물의존과 알코올 남용 등으로 인한 섬망 및 전진 섬망, 우울증으로 인한 심한 불안 및 자살시도 등을 들 수 있다. 그러나 노인학대 및 방치, 장애를 가진 노인의 응급진료, 만성약물의존 노인, 치매와 같은 심한 인지능력 저하 환자의 응급진료는 간과하기 쉽다. 한편 신체 질환으로 입원한 노인 환자의 정신과 질환 유병률로 우울증, 섬망, 치매, 정신증, 약물남용, 불안장애, 신체화 장애 및 불면증이 10~50%에 이르기까지 다양하게 보고되고 있다. 신체 질환에 병발되는 정신과 질환은 이들 환자의 회복을 지연시키고 재원 일수를 늘리며 신체 질환의 예후를 불량하게 하기 때문에 정신과 자문의에 의한 정신 질환의 조기 발견 및 적절한 치료적 개입은 중요하다.

요 약

노인환자의 약물치료 지침

- 가능한한 약물의 사용을 최소화하고 우선 비약물학적 시도를 하는 것이 바람직하다.
- 비처방약물을 포함하여 과거 약물복용력을 정확히 파악하여 이들에 대한 반응도를 알아야 한다.
- 최근에 앓고 있는 질환뿐만 아니라 치매의 원인질환에 대해서도 정확히 진단해야 한다.
- 치료를 필요로 하는 증상에 초점을 맞추고 치료에 대한 반응을 모니터해야 한다.

- 일반적으로 용량은 젊은 성인용량의 1/3내지 1/2 정도가 적절하다.
- 용량을 증가시키고자 할 때는 약물의 부작용을 모니터하면서 소량씩 서서히 증량한다.
- 약물의 부작용을 고려하여 완전한 반응에 집착하지 말고 부분적인 반응이라도 발생하는 부작용의 정도와 비교하여 수용하는 자세를 가져야 한다. 다만 저용량에 반응하지 않으면서 고용량에서도 부작용이 발생하지 않는 경우에는 젊은 환자들에게 적용하는 용량을 투여할 수 있다.
- 투여하고자 하는 약물의 약물학, 부작용 및 약물상호작용에 대해 사전에 충분한 정보를 확보하고 있어야 한다.
- 가능한한 여러 약제를 병합하지 않는 것이 바람직하다.
- 노인이라는 이유만으로 정신과 약물을 회피할 필요는 없다.

MEMO

2. 정신치료

가. 노인 정신치료 일반사항

- 노인이 정신과를 찾아오는 이유 : 치매, 우울, 정신분열증과 기타 만성정신 질환, 비치매성 뇌질환에서 오는 행동장애와 정동장애, 약물남용과 알코올 남용, 노년기 적응실패, 그리고 처방약제에 기인한 정신과적 약물 부작용.
- 노인 정신치료 시간에 흔히 나오는 사안 :
  - 자부심 상실 또는 이를 유지하려는 안간힘.
  - 대인관계의 상실과 그에서 오는 슬픔과 우울, 그리고 현실적 애로사항.
  - 건강상실과 죽음에의 상념에 사로잡힘.

나. 노인 정신치료 상의 일반원칙

- 노인환자에게는 심리위주의 접근이 좋지 않다. 이때는 생물, 심리, 사회적 접근법을 써야 한다. 즉, 가족이나 친지도 치료에 끌어넣고, 약물 처방도 주저하지 말아야 한다.
- 정신치료에서도 융통성을 발휘하여 심층 분석적 방법과 지지적 방법을 서슴없이 혼용할 수 있어야 한다. 즉, 융통성이 있어야 한다. 그리고 치료목표는 우선 현실적으로 가능한 것으로 잡는다.
- 치료자는 환자에게 자기가 노인들 마음고통을 잘 알고 있음을 말이나 몸짓으로 환자에게 분명히 알려야 한다. 그리고 환자가 당하고 있는 상실을 이겨내도록 그가 성심껏 도와주리라는 것을 환자에게 말로 알려야 한다. 또 지나간 인생과 지금의 인생에서 환자가 미처 인식하지 못하고 있는 성공과 만족을 함께 찾아내자고 이야기해 준다.
- 환자는 자신의 허무감과 절망감을 치료자에게 투사해 마치 치료자가 자기를 싫어하고 괄시하고 비난하는 것으로 느끼는 경우가 많으니, 치료자는 이 점에 유의해야 한다. 자존심이 상처받는 것에 민감한 노인환자들에는 이 점에 특히 유의한다.
- 이왕 정신치료를 할 바에는 적극적인 자세로 바짝 붙어한다. 치료자는 때

로 환자에게 그의 죽은 친구나 가족을 대신하는 역할까지도 할 수 있다는 마음자세를 잃지 말아야 한다.

- 첫 면접 때 깊은 인상을 심어주어야 뒤에 환자가 잘 온다는 것을 명심하자.

다. 노인 정신치료 상 실제적인 고려사항

- 환자가 앉는 자리를 편하게 해 놓아야 한다. 즉, 팔걸이 있는 의자, 너무 딱딱하거나 푹신거리지 않는 의자, 일어났다 앉았다 하기에 편리한 의자를 배치해두면 좋다.
- 실내조명을 밝게 한다. 노인들은 눈이 침침하기 때문에 보통보다 2~3배 밝은 실내조명이 필요하다.
- 치료자와 환자 사이 거리를 조정해야 한다. 더러 귀가 좀 먹은 노인이 있으니 그럴 때는 가까이 앉아야 한다. 일반적으로 노인과는 가깝게 앉아 얼굴을 마주보며 서로의 표정도 쉽게 읽을 수 있어야 좋다.
- 치료자는 크게, 천천히 말하라. 말씨도 가능하면 환자와 가족이 쓰는 것에 맞추도록 한다. 종이와 볼펜도 준비해 놓고, 말하기 어렵거나 급할 때는 환자에게 쓰도록 한다.
- 환자를 인정하고 존경하는 긍정적인 자세를 취한다. 상대방을 부를 때도 그가 과거 사회에서 누렸던 신분에서 으뜸가는 명칭을 골라 선생님, 장관님, 대령님, 사장님, 박사님, 교수님, 여사님 같은 경칭을 쓰는 것이 좋다.
- 가족과 함께 온 경우 환자부터 혼자 보고나서 가족을 만난다. 그리고 환자의 비밀을 지켜준다.
- 타과의와 협조한다.

라. 심층정신치료

1) 구체적 목표

- 겪어왔던 그간의 상실에 대한 충분한 애도
- 옛날부터 시작해 지금까지도 그를 괴롭히는 대인관계 갈등의 해결

- 갈등과 수치스러움에 차 있는 옛 인생 상의 훈습
- 전이를 통해 갈등을 만들어 낸 후 이를 다시 훈습함이다.
  - 치료기법으로 주로 쓰는 것은 명료화, 해석, 전이의 동원과 해결 등이다. 지지적 기법도 자주 섞어 쓴다. 그러나 환자가 약하다고 생각해 지지적 기법을 너무 많이 쓰는 경우는 환자가 퇴행을 더 일으켜 끝내는 부정적 자기상을 갖게 되기 때문에 조심하여야 한다.

2) 노인환자의 전이

환자는 치료자를 아버지격, 자식격, 손자격으로 보는 다세대적 전이를 경험하며, 그래서 거기 따른 기대와 힘을 치료자에게 투사하니 혹자는 이를 반대전이라고 부른다. 그러나 노인 심층치료서는 환자에게 전이해석을 너무 하지 않는 것이 좋다. 해석을 해서 전이를 없애주는 쪽보다 그냥 놓아두는 쪽이 거꾸로 더 치료적일 때가 많다. 결국 노인심층치료에는 지지치료가 다분히 끼어들기 마련이다.

노인심층치료에서의 골칫덩이가 바로 역전이 문제다. 발단은 치료자 자신이 환자보다 어리다는데 있다. 그래서 역전이는 긍정적인 쪽이건 부정적인 쪽이건 다른 연령층 환자치료에서 보다 정도가 심하여 치료를 방해한다. 긍정적 방향이라면 이상화가 일어나고, 그러면 치료자는 그가 지닌 존경심 때문에 환자가 갈등을 일으킬만한 사안을 취급하지 않으려 한다.

가) 부정적 역전이의 근원

- 청소년기 직전이나 초기에 자식들은 우러러 보았던 부모의 허상에서 깨어나며 환멸을 느낀다. 그런데 치료자는 이제 환자를 놓고 그런 환멸을 재경험하게 되는 것이다.
- 노인환자에게서 자신의 미래를 보는 것 같은 자기애적 강타를 당한다.
- 치료자가 아무리 노력한다 해도 환자는 노인이라는 한계가 있어 기대치에 훨씬 못 미치는 치료효과를 낸다. 그래서 치료자는 좌절한다.
- 외롭고 우울한 노인들인지라 강한 전이가 생겨 무작정 치료자에게 매달리

는데서 치료자는 혼줄이 빠진다.

- 별 볼일 없는 나같은 늙은이를 치료자가 조만간 걷어차 버릴 것이라는 유기 공포와 의구심에서 환자가 비협조적으로 나올 때가 종종 있다.
- 치료자가 지닌 자기 부모에 대한 무의식적 적개심에서이다.

마. 지지정신치료

지지정신치료는 노인일반에 두루 맞는 치료이며, 특히 기질적 정신장애나 만성신체질환을 가진 연약한 노인들과 건강걱정에 시달리는 노인들에게 적합하다. 이는 환자의 약점을 참작해 좀 더 구체적, 교육적, 적극적으로 천천히 시행하는 치료이며, 환자의 갈등을 해결하는 데에 초점을 맞추지 않는다. 치료자는 환자가 의식과 무의식에서 무엇을 원하는가를 파악해서 환자가 현실을 보고 스스로의 능력부족을 받아들이고 참아나가도록 도와주며, 환경조정을 통해 환자를 압박하는 난제들을 덜어주는 방향으로 이끌어가는 치료법이다. 기법에는 환기, 과거회상, 안심시키기, 교육, 암시, 자존심 유지시키기 등이 있다. 지지치료는 노인들의 불안감을 감소시켜 주며, 나를 이해해준다는 느낌을 들게 해주며, 환자를 교육시켜 자아역량을 불려준다. 이런 치료를 받는 노인들은 치료종결을 싫어하기 때문에 앞으로 어려운 문제가 있으면 언제든지 찾아오라는 말을 꼭 해서 안심시킨 뒤 치료종결을 해야 한다.

바. 기타 특수정신치료

1) 단기역동 정신치료

단기역동 정신치료는 어느 특정한 갈등을 단기간에 집중적으로 해결한다는 데에 그 의의가 있다. 여기서는 많은 통찰과 성격변화를 기대할 수는 없다. 그러니 적응장애, 풀어버리지 못한 애도반응, 외상 후 스트레스 장애 같은 경우가 그 적응증이다. 이 치료법의 장점은 노인층이 지닌 생명의 유한성에 맞는다는 것, 시간제한을 두니 그 시간 내에 갈등을 해결할 수 있다는 의미에서 환자에게 자신감을 심어준다는 것, 환자에게 현재의 스트레스가 무엇인지를 알게 해주고,

과거에는 환자가 그런 스트레스를 극복해내었다는 것을 재삼 확인시켜 준다는 것, 단기간이라는 것, 환자가 가질 수 있는 의존에의 두려움을 감소시킨다는 것, 돈이 덜 든다는 것, 증상호전이 심층통찰치료에서 보다 더 빨리, 더 크게 올 수 있다는 것이다.

2) 대인관계 정신치료

인간이 과거에 경험한 심리상황을 '현재 여기서' 인 치료자와의 관계에서 재경험 한다는 것, 그리고 이런 재경험을 통해 과거경험에 대한 왜곡된 해석을 고쳐나가는 것이 바로 심층정신치료라고 주장하였다. 요컨대 감정경험 바로잡기이다. 이 대인관계치료의 특징은 시간 제한적이라는 것, 국소적이라는 것, 과거가 아닌 현재를 강조한다는 것, 그리고 인지적, 행동적인 것에 중점을 두지 않고 대인관계에 중점을 둔다는 것이다. 이 방법은 특히 우울증에 효과가 있다고 한다. 우울한 노인들은 대인관계에서 대체로 다음과 같은 심리상황을 겪는다.

가) 애도다.

노인들은 주위 사람들의 죽음을 자주 겪으며, 어떤 때는 그런 일이 한꺼번에 일어나기 때문에 정상애도과정을 통해 맺힌 것을 때 맞추어 풀지 못한다. 그래서 치료자가 할 일은 이런 것을 풀어주는 일이다.

나) 대인관계에서 노인의 역할이 분명치 않다는 점이다.

늙은 몸이 집안에서, 또는 친지사이에서 어떻게 처신해야 할지 몰라 우왕좌왕 공연히 풍파만 일으킨다. 따라서 치료자가 할 일은 문제가 무엇인지를 명확히 잡아낸 다음 대응방법을 마련해 주는 것이다. 그리고 지금까지는 무심했던 남들과의 의사소통을 올바르게 하도록 종용하며, 현실적으로 불가능한 희망사항은 포기시키는 것이다.

다) 세대교체에서 오는 역할변화이다.

환자로 하여금 은퇴 또는 건강문제에 기인한 위상변화를 적극적으로 받아들인 다음 새 역할을 찾아 이를 충실히 해냄으로써 자존심을 회복토록 해주는 것이다.

라) 대인관계의 부족이다.

노인들은 사회적으로 소외당하기 쉽고, 또 사회성 기술부족으로 대인관계가 줄거나 끊기기 일쑤다. 이는 특히 성공한 남자들에게 많은데, 그가 경쟁사회에서 성공했을 때마다 친구였던 패자들이 하나 하나 떨어져 나갔기 때문이다. 그러니 치료자는 이들을 소외에서 끌어낼 길을 찾아주고, 새로운 인간관계를 맺도록 밀어주어야 한다.

3) 인지치료

- 환자에게서 부정적 사고를 찾아내어 그것을 눈앞에 보여준다.
- 환자가 자기의 부정적 사고와 우울이 상호 연관되어 있음을 깨닫게 해 준다.
- 환자에게 그런 부정적 사고가 습성화 되어있음을 증명해 보이고, 깨닫게 해준다.
- 부정적 사고를 다르게 바꿀 수 있음을 교육시킨다.
- 우울증에 대한 현실적 대응전략을 환자에게 알려주고, 숙달케하고 또 발전시켜 준다.

인지치료의 장점과 단점으로 전문가들은 대략 이런 것을 든다. 우선 장점으로는 그 기간 내에 긍정적 변화가 오리라는 기대감을 증폭해 준다는 것, 돈이 덜 든다는 것, 주지화와 합리화 같은 고등 방어기제 사용을 전폭 지지해 준다는 것, 환자의 적극참여를 고무한다는 것, 우울증 치료에 잘 맞는다는 것, 행동요법과 심층정신치료 같은 다른 치료법과 잘 어울려 서로 도와주는 효과가 있다는 점 등이다. 단점으로는 우울증과 기타 덜 심한 장애에만 잘 듣는다는 것, 단독 사용시 지나친 주지화를 유도할 수 있다는 것, 단독 사용시 감정표출을 오히려 막는다는 것이다.

4) 행동요법

- 어떤 행동을 하면 기분이 좋은가와 어떤 행동을 하면 기분이 나쁘냐를 알아낸다.
- 환자가 취하는 행동과 느끼는 기분 사이에는 깊은 관계가 있음을 깨닫게 한다.
- 환자의 삶 가운데 변할만한 것이 현실적으로 어떤 것이 있는 가를 알아낸다.
- 환자로 하여금 기분 좋게 하는 일들을 더 많이 하고, 반대로 기분 나쁘게 만드는 일들은 피하게끔 하는 사회적 기술을 교육시킨다. 이런 기술에는 스트레스에 대응하는 점진적 이완기법, 자기 주장훈련, 그리고 부정적, 자기 파괴적 사고의 빈도를 줄이고 피하게끔 하는 인지기술이 있다. 치료자와 환자는 적합한 기법을 이들 가운데서 택한다.
- 변하겠다고 다짐하면서 그 변화의 진척을 수치화해 자주 체크한다.
- 자발적인 변화를 유도한다.
- 배운 기술을 다른 곳에서도 두루 써먹게 한다.

5) 인생회상 요법

회상은 일정한 목적 하에서나 혹은 뚜렷한 목적 없이 과거에 관해 생각하고 이야기하는 인지적 요소와 이러한 과정 속에 긍정적이거나 부정적인 정서표출을 하는 정서적 요소 그리고 이를 상대방에게 표현하는 상호작용적 요소로 구성되어 있다. 즉 회상치료는 지난 과거의 일을 떠올리고 감정적으로 재경험하며 서로 대화하면서 삶을 통합시키는 집단치료의 일종이다.

요 약

- 노인환자에게는 심리위주의 접근이 좋지 않다.
- 정신치료에서도 융통성을 발휘하여 심층분석적 방법과 지지적 방법을 서슴없이 혼용할 수 있어야 한다.
- 치료자는 환자에게 자기가 노인들 마음고통을 잘 알고 있음을 말이나 몸짓으로 환자에게 분명히 알려야 한다.
- 이왕 정신치료를 할 바에는 적극적인 자세로 바짝 붙어 한다.
- 치료자는 크게, 천천히 말하라. 말씨도 가능하면 환자와 가족이 쓰는 것에 맞추도록 한다.
- 환자를 인정하고 존경하는 긍정적인 자세를 취한다.

MEMO

3. 노인 간호

가. 노인 병동 간호사의 자세

노인 병동 근무를 앞둔 간호사라면 누구나 심리적으로 많은 부담을 느끼게 된다. 언제 발생될지 모르는 사고, 많고 다양한 신체 문제 발생, 예기치 못한 크고 작은 사건 사고에 대한 보호자들의 불평, 불만, 대 · 소변 등 소위 지저분한 것을 직접 치워야 하는 상황이 있을 수 있고, 무엇보다 간호사의 조언을 이해하며 따라주지 않고 자신의 주장만 고집스럽게 내세우는 치매환자에게 어떻게 격해진 감정과 행동을 편안하게 해줄 수 있을까를 모르기 때문이다. 부담감과 불안감을 이기고 즐겁게 자신 있게 일하기 위해 다음의 몇 가지 사항을 기억해보자.

1) 노인환자를 좋아하자

정말 나를 힘들게 하는 환자가 있다 하더라도 그 환자에게서 예쁜 모습을 빨리 찾아보고 좋아하자. 그래야 그 환자를 자주 찾아가고 더 가까이 가서 보게 된다.

2) 우선사항을 정해서 일을 처리하자

최근 신환이 많거나 특히 신환 중 잘 평가되지 않은 여러 문제를 동반한 환자가 몇 명 있을 경우 병동은 바빠진다. 이런 어수선한 상황을 잘 정리하지 않을 경우 자칫 사고로 발전할 가능성이 있다. 병동전체의 환자들의 안정감과 분위기를 살펴보고 어수선한 상황을 일단 정리한 후 신경써서 봐야 할 환자와 그 내용에 대해 각자의 담당 간병인에게 별도의 지시를 한다. 그런 후 간호사는 근무 중 꼭 해야 할 일과 먼저 해야 할 일을 정해서 간호행위를 한다.

3) 전체적인 면에서 건강상태를 평가하는 안목을 가지도록 하자

하루 1~2번은 전체 환자를 보면서 걸음걸이, 자세, 표정, 기분상태, 신체적 건강상태, 식사, 대 · 소변 문제, 일상생활 기능상태 등을 살펴보는 훈련을 하다 보면 문제가 있거나, 발생가능성이 있는 환자를 예리하게 알아차릴 수 있는 감각을 가질 수 있게 된다.

4) 확인된 문제는 해결될 때까지 지속적으로 관심 갖고 관리해 주자

노인환자는 감각이 다소 둔하고 특히 치매환자는 표현을 잘 못하므로 간호사, 간병인에 의해 많은 문제가 발견된다. 발견된 문제는 완전히 해결될 때까지 잊지 말고 주기적으로 확인하여 관리해 주어야 한다.

5) 개개인의 증상 및 행동특징, 효과적인 대처방법에 대해 잘 알고 있자

같은 행동을 보이더라도 환자마다 이유와 대처방법이 다를 수 있으므로 개개인에 대해 잘 알고 있어야 한다. 예를 들면 배회행동을 보일 경우 어떤 환자는 화장실에 다녀오게 하면 없어지지만 또 어떤 환자는 격리가 되면 편안한 상태로 쉬기도 한다.

6) 노인환자 개개인의 건강할 때의 모습을 기억하자

건강할 때의 모습을 잘 알고 있어야 평소와 다른 모습을 쉽게 알아차리고 문제를 해결해 줄 수 있다. 노인환자는 평소와 다른 모습을 보일 때는 뭔가 이유가 있을 가능성이 있으므로 잘 살펴보아야 한다.

7) 보호자와 확고한 유대관계를 가지도록 하자

보호자들은 대부분 환자를 입원시킴으로 해서 발생되는 가족간의 갈등, 경제적 부담감, 환자에 대한 죄의식으로 인해 불편한 감정을 가지는 경우가 많다. 노인환자는 aging process상 입원기간동안 다양한 신체적 문제가 발견되기도 하고 예기치 않은 사고가 발생되기도 한다. 이럴 경우 서로 협력하여 치료적으로 좋은 결과를 얻기 위해서는 보호자와의 상호신뢰관계가 매우 중요하다.

나. 사정

1) 입원 시

• 전반적인 영양 상태, 탈수 여부, 최근 몸무게의 변화를 사정한다.

• 활력 증후를 check한다–혈압, 맥박(맥박수, 규칙성, 결손), 체온, 호흡
• 걸음걸이 관찰–앉았다 일어설 때, 걸어갈 때, 돌아서 올 때 걸음걸이의 안정감을 확인한다.
• 통증을 호소하는 신체 부분이 있는지 확인한다.
• 간병인과 옷을 갈아입히면서 신체를 면밀히 관찰한다.
• 상처, 부종, 타박상, 욕창이 있는지 확인하다.
• 시력, 청력, 감각 이상에 대한 관찰한다.
• 보호자에게 환자의 과거 정신과적 병력, 내과적 문제, 현재 복용 중인 약 등에 대해 자세히 면담한다.

2) 입원 중

가) 급성 감염성 신체적 질환 관찰

활력 증후(혈압, 맥박, 호흡, 체온)의 이상, 식사 거부, 잠을 계속 자거나 기운이 없어 보임, 짜증을 많이 냄, 반응이 느림, 혼돈, 대소변 실금 등 평소와 다른 모습이 있는지 관찰한다.

나) 환자의 병실생활 적응 및 증상의 변화 관찰

환자의 얼굴 표정, 기분, 말수의 증가, 병실 이외의 곳에서 지내는 시간의 증가, 주위에 대한 관심의 증가, 치료자를 대하는 태도, 보호자 면회 시의 태도를 관찰한다.

다) 흔히 나타나는 약물 부작용 관찰

• 항정신병 약물 – 몸이 뻣뻣함, 몸이 옆으로 기울거나 뒤로 넘어가는 자세, 종종 걷는 걸음 걸이, 입마름, 변비, 배뇨 곤란, 삼키기 어려움, OT/PT상승.
• 항우울제 – SSRI약물의 경우 오심, 구토가 두드러지지 않더라도 식사량이 줄어드는 변화를 보일 수 있다. 일부 약물에 의한 진정 작용, 혈압 상승.
• 기분 안정제 – 피부 발진, 백혈구 감소증, 혈소판 감소증, 범혈구 감소증.

• 항불안제 – 진정 작용, 혼돈, 비틀거리거나 잘 넘어짐.
• 수면제 – 비틀거림, 혼돈, 섬망 상태 초래.

라) 급성 뇌졸중 관찰

고혈압, 당뇨, 고지혈증, 심박세동, 뇌졸중 기왕력이 있는 환자의 경우 뇌졸중의 위험성이 더 높다. 흔히 나타나는 증상으로는 weakness(motor, sensory), 오심, 구토, 두통, 편마비(한쪽 팔, 다리의 마비), 안면 마비(마비된 쪽 입이 당겨 올라간다), 언어 장애, 복시, 운동 실조, 연하 곤란, 지적 능력의 저하 등이 나타난다.

〈주의 깊은 관찰이 필요한 경우〉

– 뇌졸중 위험 요인이 있는 환자가 정신과적 증상이 심하여 안정제 주사를 맞은 후 몸을 못가누거나 비틀거릴 때 안정제 때문인지 뇌졸중 증상인지 감별이 중요하다.
– 한쪽 팔, 다리에 힘이 빠지면서 제대로 서지 못하거나 걸을 때 한쪽으로 쏠리면서 걷는 경우, 말이 어눌하고 눈은 뜨고 있으나 표현을 못하는 경우 치료자의 말을 이해하지 못하고 혼돈스러워 하는 경우는 잘 평가해 본다.
– 급성 뇌경색의 증상은 알아차리기 어려운 정도로 매우 경미하게 올 수도 있는데 예를 들면 발음이 약간 어눌하고 말이 얼른 안 나오고 손을 사용할 수는 있으나 손에 힘이 빠진다고 스스로 보고하기도 한다.

마) 골절 유무 관찰

• 입원 시 골절이 의심되는 부분은 물론 L-S spine X-ray를 찍어 압박 골절 유무를 확인한다.
• 환자의 걸음걸이가 평소와 다르거나, 부종, 통증을 호소하는 곳이 있다면 즉시 X-ray를 찍어 골절 여부를 확인한다. 노인 환자의 경우 골 밀도가 낮아 골절이 쉽게 생기며 골절이 되어 있더라도 통증 호소를 못할 수도 있으므로 관찰이 중요하다.

바) 심혈관계 이상 관찰(Angina, MI, CHF, HTN)

노인의 경우 심장 기능에 이상이 있는 경우가 많다. 특히 아침에 활력 증후 관찰 시 혈압, 맥박(맥박결손, 이중맥, 불규칙한 맥박, 서맥, 빈맥)등을 정확히 체크하여 이상이 의심되는 경우 EKG를 찍어 확인해 보고 필요한 경우 즉시 심장내과 Consult를 봐서 필요한 검사를 진행시킨다.

〈평소 주의 깊게 관찰할 사항이나 환자의 호소〉

- Angina, MI : 흉통 호소, 왼쪽 어깨로의 방사되는 통증, 상복부 불편감, 소화장애
- CHF : 얼굴 부종, 다리 부종, 숨이 차다고 호소, 몸무게 증가

사) 낙상 위험성에 대한 관찰

고령의 환자, 뇌졸중 기왕력이 있어 걸음걸이가 불안정한 환자, 약물 부작용이 심각하게 나타나는 환자, 배외 활동이 심한 환자, 허약한 환자, 시 · 공간 지각 능력이 떨어지는 환자의 경우는 예상하지 못한 상황에서도 사고가 일어날 수 있으므로 평소에 관찰하여 적절히 조취를 취해 주어야 한다.

3) 퇴원 시

- 퇴원의 유형 - 정상 퇴원, 응급 퇴원, 자의 퇴원, 타 기관으로의 이송
- 환자에게 남아있는 정신과적 증상 및 일상생활 유지 기능, 기타 지속적으로 관찰해야 할 사항
- 치료 효과에 대한 환자와 보호자의 만족도
- 퇴원 후 추후 관리의 중요성에 대한 인식 정도

다. 관리

1) 입원 시 관리

- 입원 첫날은 환자가 낯선 곳에 보호자와 떨어져 있어 불안감이 높으므로 담당 공동 간병인이 함께 있으면서 병동 오리엔테이션을 주어 병실 적응을

돕는다. 다른 치료자들도 환자와 잦은 접촉을 통해 환자에게 익숙한 얼굴이 되도록 한다.

- 전체적인 영양 상태가 좋지 않아 보이거나 탈수가 심해 보이는 경우, 최근 섭취 상태가 좋지 않으면서 체중 감소가 있는 경우는 즉시 LAB을 해본다-CBC, SMA, Electro, U/A
- 혈압이 너무 높은 경우, 맥박의 질이 나쁜 경우 즉시 EKG 검사와 Chest X-Ray를 찍고 필요하면 심장 효소 검사를 내보낸다. Fever가 관찰될 경우 Chest-PA, CBC, OT/PT, BUN/Cr, Electrolyte, ESR, CRP, U/A, 필요시 Urine Culture와 Blood Culture 검사를 내보낸다. 노인의 경우 탈수열이 심각하게 날 수도 있고, 급성 감염성 질환이 있더라도 fever가 관찰되지 않을 수도 있다.
- 환자의 걸음걸이가 안정감이 없고 비틀거리며, 똑바로 걷지 못하고 일측으로의 힘 빠짐이 관찰될 경우 응급으로 뇌 영상 검사(Brain-CT, Brain-MRI)를 할 것인지 보호자와 상의한다.
- 환자가 먹던 자가 약은 약 이름, 용량 등을 정확히 알아보고 약과 환자가 보이는 증상과의 상관관계를 따져본 후 계속 복용 유무를 담당의에게 확인한다. 혈압약과 당뇨약이 과하게 투여되고 있다면 일단 좀 줄여서 투여를 시작하고 검사를 해보면서 안전하게 증량해 가는 것이 좋다. 입원당시 환자들은 대부분 안정이 될 때까지 식사량이 불규칙적이고 혈압의 변화가 매우 심하게 나타나므로 허용범위를 좀 넓게 보면서 조절하는 것이 안전하다.

2) 일상생활 관리

가) 급성 신체적 질환 관리

- 활력 증후의 이상이 없더라도 식사 거부, 잠을 많이 자거나 쳐진 상태를 보인다면 주의 깊게 관찰한다. 이 때 필요하다고 판단되면 기본 검사를 해본다.
- 노인 환자는 신체적 질환이 있더라도 Fever가 관찰되지 않을 수 있으므로

General Condition을 보면서 적절히 관리 해주어야 한다.

• 고열이 관찰될 때는 가정의학과와 상의하여 즉시 필요한 검사를 진행하고 수액 및 항생제 요법을 시작하며 지속적인 검사를 통해 검사소견이 완전히 정상 소견이 될 때까지 항생제를 투여한다. 이때 항생제를 끊었다 다시 사용함으로 해서 생기는 항생제 내성을 만들지 않도록 주의한다. 노인 환자의 경우 얼마나 초기에 약물을 시작하느냐가 중요하며 조금만 늦더라도 심각한 상태로 빠질 수 있다.
• 항생제 치료중 3~4일이 지나면서도 미열이 지속된다면 사용 중인 항생제의 교체가 필요할 수 있으므로 V/S check를 잘하여 Dr.와 상의한다.

나) 안전관리

(1) 환경 관리

• 정리 정돈을 잘 해주어서 환자의 혼란과 자극을 최소화 한다.
• 위험한 물건은 환자의 눈에 띄지 않게 치워두고 간병인의 관리 하에 사용하게 한다.
• 밤에는 수면등을 켜둔다.
• 병동 바닥에 물기가 있는 경우 발견하는 사람이 즉시 닦아둔다.
• 사용 중인 휠체어를 복도나 병실에 둘 경우 반드시 잠가둔다.
• 낮 동안 병실과 화장실을 수시로 순회하여 시설물을 살피고 노인 환자가 혼자 머리를 감거나 목욕을 하려 하는지를 확인한다.
• 낮 동안 모임 시간 이외의 시간에는 많은 환자들이 복도 소파에 나와 지내므로 최소 1명 이상의 간병인이 환자들과 함께 복도에 있으면서 환자들의 전체적인 모습을 관찰한다.

(2) 환자 관리

• 침대의 높이는 바닥에서 30~40cm정도 되도록 높이를 낮추어 사용한다.
• 침대에서 떨어질 가능성이 있는 환자는 벽 쪽 침대를 사용하게 하거나 옆 사람의 침대와 붙여서 사용하게 한다.

• 보행 장애가 있거나 나이가 많은 환자, 자살 위험이 있는 환자는 공동 간병인이 있는 방을 사용하게 한다.
• 같은 방 환자끼리 trouble이 잦은 경우 방 배정을 달리한다.
• 약물 부작용이 있어 걸음걸이가 불안정한 경우 약물 감량과 함께 걸음걸이가 좋아질 때까지 지속적인 관찰과 관리가 필요하다.
• 낙상 위험이 있는 환자는 낮 시간 동안 같은 방에 있게 하면서 간병인이 함께 지낸다. 이때 간병인이 자리를 비울 경우 반드시 다른 간병인이나 간호사가 함께 지내면서 환자들을 돌본다.

〈낙상 사고 위험 환자〉
– 전날 밤 수면제를 먹고 자서 잠이 완전히 깨지 않은 비몽 사몽한 상태
– 전날 밤 잠을 전혀 못 잔 환자(걸음걸이가 비틀거리고 어지러워하고 졸리워함)
– 열이 있거나 신체적 상태가 평소보다 나쁜 환자
– 정신 증상이 심해 항정신병 약물을 계속 증량하고 있는 환자
– 수액요법중인 치매 환자(수액 요법 중임을 인식하지 못하고 움직임)

(3) 시설물 관리
• 수도 온수의 온도가 적절한지 수시로 확인한다.
• 목욕실은 간병인과 함께 있을 때만 사용하게 하고 환자 혼자 목욕하지 않도록 한다.
• 빈 방문은 잠가 두고 사용 중인 방들은 가능하면 낮 동안 문을 열어두어 항상 쉽게 관찰할 수 있도록 한다.
• 안정실이 비어있을 때는 반드시 열쇠를 잠궈 둔다.

다) 영양 관리
(1) 식이
• 생선의 뼈는 발라주고 적당한 굵기, 크기로 썰어서 조리하는 치료식을 신

청한다.

- 위장 장애가 있는 환자는 흰죽 또는 영양죽을 신청한다.
- Physical Condition이 좋지 않아 조금씩 여러 번 먹어야 하는 환자는 고열량 노인식 또는 고열량 영양죽을 신청하여 매끼 올라오는 그린비아를 식간에 먹이도록 한다.
- 치아가 좋지 않아 음식물을 잘 씹지 못하는 경우는 반찬을 다져서 준다.
- 다진 반찬도 삼키기 힘들어하는 환자는 반찬을 모두 한꺼번에 갈아서 준다.
- 입안이 헐거나 자극적인 음식을 못 먹는 환자는 저자극 식이를 신청한다.
- 기타 특별식 - 당뇨식, 체중조절식, 저염식, 저콜레스테롤식, 고단백식, 고나트륨식, 고칼륨식.

(2) 적극적 중재

- 식사를 잘하던 환자가 식사를 잘하지 못하는 경우 원인을 찾아 해결해 주는 것이 중요하다 - 변비, 치과적 문제, 소화 장애, 급성 감염성 질환.
- 밥, 국만 먹는 환자는 반찬을 먹도록 지속적으로 권유하고 필요하다면 먹도록 집어 준다.
- 음식물을 많이 흘리며 먹을 경우 앞치마를 입게 하고, 배회 활동을 보이면서 식사를 하는 환자는 혼자 앉는 식탁에서 먹게 한다.
- 약물 부작용이 심한 환자, 입원 초기 BPSD 문제가 심해 스스로 식사를 잘 못하는 환자, 가만히 앉아있고 식사를 안 하는 환자는 매끼 식사량을 관찰하고 치료자가 도와주어 필요한 양의 식사를 모두 섭취하게 한다.
- 입원 이후 체중이 많이 증가한 경우는 다이어트 식이를 준다.
- 식사 시 입맛이 없어하면서 식사를 거부하는 환자는 비타민 제재나 식욕촉진제를 처방 받아 투여한다.

(3) 주의점

- 식사 시간 1시간 ~ 1시간 30분전에는 간식을 먹지 않도록 한다.

- 간식은 식간에 일정한 시간에 준다.(오전 10시 30분, 오후 3시 30분)
- 먹여줘야 하는 환자는 반드시 앉은 자세에서 충분한 시간을 두고 천천히 먹여준다.
- 먹여줄 경우 알맞은 양을 입에 넣어주고 완전히 삼킨 다음에 음식을 다시 넣어준다.
- 기침, 구역질, 삼키는 소리가 좋지 않을 때는 먹는 것을 일시 중단한다.
- general condition이 좋지 않은 환자를 병실에서 혼자 식사하게 해서는 안 되며 반드시 간호사, 간병인 관찰 하에 식사하도록 한다.

(4) 관찰 사항

- 환자들의 식사량, 식사 기능(수저 사용이 바른지, 깔끔히 먹는지)관찰.
- 호흡, 질식 관찰.
- 환자들 사이의 trouble을 관찰, 중재한다.

라) 위생 관리

(1) 목욕

- 주2회 시행하며 목욕 후 전신에 바디 로숀을 바른다. 특히 겨울철에는 건조증이 심해지므로 충분히 보습시키도록 한다.
- 환자가 앉은 상태에서 씻기고, 일어서서 씻길 때는 반드시 잡고 서 있도록 한다.
- 간병인이 씻기는 동안 환자에게도 타월을 주어 자신이 닦을 수 있는 부분은 스스로 닦게 한다.
- 목욕 중에는 환자 혼자 있게 하지 말고 만약 간병인이 잠시 자리를 비울 때는 가만히 앉아있도록 이야기 해두거나 이를 협조하지 못하는 환자는 다른 사람이 잠시 봐주도록 부탁한다.
- 열이 있거나 신체적 condition이 좋지 않을 때는 목욕을 연기하거나 꼭 필요한 경우 몸을 따뜻하게 감싼 상태에서 젖은 수건으로 닦아준다.
- 목욕시키는 동안 피부 상태, 몸의 이상 유무를 확인한다.

(2) 구강 위생

- 매 식사 후 꼭 양치를 하게 하여 양치하는 방법을 잊어버리지 않도록 한다. 단체로 양치를 하면 거부감도 적다. 만약 잘 따르지 않는 환자는 나중에 개별적으로 양치하게 한다.
- 의치를 사용 중인 환자는 식사 후 의치를 빼서 부드러운 칫솔로 문질러 닦고 물로 입안을 헹구게 한다. 이 과정을 환자가 못할 경우 간호자가 해준다.
- 양치시 어떻게 해야 할지를 모르는 환자는 환자의 손에 칫솔을 쥐어주고 환자 손을 간호자가 잡고 입안에 칫솔을 넣어 칫솔질을 도와준다. 그러다 보면 칫솔질을 기억해 내어 습관적으로 양치를 할 수 있다. 또한 이러한 경우 입안을 헹구는 것을 잊어버렸거나 헹군 후 물을 뱉어내는 것을 모를 경우도 있으므로 마지막까지 관심을 가지고 도와주어야 한다.
- 평소 물을 많이 마시게 하여 구강을 깨끗하게 유지한다.
- 전염성 질환을 가지고 있는 환자의 칫솔은 따로 보관하여 다른 사람이 쓰지 않도록 한다.

(3) 피부 관리 (욕창)

- 흔히 엉덩이 부분에 욕창이 잘 생기는데 피부가 빨갛게 되었을 때부터 조심한다. 체위 변경을 자주 시켜 빨갛게 변한 부위에 Pressure를 주지 않도록 하고 만약 기저귀를 사용하는 환자라면 항상 청결을 유지하고 수시로 기저귀를 열어 건조시키고 좌 · 우측으로 누워있게 한다.
- 빨갛게 변한 피부 주변을 가볍게 마사지하여 혈액순환을 촉진시킨다.
- 욕창 초기에 필요하다면 duoderm patch를 붙여 치료한다.(분비물이 있을 때는 사용 불가)
- 욕창 부위에 분비물이 많을 경우 wet dressing이 효과적이다.
- 단백질, 비타민의 섭취를 늘려 영양 상태를 좋게 한다.

마) 운동 기능 관리

(1) 운동의 효과

- 긴장을 풀어주며 스트레스 해소에 도움을 준다.
- 수면을 좋게 한다.
- 혈액순환을 좋게 하고 위 장관 운동을 좋게 한다.
- ROM유지, 보행과 균형을 유지시켜 삶의 질을 높인다.

(2) 방법

- 춥거나 너무 더운 날씨를 제외하고는 주 4회 이상 산책을 나간다.
- 운동량이 적은 환자는 복도 걷기를 오전 오후 20회씩 권유한다.
- 모임 시 앉은 자세에서 스트레칭을 자주 한다.
- 주 1회 정도 요법실에서 신나는 음악을 틀어주고 춤추기를 권유한다.

(3) 주의할 점

- 그날 그날 환자의 전반적인 상태를 확인하여 산책과 운동에 참여시킬지 여부를 결정하고 환자가 감당할 수 있을 정도까지만 참여시킨다.
- 만약 운동으로 인하여 관절이 뻣뻣해지거나 붓거나 통증이 유발되면 운동량을 줄이고 경과를 관찰한다.

바) 배설 관리

(1) 배변

- 매끼 규칙적으로 식사하는 것이 중요하다.
- 적당히 운동을 하도록 권유한다.
- 하루 2리터의 수분 섭취가 이상적이다. 가능하면 투약 시 물을 많이 마시게 한다. 변비가 심한 환자는 매일 2리터 음료수병에 물을 담아 마시게 하고 담당 간병인이 챙겨주게 한다.
- 하제가 필요한 경우 보통 duphalac 60cc를 처방 받아 투약하고 설사를 하게 되면 duphalac 20cc를 아침으로만 투약한다.

- 변비약을 먹지 않는 환자가 3일간 대변을 못 볼 경우는 duphalac 30cc를 주어 대변을 보게 한다.
- 대변 확인이 잘 되지 않는 환자는 식사량의 변화, 복부 둘레를 확인하고 주기적으로 복부 X-Ray를 촬영하여 변이 차있는지 유무를 확인하여 처치한다.
- 대변을 보고 뒤처리를 잘 못하는 환자는 수시로 확인하여 청결한 상태를 유지시킨다.
- 대변을 아무 곳에서 보거나 실금 하는 환자는 환자 행동 관찰과 대변 양상을 잘 파악하여 일정한 시간에 미리 화장실에 데려다주고 대변보도록 설명하여 배변 훈련시키는 것이 중요하다.
- 배변한 것을 기억 못하는 환자가 배변을 했다면 보는 사람이 즉시 간호사에게 알리어 차트에 표시하게 한다.

(2) 배뇨

- 저녁 식사 후에는 수분 섭취를 제한한다.
- 스스로 화장실을 찾아가서 소변보지 못하는 환자는 2시간 간격으로 화장실에 데려다 준다.
- 잘 있던 환자가 불안한 상태로 서성이고 있다면 우선 소변보고 싶은지를 물어보고 화장실로 데려다 준다.
- 어떤 환자는 화장실에 가서도 변기를 구별 못하고 바닥에 앉기도 하고 옷을 내리지 않고 변기에 앉아 소변을 보기도 하므로 이런 환자는 옷을 내리고 변기에 앉아 소변을 보게 하고 다시 옷을 입고 나오게 하는 일련의 과정을 지속적으로 훈련시키도록 한다.
- 요실금, 배뇨 곤란 환자의 경우 우선 원인을 먼저 알아내어 치료해 준다.
  - 원인 : 정신과 약물 부작용, 방광염, 요도염, 골반 근육의 허약함, 당뇨, 심한 우울감, 전립선 비대
  - 일단 배뇨일지를 3일간 적어서 가정의학과 진료를 본다.
  - 말기 치매단계를 제외한 치매 진행에 따른 요실금 증상은 약물 요법과

배뇨 훈련을 통해 호전시키거나 증상이 악화되지 않도록 막을 수 있다.(기저귀 사용은 마지막 단계에서나 선택할 수 있다)

- 약물 : CaduraXL, Ditrositol, BPU-4(처음 사용시 배뇨 곤란이 있는지 확인 필요)
- 배뇨 훈련(Toilet Training) : 요의를 표현할 수 있는지 얼마나 소변을 참을 수 있는지에 대해 먼저 평가를 한 후 규칙적인 간격으로 화장실 가기 훈련을 한다. 처음에는 시간 간격을 짧게 하고(1시간 간격) 점차 시간 간격을 늘린다(2~3시간 간격).

• 집에서 기저귀를 사용하던 환자가 입원했다면 처음에는 낮 동안 팬티형 기저귀에서 일자형 기저귀로 바꾸고 배뇨 훈련을 시작해본다. 비뇨기과 문제가 없고 말기 치매 환자가 아니라면 대부분 성공할 수 있다.

• 밤에 깨지 못하고 소변을 지리는 환자는 새벽 시간에 1번 정도 깨워 소변 보게 한다.

사) 투약, 약물 관리

노인 환자의 경우 소량의 정신과 약물에서도 부작용이 심각하게 나타날 수 있으며 젊은 환자와 다르게 부작용이 나타날 수 있다. 특히 치매 환자들은 표현을 잘 하지 못하므로 모든 것이 치료자의 관찰에 의해서만 확인될 수 있다. 또한 노인환자들은 그날의 신체적 상태에 따라 약물작용이 평소와 다를 수 있으므로 전체적으로 환자를 관찰, 평가하는 것이 중요하다.

• 충분한 시간을 가지고 정확한 사람에게 투여하는 것이 가장 중요하다.

• 환자의 그날의 상태에 따라 혈압약, 진정 작용이 심한 약물은 적절히 투여를 일시 중단한다.

• 약물 부작용이 심하게 나타나는 경우 일단 투약하지 말고 담당의와 상의하여 투여 여부를 결정한다.

• 약을 일부러 숨기는 경우는 적으나 삼키지 못해 뱉어내는 경우가 많으므로 끝까지 확인한다.

• 되도록 알약을 조금씩 주면서 씹지 말고 삼키게 한다.

- 치매가 진행함에 따라 알약으로 삼키지 못하고 씹어서 먹게 되는데 그 때는 가루약을 준다.
- 약을 절대 거부하는 환자의 경우 음식에 타서 먹이던가 음료수에 타서 먹일 수 있으며 강제 투여는 aspiration의 가능성이 있으므로 절대 금한다.
- 입원 시 보호자가 가져온 정신과 이외의 내과 약은 반드시 가정의사와 상의하여 계속 복용할지 여부를 결정한다.
- 계속 복용 중인 자가 약은 2주분 정도 남았을 때 보호자에게 연락하여 가져오도록 한다.
- 환자의 전반적인 평가를 위해 간호사실 앞으로 나오게 해서 간호사가 환자의 얼굴을 보고 투여하는 것을 원칙으로 한다.

3) 문제 행동 관리

가) 배회

- 배회하는 원인을 알아내어 해결해 준다.(방을 찾지 못하거나 화장실을 찾지 못함)
- 병동 환경을 안전하게 유지하여 배회하면서 낙상이나 신체적 손상이 가지 않게 한다.
- 어느 정도는 배회하는 것을 허용하는 것이 좋다.
- 치료자와 잠깐 산책을 하는 것이 도움이 된다.
- 소일거리를 제공 한다 – 처방전 도장 찍기, 빨래 개기, 콩 고르기
- 배회 활동이 너무 심해 지쳐 보이거나 다른 환자들에게도 자극을 줄 경우 안정실에 isolation하는 것이 도움이 될 수 있다. 어떤 환자의 경우 isolation 되면 포기하고 편안한 상태로 돌아가 bed에서 휴식을 취하기도 한다.
- 필요한 경우 담당의사와 상의하여 약물을 사용한다.

나) 수면장애

- 잠을 못자는 원인이 있는지 먼저 확인하여 해결하여 준다 – 춥거나 더운 경우, 대소변의 욕구, 배고픔.

- 불안하고 걱정거리가 있어 못자는 환자는 충분히 이야기를 들어주고 안심시켜 문제를 해결해 주면 잘 잘 수 있다.
- 낮잠을 재우지 말고 낮 동안 육체적 활동을 하게 하여 어느 정도 피로감을 느끼게 한다.
- 밤에 못 자고 다른 사람들 수면을 방해 하는 환자는 따로 재운다.
- 수면제를 먹여도 밤새 못자는 환자도 있다. 이 경우 만약 disturb가 안 된다면 안정실에서 그냥 밤을 새게 하는 것도 방법이다.
- 노인, 특히 치매 환자의 경우 어쩌다 수면제를 먹었을 경우 섬망 상태에 빠지기 쉽다.
- 수면제를 먹은 후 자지 않고 있을 때는 환자의 정신 상태와 걸음걸이를 신중히 관찰하고 다칠 우려가 있다면 억제를 적용한다.
- 안정실 적용을 한 경우와 억제대를 적용한 경우 심한 저항을 보이면서 안 잘 수도 있다. 안정실에 공포감을 느끼는 경우는 설득하여 빈방에서 재우고 안정실 적용이 꼭 필요한 경우는 의사와 상의해 injection을 하여 재우는 것이 안전한 방법이다. 이 때 주사 용량은 전에 맞은 용량을 참조하고 만약 처음 주사를 맞는다면 단일약. 적은 용량을 주는 것이 안전하다. (Haloperidol, Lorazepam은 신중히 결정한다)

다) 망상 · 환각

도둑 망상, 부정 망상, 환시, 환청이 많이 나타날 수 있다.

- 환자가 주장하는 내용에 대해 부정하거나 논쟁하지 말고 환자의 감정을 이해하고 받아준다.
- 잃어버린 물건에 대해 함께 찾아보는 것도 도움이 되며 환자가 평소 물건을 자주 숨겨두는 곳을 파악해 둔다.
- 입원 초기에는 자신이 입고 온 옷과 가방을 모두 잃어버렸다는 이야기를 많이 한다. 간호사와 친숙해지고 신뢰감이 생기기 전에는 간호사의 말을 잘 믿지 않으려는 경향이 있으므로 보호자가 협조적이라면 입원 당시 함께 온 보호자와 전화 통화를 시켜주어 확인 후 안심시켜 준다.

• 물건 찾는 행동이 지나쳐 다른 환자와 문제가 생긴다면 적절한 조취를 취해준다.(격리, 약물복용)
• 다른 곳에 신경을 쓰도록 유도한다.
• 규칙적으로 시간과 장소를 알려주어 현실감을 유지하게 한다.

라) 불안 · 초조

• 원인을 파악 해 문제를 해결해 준다 – 약물 부작용, 신체적 불편감, 대소변 욕구
• 갑자기 낯설은 환경이나 사람이 많은 곳은 가지 않는다.
• 할 수 없는 복잡한 일을 시키지 않는다.
• 자존심을 상하게 하는 말이나 행동을 하지 않는다.
• 함께 있어주고 불안해 하는 이유를 들어주고 가볍게 안아준다.
• 빈맥, 입이 심하게 마르는 등 불안의 정도가 심할 때는 담당의와 상의해 안정제를 소량 투여할 수 있다.

마) 반복적인 질문과 행동

• 환자의 주의를 환기 시킨다 – 소일거리 제공, 산책, 오락 활동 제공
• 신체적 접촉을 통해 불안한 마음을 달래준다.
• 무관심한 방법도 어느 정도 효과를 볼 수 있다.

바) 부적절한 성적 행동

• 장소를 가리지 않고 옷을 벗거나 성기를 노출시키는 행동을 하면 당황하는 태도를 보이거나 비난하지 말고 옷을 입혀 준다.
• 의복으로 인한 불편감이 있는지 대소변의 욕구가 있는지 관찰하고 해결해준다.
• 다정한 신체적 접촉을 통해 애정적 욕구를 만족시켜 준다.

사) 다양한 신체증상 호소

- 환자가 호소하는 신체 증상에 대해 일단 잘 들어주고 공감(empathy)해준다.
- 환자 내면의 불안과 갈등들에 대해 표현할 수 있는 면담시간을 규칙적으로 가진다.
- 필요시 필요한 검사와 협진의뢰하여 문제가 있는 부분은 해결해 주고 환자 자신이 자신에 대해 객관적으로 판단할 수 있도록 해준다.
- 일거리를 주거나 신경을 다른 곳에 쓰도록 유도하여 신체 증상에 몰입되는 시간을 줄인다.

아) 안정실 조치

(1) 안정실 적용이 치료적으로 필요한 경우는 다음과 같다.

- 자해, 타해의 위험성이 있는 경우
- 심하게 흥분하여 안정을 필요로 하는 경우
- 섬망 상태의 환자
- 약물에 의해 진정된 정도가 심해 넘어질 가능성이 있는 경우
- 야간에 수면을 못 이루고 다른 사람의 수면에 방해되는 행동을 하는 경우
- 신체적 문제로 집중 간호를 필요로 하는 경우
- 치료 계획상 약속한 행동계획을 어겨 안정실 적용되는 경우

(2) 안정실 적용 지침

- 안정실 적용이 필요한 경우 반드시 담당의와 상의한다.
- 안정실 적용 이유를 환자가 이해되게 설명하고 나오는 시간과 조건을 말해준다.
- 안정실 적용 이후 억제나 안정제가 필요한지 여부를 잘 관찰하여 필요한 조치를 즉시 취해줘서 사고를 방지한다.
- 안정실 안에서 만약 침대 위로 올라가거나 침대를 들어 올리는 등의 행동을 한다면 침대를 제거하고 적용한다.

• 안정실 안에서 심하게 배회 행동을 하여 환자 스스로 힘든 경우나 넘어질 우려가 있으면서 침대에 가만히 앉아있지 못하는 경우는 억제를 적용한다.
• 안정실 적용과 억제 적용 시 환자가 이를 못 받아들이고 심하게 몸부림을 치고 있다면 가능하다면 안정실 적용을 해제하고, 그렇지 않다면 안정제를 줘서 편안하게 해준다(계속 소리 지르고 몸부림을 치면서 힘을 주다 보면 혈압 상승으로 인해 급성 뇌경색이 올 가능성이 있다).
• 안정실에 있는 환자가 계속해서 안정된 상태가 되지 않을 경우 1시간마다 당직의에게 상황을 보고하여 필요한 추후 조치를 취하고 상황을 잘 기록해 둔다.
• 환자와 약속한 시간만큼 적용하고, 만약 연장할 경우 이유를 이해되도록 설명하고 임의로 연장하지 않는다.
• 안정실 해제 시 들어온 이유에 대해 다시 설명해 주고 잘 지내도록 지지한다.
• 안정실에 있는 경우 대소변의 욕구를 잘 해결해 주고 변기를 자주 확인하여 비워준다.

4) 프로그램 진행 및 기록 관리

가) 요법화일

• 신환 입원시 환자 개인마다 프로그램 파일을 만들어 둔다.
• 프로그램이 끝난 후 프로그램 진행 담당자들이 내용을 작성하여 LABEL로 출력 후 각 개인별 차트에 붙이도록 알려 준다.
• 퇴원시 요법 기록도 차트에 함께 정리 보관한다.

나) 사랑방 모임

예로부터 동네 어르신들이 어느 집 사랑방에 모여 간식을 나눠먹으며 담소를 즐겼던 것처럼 일주일에 한번 병동 식구들이 모두 요법실에 모여 앉아 차와 간식을 나눠먹으며 자유로운 분위기에서 서로 이야기하면서 친해지는 시간이다. 가벼운 스트레칭과 노래를 곁들이면 모임을 더 재미있게 이끌 수 있다.

(1) 모임의 전개

- 모임 유도 – 모임 5분 전에 음악을 틀어주고 환자들 가슴에 이름표를 달아주며 모임이 있음을 설명하고 화장실에 다녀오게 한 후 요법실에 모이게 한다.
- 모두 앉은 후 앞사람 옆 사람과 서로 인사를 하고 손을 잡고 악수를 나눈다.
- 가벼운 스트레칭을 하면서 주위를 집중시킨다.
- 오리엔테이션을 확인한다.
- 모임의 성격에 대해 알아본다.
- 신환 소개
- 오늘의 주제에 대해 알려주고 환자분들과 이야기를 나눈다.
- 퇴원 예정 환자 소감 발표
- 이 시간이 어떠했는지 몇 사람에게 소감 발표를 하게 하고 정리한다.
- 공지사항을 알린다.
- 간병인은 모임이 끝날 때를 기다려 다과를 준비해주고 간호사는 모임이 끝났음을 알리고 다과를 나눠먹으며 편안한 상태로 돌아가 모임을 정리한다.

(2) 효과

- 신환 환자의 경우 다른 환자들과 더 빨리 친숙해질 수 있는 기회를 가진다.
- 병동에서 문제 행동을 많이 보이는 환자의 경우 간호사가 상태를 설명해 줌으로써 타 환자들에게 이해 받을 수 있는 기회를 제공 받는다.
- 환자들끼리 서로 보고 느끼는 것을 feed back 줄 수 있는 시간을 가짐으로써 부정적인 행동을 철회하려고 노력하고 긍정적인 행동을 더 많이 하려는 동기 부여가 생긴다.
- 특히 치매 이외의 환자의 경우 자신의 문제에 대해 객관적으로 생각해볼 수 있는 기회를 제공 받는다.

(3) 평가

- 주로 치매 환자로만 구성될 때에는 이야기가 잘나오지 않고 대답이 주로 "몰라요"라고 이야기하면서 이야기가 잘 진행되지 않을 때도 있다. 이때는 주제가 있는 이야기 보다는 재미있는 이야기와 노래 부르기, 스트레칭에 좀 더 시간을 보낸다.
- 치매 이외의 환자가 Group에 1/3 이상만 되더라도 진지한 이야기들이 많이 나오고 모임에 활력이 생기며 집중도가 높아진다.
- 모임 진행자는 환자 개인에 대해서 뿐 아니라 병동 분위기를 잘 알고 있어야 환자들이 하고 싶은 이야기를 잘 이끌어 낼 수 있다.
- 모임 중 칭찬 격려 등 긍정적인 feed back을 많이 주는 것이 환자들 사이의 유대감을 증진시키고 이야기를 잘 이끌어 내며 병동 분위기를 좋게 만든다.
- 환자들에게 가장 익숙한 치료자인 간호사가 모임 진행을 하는 것이 환자들의 이야기를 가장 잘 이끌어낼 수 있다.
- 주제를 살아온 삶 중에서 하나를 선택하여 이야기 해 봄으로써 대상자들의 관심도가 높아지고 회상요법의 효과도 기대할 수 있다.

5) 보호자 관리

가) 입원 시 보호자 orientation

경험으로 본 보호자의 일반적 심리상태는 걱정, 안타까움, 죄책감, 원망, 미움, 경제적 부담감, 가족간의 갈등, 앞으로 어떻게 해야 할지를 모름 등이다. 이를 해소하기 위해 다음과 같은 orientation이 필요하다.

(1) 노인병동의 치매환자 입원치료의 목표를 설명한다.

- 조기 진단 및 적극적인 치료 개입을 시작한다.
- 진행에 따른 문제 행동을 치료한다.
- 문제 행동이 치료된 후에는 진행에 따른 합병증을 예방 · 조기 발견 · 치료하며 재활프로그램을 통해 환자가 좋은 상태에서 질적인 삶을 유지할 수

있는 시간을 늘려주어 가장 힘든 말기 치매로의 진행을 늦추고 그 기간을 단축시킨다.

(2) 입원 시 보호자의 흔한 질문과 그에 대한 적절한 설명

• 신환은 소인실 배정이 원칙이다. 그 이유를 물을 경우.

- 노인은 새로운 환경에 적응하기 힘들어 하는 경향이 있으므로 자극이 적은 소인실에 며칠간 지내면서 병동의 다른 환자들의 얼굴을 익히고 병실 생활에 적응할 수 있는 시간이 필요하다.
- 치매가 아닌 환자들은 흔히 자신의 문제를 가장 심각하게 생각하면서 다른 사람에게 피해를 받는다고 생각하고 다른 사람이 주는 사소한 자극에도 예민한 경향이 있다.
- 행동 문제가 심해 다른 환자들에게 불편함을 줄 수 있을 경우는 어느 정도 문제 행동이 좋아질 때 까지 소인실에서 지내야 된다.
- 환자가 적응이 되고 다른 사람과도 잘 지내면 입원 순서대로 다인실로 옮겨준다고 설명한다.

• 공동 간병인을 모두 사용해야 할 이유를 물을 경우.

"우리 어머니는 다 할 수 있어요. 간병인이 필요 없어요." 이렇게 말하는 보호자에게는 다음과 같은 설명이 도움이 된다.

- 식사, 간식, 의복 관리, 빨래, 목욕 등 모든 부분을 관리해주고 보호자, 의사, 간호사가 관찰하기 어려운 일상생활 부분에서 객관적인 정보를 제공해준다.
- 환자 입장에서 보면 간병인의 도움을 안 받을 경우 차별 대우를 받는다고 생각할 수 있다.

• 치료 기간에 대한 질문

- 환자마다 증상의 정도가 다르고, 신체적 건강상태, 약물에 반응하는 정도가 달라서 치료 기간을 정확히 예측하기는 어렵다.
- 진단 평가는 약 몇주 정도 걸린다.
- 치매 환자가 아닌 경우는 경험적으로 볼 때 보통 1~2달이면 증상 호전

을 기대할 수 있다.

- 치매 환자의 행동 문제는 치료 기간이 다양하게 걸리며 경미한 경우 보통 1~2달, 심한 경우는 2~3달 정도 걸린다.

(3) 간호사가 반드시 설명해야 할 내용

- 공동 간병인 비용
- 전화, 면회에 관한 설명
- 약 1주 정도는 관찰과 병실 적응을 위해 전화, 면회가 제한됨을 설명한다.
- 간호사실로 전화하여 치료자에게 환자 상태를 문의하도록 설명한다.
- 면회 가능 여부는 전화로 먼저 확인한 후 면회 오도록 설명한다.
- 외출, 외박에 관한 설명
  - BPSD 문제가 아주 심한 경우의 치매환자, 입원 치료에 저항감이 많고 퇴원을 계속 요구하는 환자, physical problem으로 외박이 불가능한 환자를 제외하고는 보호자가 원하면 담당의와 상의하여 외박을 나갈 수 있다.
  - 치매 환자의 경우 장기간 외박을 나갈 경우는 새로운 자극이 생기고 생활 리듬이 변화면서 불안한 상태가 되거나 다시 문제 행동이 나타날 수 있으므로 단기간 외박을 나가도록 권유한다.
  - 치매 환자의 경우 집에 갔을 때 잠을 자지 않거나 엉뚱한 말과 행동이 갑자기 증가하는 등 상태가 안 좋을 수 있는데 혹시 이런 경우는 일찍 귀원하도록 설명한다.
- 안정실 조치에 관한 설명
  - 입원 당시 매우 과격한 행동을 보이거나 입원을 심하게 거부하여 안정실 적용이 필요한 경우는 환자가 어느 정도 안정될 때까지 안정실에서 안정을 취하게 될 것이고 그것이 환자에게 도움이 되는 것이라고 설명한다. 안정실은 자극이 없이 혼자 조용히 쉴 수 있는 곳이고 간호사실 바로 옆에 있어 간호사실에서 치료자가 모니터로 환자를 관찰할 수 있는 곳이라고 설명한다. 또한 잠깐 동안만 있을 것이고 담당의 면담 후 진정되면

바로 병실로 갈 거라고 설명하여 안정실에 두고 가는 것에 대해 죄책감과 불안감을 느끼지 않도록 한다. 안정적인 경우는 치료 과정 중에 혹시 밤에 못자거나 신체적으로 힘든 부분이 있어 집중 관찰, 간호가 필요할 때는 안정실에서 잠시 지낼 수 있다고 설명한다.

- 환자의 사물, 간식 관리에 대한 설명
  - 담당 간병인이 관리하고 챙겨 줄 것이니 간병인에게 주도록 설명한다.

(4) 경우에 따라 간호사가 설명해야 할 내용

- 개인 간병인을 둬야 할 경우 및 비용
  - 좀 더 적극적인 재활을 위해 환자 또는 보호자가 원하는 경우
  - gait disturbance가 있어 넘어질 가능성이 높은 경우
  - 대변, 소변 실금이 계속 있고 일상생활에서 간병인의 도움을 많이 필요로 하는 경우
  - BPSD 문제가 심하여 늘 관심을 갖고 돌봐야 하는 경우
  - bed ridden 상태의 환자
  - physical problem이 있어 단기간 집중 Care가 필요한 경우
- 외부로의 consult에 대한 설명
  - 노인 환자의 경우는 신체적으로 문제가 많이 생길 수 있으므로 입원 기간 중 다른 신체적 문제가 발견될 수 있다고 미리 설명해 둔다.
  - 입원 기간 중 발견되는 건강상의 문제점이 있다면 해당 과로 Consult 갈 수 있으며 이때는 미리 보호자와 상의할 것임을 설명한다.
- 예기치 않은 사고, 응급상황 발생 가능성에 대한 설명
  - BPSD문제가 심각한 경우, 보행 장애가 있는 경우, 나이가 아주 많은 경우, 기존의 신체적 문제를 가지고 있는 경우는 예기치 못한 사고가 발생될 수 있거나 응급 상황이 생길 수 있음을 미리 설명해 둔다.

나) 보호자 면담 중 주로 질문되는 내용

보호자와의 효과적인 면담을 위해서는 면회 시 관심을 가져주어 친숙한 관계

를 유지하고 신뢰감을 주는 것이 중요하다. 보호자가 드러내는 힘든 감정에 대해 공감하고 지지해준다. 환자에 대해 특히 걱정하는 부분이 무엇인지 파악하여 변화를 잘 알고 있어야 한다. 환자의 상태가 좋지 않을 때 면회를 왔다면 환자의 상태에 대해 간략히 설명해주면서 짧게 면회하도록 권유한다. 면담 시에는 나쁜 상태의 모습에 대해 자세히 설명하기보다는 "잘 지내셨는데 오늘은 좀 힘들어 하시네요, 속상하시죠?"라고 말해주는 것이 더 효과적이다. 평소 환자에 대해 많이 알고 있으면서 자신감 있게 면담에 임하는 것이 중요하다. 잦은 질문에 대해 살펴보도록 하자.

• "집에 있을 때는 안 그랬는데 병원에 와서 더 나빠졌네요?"

주로 안정이 안 된 환자의 경우 보호자가 입원 초기에 주로 보이는 반응이다. 적절한 설명은 "병원에 입원하여 약물이 투여된다고 바로 증상이 좋아지기 시작하는 것은 아닙니다. 약물 치료를 시작해도 어느 정도는 더 나빠질 수도 있습니다. 그러나 좋아지는 시점이 반드시 있고 그때부터 서서히 좋아지는데 그 시점은 사람마다 약물에 반응하는 정도가 달라서 기간을 예측하여 말씀드리기가 어렵습니다. 저희도 최선을 다하고 있으니 조금만 더 참고 기다려보세요. 좋아지실 겁니다."이다. 그러나, 간혹 치료자가 봐도 좋아지는 것 없이 나빠지는 경우도 있다. 만약 치료를 하지 않고 있다면 더 급격히 나빠졌겠지만 치료를 하는 중이어서 그나마 서서히 나빠지는 것이라는 믿음을 치료자는 지니고 있어야 한다.

• "주치의는 2주만 입원하라고 했는데요?"

환자의 치료 단계에 대해 완벽히 파악되어 있어야 한다. 적절한 설명은 다음과 같을 것이다. "2주 동안 MRI, 심리검사, 관찰을 통해 진단과 평가는 되었습니다. 우리가 평가해본 결과 이러한 부분에 치료가 더 필요하다고 논의되었습니다. 치료 시점이 늦어지면 그만큼 치료 기간도 더 걸리고 환자의 기능도 더 나빠질 수 있으므로 지금 더 적극적인 약물 치료와 인지재활치료를 하시는 것이 좋습니다."

• "입원한지 한 달이 되었는데 별로 좋아진 게 없네요?"

active 증상이 많거나, BPSD문제가 많은 환자의 경우 보호자가 주로 하는 질문이다. 치료자는 입원 이후 이러한 증상의 변화를 잘 알고 면담에 임해야 하며 다음과 같은 설명이 도움이 된다. "물론 아직도 이러한 증상이 완전히 없어진 것은 아닙니다. 그러나 하루를 전체적으로 볼 때 증상을 보이는 빈도와 강도는 입원 시 보다는 많이 호전되고 있습니다. 지금은 모임에도 잘 앉아있고 다른 분들과 대화도 잘 나누고 화내는 일도 많이 줄었습니다. 이러한 증상은 좋아지는데 시간이 좀 길게 걸립니다. 그러나 거의 대부분 좋아지십니다."

• "기억력은 하나도 좋아지지 않았네요?"

"기억력 회복은 아주 초기 치매 환자의 경우 인지기능 개선제로 많이 좋아질 수 있습니다. 치매가 경과된 경우에는 기억력 회복 보다는 문제행동 치료와 급격히 상태가 악화되는 것을 막아주는데 중점을 둡니다. 어떤 경우는 기억력이 상당히 떨어진 분도 약을 장기간 복용하면서 기억력이 서서히 좋아지는 경우도 있으니 약을 계속 복용하면서 지켜보는 수밖에 없습니다. 치매가 많이 경과된 경우의 어르신은 몇 개월 치료로 기억력, 대화능력의 호전 정도를 평가하기 어렵습니다."

• 퇴원하고 집에서 제대로 생활할 수 있을까요?

BPSD문제가 심한 치매 환자의 경우 보호자들이 흔히 하는 질문이다.

"문제행동이 다 좋아진 다음에는 퇴원할 수 있습니다. 그러나 보호자의 돌봄 아래 생활이 가능하고 혼자 지내게 해서는 안 됩니다. 집에서 생활하다 보면 병의 진행 특성상 다시 나빠질 수도 있는데 그때는 최대한 빨리 내원하여 약물 조절을 받는 것이 환자의 상태 악화를 막을 수 있습니다."

• "일부러 다 알면서 그래요. 아픈데도 없는데 왜 저러는지 모르겠어요."

성격 변화가 두드러진 치매 환자나 신체적 증상을 주로 호소하는 우울증 환자의 경우 보호자들은 이렇게 오해할 수 있다. 다음과 같이 설명해주자. "원래 성격이 그런 분은 아니잖아요. 병으로 인해 성격이 바뀌고 판단력이 떨어져서 자신만 위하고 다른 사람을 생각하지 않고 하고 싶은 말과 행동을 하는 증상이 보이는 겁니다. 병으로 이해하셔야 합니다." "의학적으로 아무 이상이 없다고 해도 환자는 지금 호소하는 증상을 실제로 느끼고 있으므로 매우 고통스러운 상태입니다. 그렇게 환자가 생각하고 느끼는 것을 병으로 받아주셔야 합니다. 치료하시면 좋아지십니다."

다) 퇴원 시 보호자 교육

(1) 증상

입원 당시의 증상 중 어떤 문제가 좋아졌고 어떤 문제가 남아있는지 어떤 문제가 다시 생겼는지 객관적으로 알려주고 문제행동을 보일 때의 대처 방법에 대해 교육한다.

(2) 약물

- 환자가 먹고 있는 약물과 유발될 수 있는 부작용에 대해 설명하고 반드시 내원하여 의사와 상의하여야 할 증상과 부작용에 대해 알려준다.
- 만약 약을 잘 삼키지 못하거나 잘 먹지 않으려는 환자의 경우 어떻게 투약하고 있는지 특별한 방법에 대해 알려준다.
- 식사를 먹지 않은 경우라 할지라고 환자가 먹는 약이 위에 큰 부담이 없음을 설명하고 밥을 못 먹었다고 생각하여 임의로 약을 안 먹이는 일이 없도록 교육한다.
- 치매로 인해 한방약을 먹으려 하거나 본원에서 당뇨, 고혈압 약을 먹고 있는 환자가 다른 병원에서 내과 진료를 받고 약물을 복용할 때는 외래 내원 시 주치의에게 꼭 이야기하도록 설명한다.

(3) 신체 질환

입원 이후 알게 된 환자의 건강 상의 문제에 대해 알려주고 관리 요령을 교육한다.

(4) 일상생활

• 치매 환자가 퇴원 할 경우 보호자의 돌봄이 늘 필요한 환자의 경우는 혼자 있게 해서는 안 된다고 설명한다.
• 대소변 욕구를 스스로 해결 못하는 환자의 경우 어떻게 관리해주고 있는지 알려준다.
• 치아가 전혀 없거나 삼키기 곤란한 환자의 경우 특별 식이에 대해 알려준다.

6) 수가 관리

가) Brain-MRI

• 경증~중증도의 치매 환자의 경우 B-MRI가 보험 인정됨.
• 누가 봐도 치매로 확진할 수 있는 환자의 경우는 보험이 인정되지 않음.
• MMSE : 10~26, GDS : 3~5, CDR : 1~2
• Brain-MRI 보험 인정 기준은 결과보다는 과정을 중요시 여기므로 Brain-MRI 찍게 되는 과정이나 증상에 대해 진료 기록에 자세히 기록한다.

나) 약물

(1) 치매약물

• 아립셉트, 레미닐 : 경증~ 중증도의 알츠하이머 치매 확진 시.
  - MMSE : 10~24(aricept는 10~26), GDS : 3~5, CDR : 1~2
  - 뇌혈관 질환이나 파킨슨병 동반시 100% 삭감
• 에빅사: 중등도~고도의 알츠하이머 치매 확진 시 인정
  - MMSE : 3~20, GDS : 5~7, CDR : 2~3

(2) 골다공증 약물

• 에드칼, 원알파, 악토넬
• 칼슘제제와 그 외 약물 1가지만 보험 인정됨.
• 보험 인정 기준:

- L-S spine상 압박 골절이 있는 경우
- 매년 골밀도 검사를 하여 T-score -3.1이하인 경우

7) 간병인 관리

가) 간병인의 역할

- 간호사의 지시 하에 환자의 간호를 보조한다.
- 노인병동 치료 팀의 한사람으로서 환자 치료 과정에 적극 참여한다.
- 환자의 일상생활을 가장 좋은 상태로 유지 · 생활 할 수 있도록 돕는다.
- 치료 모임에 보조 치료자로서의 역할을 한다.

나) 간병인 준수 사항

(1) 업무 보조에 관한 사항

- 병동 치료자의 지시에 적극 협조하여 따른다.
- 모든 환자에게 행하는 공통 간호 이외의 특별한 개인 간호는 반드시 간호사와 상의하여 실시 여부를 결정한다.
- 치료 모임시 환자들을 요법실로 안내하여 이름표를 달아주고 모임 진행 도중 집중하기 어려운 환자 옆에서 돌봐주도록 한다.
- 행동 계획(BM) 실시 환자는 담당 간병인이 환자가 행동 계획(BM)을 잘 지킬 수 있도록 관찰 지지해 준다.
- 환자에게 기저귀를 사용 할 때는 간호사와 먼저 상의한다.

(2) 보고에 관한 사항

- 환자 상태에 사소한 변화가 있더라도 간호사에게 보고한다.
- 병동 내에서 담당 환자 이외 다른 환자의 문제 상황을 발견하였을 때에도 간호사실에 보고한다.
- 시설 고장 또는 파손 시 즉시 간호사실에 보고한다.
- 보호자 면회 시 환자 · 보호자의 특별한 반응에 대해 간호사에게 보고한다.

(3) 주의 의무에 관한 사항

- 보호자 면회 시 환자의 치료적 상태에 대해 간병인이 판단하여 보호자에게 말하여서는 안 된다.
- 보호자가 주는 개인적 사례금은 받지 않는다.
- 환자를 차별하여 대하여서는 안 된다.
- 보호자에게 전화번호를 알려주거나 개인적으로 전화를 걸어서는 안 된다(공동 간병인).
- 병동에서 알게 된 환자, 가족에 대한 정보를 누설하지 않으며 비밀을 유지한다.
- 외출 예정이 있을 때는 미리 간호사실에 말하고 대체 간병인과의 교대 시간을 정확히 지킨다.
- 병동 내에서 휴대용 가스레인지나 전열 기구 사용을 원칙적으로 금한다.
- 병동을 비울 때에는 반드시 간호사에게 허락을 받고 병동을 나간다.

요 약

- 노인 병동 간호사의 자세

① 노인환자를 좋아하자.
② priority를 정해서 일을 처리하자.
③ 전체적인 면에서 건강상태를 평가하는 안목을 가지도록 하자.
④ 확인된 문제는 해결될 때 까지 지속적으로 관심 갖고 관리해 주자.
⑤ 개개인의 증상 및 행동특징, 효과적인 대처방법에 대해 잘 알고 있자.
⑥ 노인환자 개개인의 건강할 때의 모습을 기억하자.
⑦ 보호자와 확고한 유대관계를 가지도록 하자.

4. 사회사업치료

가. 진단과정에서의 역할

입원 시 개인력 검사, 가족력 검사, 사회조사 등을 통해 환자가 가지고 있는 모든 자원 및 한계를 파악하여, 그 환자에게 특정한 치료전략을 수립한다.

- 환자의 사회인구학적 평가
- 환자의 과거력 조사 (신체 및 정신질환의 과거력, 입원경력)
- 환자의 입원동기 (입원의 촉발요인 및 입원과정)
- 환자의 과거 및 현재의 신체 및 정신 증상 평가 (환자 및 가족의 신체적, 정신적, 가정적 및 사회적 부작용 파악)
- 환자의 가족력 조사 (정신질환의 가족력 및 가족의 부담감에 대한 조사)
- 환자의 치매 증상 및 부작용의 양상 파악 (치매병력, 행동, 습성 파악)
- 환자의 가족기능 및 가족결속력 조사 (주변인물과의 관계 파악, 지속적인 도움을 줄 수 있는 사람 파악, 위기상황에서의 긴급 지원 및 상담 가족 파악)
- 환자의 생활기능 및 만족도 조사 (현재까지의 환자의 적응상태 및 수발상황 평가)

나. 치료과정에서의 역할

1) 정신의학적 사회사업 치료

- 정신증상의 교정
- 정서, 인지, 행동, 기억 장애의 치료
- 대인관계 기술훈련 및 가족치료
- 재활치료

2) 심리, 사회적 치료

- 일상 생활지지 프로그램 (세면, 대소변, 식사 등 일상 생활 훈련)
- 신체적지지 프로그램 (운동 기구 이용, 체조, 정원 나들이, 산책, 걷기 등)

• 심리 · 정서 · 사회적 지지 프로그램 (인지치료, 회상치료, 원예치료, 종이접기, 차모임, 영화감상, 음악치료, 미술치료, 치료레크리에이션, 현실치료 등)
• 가족지지 프로그램 (치료에 대한 인식 및 입원 상담 지도, 외래치료 및 단기보호서비스 · 보건 · 의료복지 서비스에 대한 안내 및 자원연계, 가족 정신건강교육 및 가족치료 등)

다. 퇴원 계획 및 사후지도 과정에서의 역할

1) 외출, 외박 계획

외출, 외박으로 환자의 Learned behavior의 실습 및 평가, 외박 시 환자 및 가족의 부담에 따른 정서적 지지 및 지도, 가족에 대한 치매 관리 방법 교육 및 지도

2) 사회 자원 체계와 연결

퇴원계획 서비스, 지역사회 치매기관 및 시설 연계 지원 서비스

3) 퇴원환자 관리 및 사후지도

외래환자의 방문 시 환자 및 가족에 대한 사회사업지도, 전화상담, 퇴원 이후 치매관리 문제 대한 서비스 지원

4) 연계서비스 유형

가) 단기보호시설 (Respite Care) : 부득이한 사유로 가족의 보호를 받을 수 없어 일시적으로 보호가 필요한 심신이 허약한 노인과 장애노인을 시설에 단기간 입소시켜 보호함으로써 노인 및 노인가정의 복지증진을 도모하는 시설. 단기보호는 보통 1~3개월 정도로 보호기간을 정하여 운영한다.

나) 주간보호시설 (Day Care) : 부득이한 사유로 가족의 보호를 받을 수 없

는 심신이 허약한 노인과 장애노인을 위해 아침에 주간보호소로 데려왔다가 저녁 때 집으로 모시고 가는 형태이다. 노인주간보호소는 대부분 송영(차량)서비스를 제공하는 곳이 많다. 서비스 종류는 프로그램에 따라 다양한데 작업치료, 언어치료 등의 의료 서비스 및 개별간호, 여가활동, 식사, 레크리에이션, 체조 등의 사회적인 서비스를 제공한다.

다) 장기보호시설 (Long Term Care) : 장기보호란 자립능력을 상실한 노인의 건강을 위해 사회적, 개인적 케어를 제공하는 곳이다. 연속적 또는 단편적으로 제공되는 광범위한 서비스를 의미한다. 병의 진단보다는 심신기능의 상황여부가 장기보호의 필요성을 판단하는 중요한 기준이 된다. 특별한 경우를 제외하고는 이용기간에 제한을 두지 않는다. 장기보호시설 유형을 분류하면 다음과 같다.

- 노인요양시설 : 노인을 입소시켜 무료 또는 저렴한 요금으로 급식, 요양, 기타 일상생활에 필요한 편의를 제공함을 목적으로 하는 시설(기초생활보장수급대상 노인 65세 이상이나 기초생활보장수급대상 노인이 아닌 65세 이상의 자 중의 무부양자로부터 적절한 부양을 받지 못하는 자).
- 노인전문요양시설 : 치매, 중풍 등 중증의 질환 노인을 입소시켜 무료 또는 저렴한 요금으로 급식, 요양 기타 일상생활에 필요한 편의를 제공함을 목적으로 하는 시설(기초생활보장수급대상 노인 65세 이상이나 기초생활보장수급대상 노인이 아닌 65세 이상의 자 중의 무부양자로부터 적절한 부양을 받지 못하는 자).
- 실비요양시설 : 노인을 입수시켜 저렴한 요금으로 급식, 요양, 기타 일상생활에 필요한 편의를 제공함을 목적으로 하는 시설(보건복지부 장관이 정하는 일정소득 이하의 65세 이상 노인 대상).
- 유료노인요양시설 : 60세 이상의 노인을 입소시켜 급식, 요양, 기타 일상생활에 필요한 편의를 제공하고 이에 소요되는 일체의 비용을 입소한 자로부터 수납하여 운영하는 시설.
- 유료노인전문요양시설 : 60세 이상 치매, 중풍 등 중증의 질환노인을 입소

시켜 급식, 요양, 기타 일상생활에 필요한 편의를 제공하고 이에 소요되는 일체의 비용을 입소한 자로부터 수납하여 운영하는 시설.

- 노인(전문)병원 : 노인성 질환으로 치료 및 요양을 필요로 하는 자나 임종을 앞둔 환자를 대상으로 하는 시설.

라. 심리사회적 치료 프로그램 내용

치매란 병이 진행되면서 뇌의 전반적인 기능, 즉 감각운동 기능은 물론 정신기능(사고, 감정, 행동) 전체에 영향을 미칠 수 있는 질병이다. 따라서 치매환자에 대한 치료 프로그램의 실질적인 내용에 있어서는 상실되어진 뇌손상으로 오는 여러 가지의 치매유형에 따라 다양하게 접근해야 한다. 또한 인지기능 영역(주의, 집중, 기억력, 언어력, 시공간 능력, 집행능력 등)에 따른 다양한 치료프로그램을 치매의 심각도를 고려하여 적용하여야 한다. 궁극적으로 방법, 대상, 정보, 기간 등이 다양해야 하고 언제, 누가, 어디서, 어떤 내용으로 치료할 것인가에 대해서도 장·단기로, 개인별로 또 그룹으로, 기본적인 욕구와 가능성을 바탕으로 다양한 접근이 필요하다.

1) 치료 프로그램의 목적

치매 증상으로 나타나는 지능, 기억력, 주의 집중력, 지남력, 문제해결능력, 판단력, 사회생활능력 등의 인지기능 저하와 그에 따른 심리·정서·사회적 변화를 환자 개개인에게 특정한 치료 프로그램을 통해 치매 증상을 지연시키고 현재의 상태보다 향상시켜 사회 적응을 돕는데 목적이 있다.

2) 치료 프로그램별 대상 및 목표

가) 일상생활 지지 프로그램

치매심각도 중등도-고도(moderate-severe), MMSE-K 10-15점, GDS stage 6, CDR 2~3으로 심한 최근의 기억장애, 과거의 기억장애, 시간, 장소, 사람에 대한 지남력 상실과 옷, 목욕, 식사, 화장실 사용에 도움이 필요한 요심금 및 운동기능의 장애를 보이는 환자를 대상으로 환자 스스로 자기 행동을 결정할 수 있도록 보조하여 지지체계가 강화되도록 훈련하는 프로그램이다. 세수를 어떻게 하는지, 소변을 어디에 보는 것 등의 생활 관리를 스스로 할 수 있도록 배려하여 세면, 대소변, 식사 등 일상생활훈련을 돕는다.

나) 신체적 지지 프로그램

치매심각도 중등도(moderate), MMSE-K 15-20점, GDS stage 5, CDR 2로 최근의 심한 기억장애(과거의 기억은 다소 유지됨), 시간, 장소 등의 지남력 상실, 문제해결능력, 사회생활에서의 판단력이 떨어지며 사회생활을 독립적으로 할 수 없는 상태. 관심이나 흥미가 매우 제한되고 다양한 정신행동 증상이 나타나 옷입기, 개인위생, 개인소지품의 유지에 도움이 필요한 환자를 대상으로, 인지기능에 저하에 따른 신체기능 약화로 제대로 걷지도 못하고 섬망과 떨림증세로 쇠약한 환자들에게 운동기구를 이용한 운동프로그램 통하여 활동이 지속되도록 신체적, 정신적으로 지지하며 체조, 정원나들이, 산책, 걷기 등을 통하여 일상생활에서 누워 있지 않고 앉아 있거나 걸을 수 있도록 지지하여 신체적 활동능력을 향상시킨다.

다) 심리 · 정서 · 사회적 지지 프로그램

치매심각도 경도(mild), MMSE-K 20-23점, GDS stage 4, CDR 0.5~1로 일상생활에 지장을 줄 수 있을 정도의 최근 기억력에 중중도의 장애가 있으며, 시간에 대한 지남력 상실과 방향 감각이 떨어질 수 있으며 복잡한 문제를 다루는 데에 중등도의 어려움이 있지만 사회생활에서의 판단력은 대체로 유지되며 사회생활에 일부 참여가 가능하다. 독립적인 수행은 불가능하며 집안 생활과 취미에 장애가 있고 불안, 우울, 초조 등의 정신행동 증상을 보일 수 있으며 흥미를 상실, 가끔 개인위생에 대한 권고가 필요한 환자를 대상으로, 정서적 안정 및 인지기능의 향상을 목적으로 인지치료, 회상치료, 원예치료, 종이접기, 차모임, 영화감상, 음악치료, 미술치료, 치료레크리에이션, 기억향상 요법, 현실치료, 가족치료 등을 통하여 환자의 억압된 감정을 완화시키고 사회적응을 돕는다.

라) 가족지지 프로그램

입원과정에서는 가족평가와 함께 치료에 대한 인식 및 입원 치료과정에 대한 상담 지도를 실시한다. 치료과정에 있어서는 환자의 증상호전도와 변화되는 부분에 대한 상담지도, 프로그램 내에서의 환자의 기능평가 부분에 대한 설명과 이해를 돕는다. 퇴원과정에 있어서는 외박 및 외출 시도 준비를 위한 가족의 안정 상태를 점검하고 퇴원 시 외래치료 및 단기보호서비스 · 보건 · 의료복지 서비스에 대한 안내 및 자원연계를 통한 가족 정신건강교육 및 가족치료를 실시한다.

3) 각 프로그램 내용 및 기대효과

프로그램을 구성할 때 무엇보다 중요한 것은 안전이 기본이 되어야 한다. 아무리 좋은 프로그램일지라 하더라도 안전하지 않은 경우에는 프로그램을 실시하지 않는 것보다도 더 도움이 되지 않는 경우가 있기 때문이다. 마치 어린아이를 대하듯 조심스럽고 위험성이 있는 도구를 사용할 경우 다치지 않도록 주의가 요구된다. 예를 들면 요법 시간에 사용하는 지점토가 떡인 줄 알고 먹는 경우, 가위질을 하다가 손을 베이는 경우, 데칼코마니를 하기위해 종이컵에 덜어놓은 물감을 주스인 줄 알고 마시는 경우 등이다. 환자가 BPSD로 힘들어하는지, ADL · IADL의 문제가 어느 정도인지 등등에 대해서 치료팀의 의견을 고려하여 요법에 참여시켜야 한다. 또한 요법시간에 쉽게 포기해버리거나 할 수 없다고 할 때 환자의 방어기제를 잘 살펴 심리적인 측면에서 환자의 자존감의 손상되지 않도록 주의를 기울여야 한다. 치료자는 지속적으로 관심(concern)을 주고 작은 것 일도 칭찬(approval)하고 용기를 북돋아(encourage)주어 성취감을 갖도록 하여 환자와 눈높이를 맞추는(tunning) 자세가 필요하다. 집단요업에 참여하기 힘든 환자는 개별적인 접근으로 색깔별 · 종류별 콩 분리하기, 카드 분류, 연상게임을 통하여 집중도를 높인 후 집단에 참여할 수 있도록 기능향상을 돕는다. 따라서 심리 · 사회적 치료 프로그램에의 참여는 환자 개개인의 치매 심각도를 고려함과 동시에 환자의 기분과 환자 개개인의 현 상태에 맞는 구체적인(specific) 요법을 실시하여야 한다.

가) 회상치료

과거의 즐거운 사건을 회상하고 부정적인 사건에 대해서는 타당성을 부여하고 합리화하여 부정적인 정서를 극복하도록 한다. 기대효과는 심리, 정서적, 자존감 향상, 기억력 증진, 언어적 표현의 증가, 자아통합, 성취감 향상, 생의 의미 발견, 노년기 적응에 긍정적 효과가 있으며 신체적 자극 사회적 성원 상호이해의 증진, 세대 간의 연대 등이다.

나) 인지치료

인지치료는 다양한 심리적 장애를 다루는데 사용되는 적극적이고 지시적이며 시간 제한적이고 구조화된 현재 지향적이며 특정한 목표증상을 표적으로 하는 심리치료이다. 모든 심리적인 장애에는 왜곡되고 역기능적인 사고가 공통적으로 존재하며 이러한 역기능적인 사고는 환자의 기분과 행동에 영향을 미친다고 가정한다. 이러한 인지는 과거경험으로부터 발전된 인지도식이라는 어떤 태도나 가정에 기초를 둔다는 것이다. 기대효과는 심리, 정서적, 집중력 증가, 기존기능의 재발견, 지적인 문제해결의 증진을 통한 성취감 증가, 언어적 표현의 증가, 신체적 자극, 사회적 성원 상호이해의 증진에 있다.

다) 기억향상치료

기억정보 과정은 정보의 입력, 저장, 출력의 과정를 거친다. 치매의 경우 저장과정과 출력 과정에 모두 장애를 보이고 이로 인한 불안과 스트레스를 경험하게 된다. 주위환경 변화와 적응기억 훈련, 관찰기억 훈련, 연상기억 훈련, 대화기억 훈련 등을 반복적으로 실시하여 기억향상 증진을 목표로 변화에 대해서 자극을 주고 연상을 돕고 시각화하여 기억력의 상실을 최대한 감소시키고자 한다.

라) 운동 및 요가치료

노화에 따른 골격근의 부피 및 질의 감소는 노인의 신체 무능력을 초래하여, 독립성을 상실하게 하고 노인들의 근력 약화 및 잘 넘어지게 되는 원인이 된다. 이는 노인의 골절 증가의 원인이 되어 심각한 기능상실이 뒤따르게 된다. 노인이 넘어지는 것은 흔하게 일어나지만 이의 결과는 매우 심각하여, 골절과 행동의 장애, 낙상에 대한 두려움 및 장기입원으로 이어지게 되며 노인 인구의 주요한 사망원인이 되기도 한다. 이는 인지장애를 갖는 치매환자에서 더욱 심각하다. 치매 환자들의 정확한 운동기능을 평가하고 이에 따른 적절한 운동 요법을 시행함으로서 기능장애를 예방하고, 운동기능 및 심리적 안정감을 항진시키는 것이 목적이다.

마) 차모임

집단치료형식으로 차를 마시면서 어제 있었던 일이나 오늘 하루의 계획, 하고 싶은 이야기, 혹은 특정한 주제나 소품을 가지고 얘기를 나눈다. 과거의 기억회상, 환자 간의 상호 정서적 교류향상 및 가능성 발견이 기대효과이다.

바) 음악치료

건강이나 학습의 문제를 가진 개인들의 심리적, 신체적, 인지적, 사회적 기능에 긍정적인 변화를 유발하도록 음악을 계획적이고 체계적으로 사용하는 것이다. 기대효과는 심리, 정서적, 자존감 향상, 즐거움, 만족감과 신체적, 신체자극, 악화의 지연, 기능의 회복 그리고 사회적, 대인관계 및 사회적 상호작용의 증진에 있다.

사) 미술치료

미술활동을 통해서 개인의 갈등을 조정하고 자기표현과 승화과정을 통해서 자아성장을 촉진시키는 것이다. 자발적인 미술활동은 개인의 내적세계와 외적세계 간의 조화를 이룰 수 있도록 도우며 비언어적인 커뮤니케이션 기법으로 미술은 언어성 이미지와 시각적 이미지를 통해 지금까지의 자기상실, 왜곡, 방어, 억제 등의 상황에서 보다 명확한 자기발견과 자기실현을 꾀하게 된다. 기대효과는 심리, 정서적인 스트레스 해소, 내면의 감정표현, 성취감과 신체적, 감각기능의 유지, 신체자극을 통한 기능증진 그리고 사회적 치료에 필요한 상호이해의 증진에 있다.

아) 원예치료

식물을 대상으로 하는 다양한 원예활동을 통해 사회적, 교육적, 심리적 혹은 신체적 적응력을 기르고 이러한 과정을 통하여 심신의 치료와 재활, 그리고 녹색의 쾌적성 및 환경회복을 얻고자 한다. 심리, 정서적 안정감, 성취감, 동기유발, 우울감 감소와 신체적, 협응력 증진, 생활리듬의 조정 그리고 대인관계 및 사회적 상호작용의 증진에 효과가 있다.

자) 종이접기

모든 창조 작업은 손을 통해 이루어지며 손을 쓰는 훈련을 일찍부터 하면 할수록 그만큼 뇌의 활동을 촉진할 수 있다. 즉 여러 모양과 색깔의 종이를 이용한 작업 활동을 통해 뇌의 활동 촉진 및 심신의 치료 및 재활을 얻고자 한다. 기대효과는 두뇌활동을 촉진함으로써 창조성을 기르고 집중력과 만족감을 가질 수 있다.

차) 치료 레크리에이션

여러 가지 프로그램(게임, 노래 등)을 통하여 환자들에게 삶의 활력을 제공하고 신체적, 사회적 기능의 회복 및 타 환자들과의 유대감을 증진시킨다. 또한 감각을 통한 흥미를 유발하고, 합동 작품을 하면서 자신의 역할에 대한 책임감과 자신감, 성취감을 맛볼 수 있으며, 소 · 대근육 운동을 함으로써 신체의 기능을 유지 및 증진시킬 수 있다.

마. 프로그램 관리 및 자원 활용

1) 프로그램 관리

입원 치료병동 내에서는 환자 약물치료와 함께 집단치료 및 개별치료 프로그램을 지원한다. 병동 내 환자의 상태에 따라 집단 혹은 개별 프로그램을 계획하여 실행하는데, ADL에 문제가 어느 정도 있는지를 파악하고 BPSD가 심하여 집단 프로그램에 참여하여 다른 환자에게 방해가 될 수 있는 환자 군에게는 개별치료를 실시한다(심리사회 치료 프로그램 참조). 치료 프로그램 시간의 결과물을 이용하여 환자들과 함께 병동환경과 병동 분위기를 부드럽게 해주는 것 또한 도움이 된다. 또한 치매 환자들의 프로그램 이외의 시간에 여가 활용 계획 또한 중요하다. 대부분 프로그램이 끝나면 TV시청을 위해 쇼파에 앉아 있거나 누워 있으려 하는 등 별다른 동기화가 되어 있지 않다. 이러한 여가시간을 적절히 활용할 있도록 재미있고 즐겨하는 활동이 요구된다. 함께 모여 앉아 있을 때 옛날 노래를 같이 부르며 환자들의 즐겨하는 취향을 알아보고 함께 살고 있었던 가족들에 관한 이야기를 나누는 등으로 대화를 나누며 상호관계를 증진시킨다. 또한 날씨가 맑고 화창한 날에는 주로 여간 시간을 이용하여 개인 혹은 그룹별로 산책을 다녀오는 것도 중요한 활동이 된다. 이러한 일상생활에 있어서 일일, 주간, 월간, 년간의 프로그램 관리를 치료팀이 함께 상의하고 계획하여 환자들의 일상생활이 즐겁고 쾌적할 수 있도록 하는 노력이 필요하다.

2) 자원 활용

병동 프로그램에 있어서의 자원은 그 치료 팀에 있다. 병동 내 의사, 간호사, 사회사업사로 이루어진 치료 팀의 치매환자를 대하는 마음가짐과 자세가 중요하며 그 안에서 환자의 세심한 부분까지도 이해하고 접근할 수 있는 힘이 되는 것이다. 다음으로 간병사, 자원봉사자의 활용이다. 환자 관리에 일선에 있는 간병사를 지지하고 환자를 돌보는데 간병사 개개인의 어려움은 없는지, 환자들 그리고 치료자와의 관계에서 불편한 점은 없는지에 대한 세심한 부분에 대해서 공감(empathy)해주어 환자 관리에 더욱 소홀함이 없도록 힘을 불어넣어 주는 것이다. 더불어 체계적이고 효과적인 프로그램이 되도록 각 요법의 질(quality)을 높이기 위하여 전문가 자원봉사를 활용한다. 프로그램 중 증상치료를 목적으로 한 치매환자를 위한 주된 집단치료인 회상치료와 기억향상, 인지치료는 담당의와 수간호사 그리고 사회사업사가 팀으로 요법을 담당하나 요법의 성격에 따라 각 분야에서 전문적인 훈련(training)을 받은 음악치료사, 미술치료사, 원예치료사, 요가치료사 등을 협회 및 대학원에서 알선하여 환자의 치료 프로그램을 담당하게 한다. 각 담당 전문가에게 치매환자에 대한 orientation과 환자상태를 알려주고 요법마다 그 특성을 살린 전문적인 서비스가 제공되도록 돕고 환자 개개인의 호전도를 함께 측정한다. 프로그램에서 평가된 내용은 주치의와 함께하는 치료자 회의에서 환자 및 가족의 치료적 개입에 적용된다. 병동 내 자원은 간병사와 전문가 자원봉사자 또한 치료팀에 포함되어 환자 치료 프로그램을 담당하는 중요한 자원인 동시에 치료 매개체가 되는 것이다.

요 약

사회사업치료란 치매환자와 가족을 위해 심리사회적인 지지를 통해 삶의 질을 향상할 수 있도록 돕는 서비스의 실천이다. 사회사업치료는 입원치료과정에서 치매 환자 및 가족 평가를 통해 그들의 자원 및 한계를 파악하여 개개인에게 맞는 특정한 치료 전략을 수립하는 것이다. 실천방법으로 치매환자 및 가족을 위한 개인치료, 집단치료, 치료 프로그램을 통하여 심리사회적 치료를 돕는 것이다. 또한 치매환자의 퇴원 계획 및 사후지도를 통하여 가족 또는 지역사회의 일원으로 생활할 수 있도록 돕는 치료과정이다.

MEMO

5. 노인의 영양

인간의 영양은 하루 세끼의 식사와 두세 번의 간식을 통해 이루어진다. 영양의 문제는 일상생활에서 늘 마주하게 되는 것이기에, 의외로 소홀하기 쉬운 문제이다. 하지만 노인의 건강을 유지하기 위해서는 노인의 영양과 체중에 대한 각별한 관리가 필요하다. 최근 성인 비만에 대한 관심이 증가하면서 건강하기 위해서는 다이어트를 해야 한다는 것이 강조되고 있는 분위기이다. 하지만 실제로는 많은 노인들이 여러 가지 원인으로 인한 저체중과 영양 부족 현상을 보이고 있다. 영양 부족과 체중의 감소는 질병이 진행되고 있다는 신호일 수도 있으며, 치료 중인 질병의 치료를 더디게 할 수도 있고, 심지어는 조기 사망에 이를 수도 있다. 노인의 정신 건강에 있어서 영양과 체중이 미치는 영양은 매우 크다. 여러 연구들에 따르면 비만 노인의 경우 정상 체중의 노인에 비해서 신체적 질환이 많고, 자신의 건강 상태를 좋지 못하다고 느끼는 경향이 많다고 한다. 젊은이는 식욕과 체중을 조절하는 뇌의 기능이 적절하게 이루어진다. 따라서 한동안 적게 먹거나 많이 먹어서 체중이 약간 줄거나 늘어나는 경우에 일부러 의식하지 않아도 자연스럽게 식욕이 조절되어 정상 체중을 적절하게 유지할 수 있다. 하지만 노인은 이러한 자연스러운 조절 기능에 저하가 오기 때문에 세심한 관찰과 의식적인 주의를 필요로 한다. 노인의 적절한 영양과 정상 체중 유지는 신체적 건강과 정신적 건강에 꼭 필요한 요소이다. 신체적으로 건강하지 않은 노인은 물론이고, 건강한 노인에서도 영양 섭취와 체중 유지에 대해 각별한 신경을 기울이는 것이 중요하다.

가. 노인에게 영양 불균형이 나타나는 이유

노인에게는 영양 불균형과 더불어 체중이 감소되기 쉽다. 불균형적이고 불충분한 영양 섭취의 원인에는 여러 가지가 있다. 첫째 원인은 미각과 후각 기능의 감퇴로, 60세 이후에는 연령 증가와 함께 나타난다. 둘째, 치아건강이다. 치아 기능에 문제가 생기면 노년기의 식생활에도 많은 문제를 초래한다. 인조치아를 사용했을 경우 정상적인 식생활이 가능하기도 하지만, 지속적인 관리와 경제적인 뒷받침이 필요하다. 셋째, 노인의 경우에는 신체적인 질환으로 인해서 여러 가지 약물을 복용하는 경우가 많은데 이로 인해서 입맛이 감소할 수 있다. 넷째, 위장 기능의 저하이다. 소화 기능이 좋지 못하고, 장 기능 저하로 변비가 생기기 때문에 이로 인해서 영양 섭취의 불균형을 유발할 수 있다. 그 외에도 우울감이나 사회적인 고립, 경제적 이유 등의 다양한 원인이 노인기 영양과 체중에 영향을 주게 된다.

전 세계적으로 비만 인구가 증가하면서 노인 비만도 늘어나고 있는 추세이다. 많은 노인 비만이 중년기 비만으로부터 시작한다. 활동량 감소가 주된 원인으로 작용하게 되는데 현대 사회의 생활 패턴이 원인이 될 수 있다. 또한 나이가 들면서 신체의 신진대사 기능이 저하되고 몸에서 지방을 저장하는 비율이 높아지기 때문에 노년기의 비만이 생기게 된다.

나. 영양 불균형 시의 문제점

노인의 영양 섭취 부족은 빨리 알아차리기가 쉽지 않다. 그저 연로해서 그렇겠거니 하고 쉽게 보아 넘기는 경향이 많기 때문이다. 하지만 피로감을 자주 호소하거나 무기력감, 근력 저하를 보인다면 영양 섭취 부족과 체중 감소로 인한 현상이 아닌지 의심하고 관심을 가지는 것이 좋다.

영양 섭취가 부족하게 되면 면역력으로 저하를 유발한다. 이로 인해서 감기 등 각종 감염에 쉽게 걸리게 되고, 골다공증으로 인한 잦은 골절, 상처도 빨리 아물지 않는 경향을 보이게 된다. 따라서 사고를 당한 후에 회복이 지연되면서 장애의 위험이 증가할 수 있다. 뿐만 아니라 인지기능의 저하를 보이게 되고 심한 경우에는 조기 사망할 수도 있다. 별 문제로 여기지 못했던 영양 부족의 문제가 경우에 따라서는 의외로 큰 문제로 이어지게 된다.

노인의 비만도 건강에 여러 가지 좋지 않은 영향을 주게 된다. 우선 신체적인 문제로는 고혈압, 당뇨, 심혈관계 질환, 관절염 등 여러 가지 질환을 유발할 수 있다. 사회적인 활동도 위축시킬 수가 있는데, 움직임이 둔화되기 때문에 오랜 시간 밖에서 활동하는데 많은 제약을 느끼기 때문이다. 집안 내에서도 일상적인 활동을 하는데 있어서 기능성이 떨어지게 된다. 비만한 노인의 경우 우울감을 느끼는 경향이 많기 때문에 신체적인 문제만 아니라 정신적인 면에 있어서도 관심을 기울이는 것이 좋다.

다. 올바른 영양 섭취

노인은 전반적으로 활동량이 감소하고, 신체 기능이 저하되기 때문이 젊은이들에 비해서는 에너지 요구가 적다. 따라서 열량 섭취는 성인보다는 10~20% 정도 적은 양을 섭취하는 것이 좋은데, 남자 노인은 하루 1,800~2,000칼로리, 여자 노인은 1,500~1,700칼로리 정도를 섭취하는 것을 권한다.

단백질에 있어서는 노인이 되어서도 필요량이 감소되지 않는다. 신체가 단백질을 이용하는 효율이 떨어지기 때문에 오히려 양질의 단백질을 섭취하는 것이 좋으며, 하루 60~70g 정도의 단백질을 섭취하도록 한다.

지방의 과다한 섭취는 비만이나 심장질환을 일으킬 수 있으니 주의를 요한다. 지방의 섭취는 전체 칼로리 중 25~30% 정도가 되도록 유지하는데, 우리나라 노인의 경우에는 우리나라 식습관의 특성상 지방 섭취가 부족할 수도 있기 때문에 지나치게 감소되지 않도록 유념하는 것이 좋다.

노인에서는 골다공증의 문제가 심각하다. 골다공증의 원인에는 여러 가지가 있지만 가장 흔한 것이 칼슘 섭취의 부족이며, 우리나라 노인의 경우 특히 그렇다. 하루 권장량 600mg 이상을 꼭 섭취하는 것이 중요하다.

그 외에도 각종 비타민과 무기질을 섭취해주어야 하고, 변비를 예방하기 위해서는 충분한 수분과 섬유소를 섭취하는 것도 꼭 유의하는 것이 좋다.

세끼 기본적인 식사 이외에도 저지방 유제품이나, 치아 기능이 괜찮다면 견과류, 유동식을 통해서 영양 성분을 적절히 보충해 준다면 큰 도움이 될 수 있다.

노인의 경우는 자신이 평생 유지해온 식습관에 변화를 주는 것에 저항하고 따르지 않는 경향이 있다. 그렇기 때문에 노인 개개인 별로 좋아하는 음식과 좋아하지 않은 음식에 대한 정보를 잘 참고해서 영양 섭취 계획을 세운다면 유용할 것이다.

라. 치매 노인의 영양

치매 노인은 인지기능의 저하, 우울감과 더불어 일상생활을 수행하는 능력 저하로 인해서 정상적인 식사를 통한 영양 섭취에 어려움을 가져오게 된다.

치매의 초기 단계에는 기억력, 판단력 저하로 인해서 식품을 구매, 저장하고 조리하는 기능이 감소할 수 있다. 식사를 마치기 전에 식탁에서 일어나거나, 식사하는 것을 잊기도 하고 두 번 하기도 한다. 식욕 조절 기능이 저하되기 때문에 과도하게 많은 양의 음식을 먹을 수도 있고, 부족하게 먹게 되기도 한다. 단 음식, 짠 음식, 특정 음식만 먹기도 하고 이물질을 먹는 경우도 있을 수 있다.

치매의 중기 단계에는 초조, 불안 등 다양한 행동 증상이 나타나게 된다. 이때 행동 증상이 심해지면 늘어난 에너지 필요량을 채우기가 어려워지기 때문에 상대적인 영양 섭취 부족 현상이 나타날 수 있다. 이로 인해 체중이 감소하면서 면역력 저하, 감염률 증가로 이어지고 다양한 합병증으로 연결될 수 있다.

치매의 말기 단계에는 심각한 영양 문제가 초래되는 경우가 대부분이다. 음식을 인식하지 못하게 되고 먹기를 거부하거나 입을 벌리지 않기도 한다. 음식을 씹고 삼키기 어려워지며 혼자서 먹을 수 없게 된다.

치매 노인의 영양 관리의 목표는 영양실조를 예방하고 식사 기능을 포함한 기능적 독립성을 가능한 오래 유지하도록 돕는 것이다. 또한 지나친 체중 증가나 감소를 예방하여 신체적, 정신적 기능 저하 속도를 완화하고 변비, 탈수, 염증 등을 예방하는 것이다.

치매 노인이 섭취해야 할 영양 성분 자체는 치매가 아닌 일반 노인과 같지만, 음식을 제공하는 방법에 있어서는 특별한 방법을 요한다.

치매 초기에 음식을 저장하고 조리하는 능력에 문제가 시작될 수 있으므로 식사 계획, 조리 및 식사 과정을 주의하여 지켜보는 것이 필요하다. 지도는 손에서 손으로 하는 것이 좋으며 친근하고 좋아하는 음식으로 준비한다. 한번에 여러 가지 음식을 제공하는 것은 혼란을 유발할 수 있기 때문에 한 번에 한 두가지 음식을 준비하고 소량씩 자주 공급하는 것이 좋다. 영양소가 풍부한 음식으로 공급하도록 하며, 충분한 식사 시간을 제공하고 식사에 집중할 수 있는 분위기를 마련하는 것도 요령이다.

치매가 진행되면 규칙적으로 체중을 측정하여 상태를 관찰하는 것이 좋다. 손에 익숙한 도구로 혼자 먹을 수 있도록 격려하는 것이 좋으며, 간병인에게 어떻게 영양을 공급하는지에 대해 교육한다. 행동 증상이 많아지게 되면 섭취하는 칼로리량을 조금 늘린다. 시끄럽거나 산만한 환경보다는 조용하고 안정된 식사 분위기를 조성하는 것이 좋다.

씹고 삼키는 기능에까지 문제가 생기면 연식, 유동식, 영양보충제품을 제공하도록 한다. 음식물을 완전히 삼킨 것을 확인한 후에 다음 음식을 주어서 입안에 음식이 고인 상태로 있거나 흡인되지 않도록 주의해야 한다. 변비도 심각한 문제가 될 수 있으므로 하루 6~8컵의 수분을 섭취하는지를 확인하고, 충분한 섬유소를 제공하도록 한다. 배변을 규칙적으로 할 수 있도록 유도하는 것이 좋은데 배변 요구가 있을 경우에는 즉각적으로 반응해주는 것이 좋다.

치매 노인에 있어서의 영양 부족, 체중 감소나 지나친 체중 증가는 신체적, 기능적, 정신적인 문제의 악화로 이어질 수 있다. 따라서 치매 노인의 영양과 체중 문제에 있어서는 노인 개개인의 특성을 배려한, 가족의 정성과 전문가의 관심이 필요하다.

요 약

노인의 정신 건강에 있어서 영양과 체중이 미치는 영양은 매우 크다. 하지만 노인은 자연스러운 체중 조절 기능에 저하가 오기 때문에 세심한 관찰과 의식적인 주의를 필요로 한다. 미각과 후각 기능의 감퇴, 치아건강, 여러 약물 복용으로 인한 입맛 감소, 위장 기능의 저하, 우울감, 경제적 문제 등이 노년기 영양 불균형을 초래하게 된다. 치매 노인의 경우 이러한 일반적 노인의 영양 문제에 더해서 일상생활 수행 능력 저하로 인해 더 큰 어려움을 겪게 된다. 즉, 기억력 및 판단력 저하로 끼니를 거르거나 더 먹기도 한다. 또 다양한 행동 증상이 나타나면서 에너지 필요량이 늘어나나 이를 채우기가 어려워 영양 섭취가 부족해질 수 있다. 치매 노인의 영양 관리의 목표는 영양실조를 예방하고 식사 기능을 포함한 기능적 독립성을 가능한 오래 유지하도록 돕는 것이다.

6. 영적치유

원목 송우용 목사

신학과 의학은 인간을 그 대상으로 하고 있다. 우리는 그 인간을 좀 더 알고 이해하기 위해서 '인간이란 무엇인가?' 하는 질문을 끊임없이 던지고 있다. 인간을 어떻게 이해하고 정의하느냐에 따라 인간을 대하는 우리의 자세가 다르게 정립될 수 있기 때문이다.

인간은 육체적, 정신적 존재인 동시에 영적인 존재이다. 우리가 인간을 이해하는데 있어서 생물학적, 심리학적, 물리화학적 현상들의 분석으로만 그친다면 인간생활의 수 없이 복잡한 문제를 해결하는데 충분하지 못한 것임을 알고 있다. 그러므로 우리가 인간의 참된 존재를 이해하고자 한다면 과학적인 지식과 함께 인간의 영적 본질에 대한 체험을 더해가야만 한다.

인간이 가지는 병(炳)에는 항상 두 가지 다른 차원의 문제가 복합적으로 이루어져 있다. 첫째는 과학적인 문제로서 그 질병의 성질과 성장에 관한 진단, 즉 병의 원인과 병의 발생 등에 관한 문제이며, 둘째는 영적(靈的)인 문제로서 그 질병의 깊은 의미와 목적에 관한 문제이다. 어떤 병이든지 병은 우리에게 항상 과학적인 질병분류학, 병리학적인 진단과 함께 영적인, 또는 질병의 의미와 목적 관한 진단 이 두 가지를 동시에 요구하고 있다. 사실, 과학은 우리에게 무감각한 현상(現象)의 연쇄만을 보여줄 뿐 질병과 치료의 의미에 대하여, 삶과 죽음, 세계와 인간과 역사에 대하여는 아무것도 말해줄 수 없는 것이다. 그러므로 오늘, 우리의 환자들에게 요구되는 것은 여러 종류의 의학적 치료와 함께 저들의 생애를 위한 영적인 중심을 별견할 수 있도록 돕는 일 또한 대단히 중요한 일이다.

지금, 우리는 질병을 치료함과 동시에 환자를 돌보고 있는 것이다.

철학적 인간이해

인간이해에 대한 철학적 문제는 수세기 동안 가장 많은 관심의 대상이었다. 니체와 같이 육체성을 강조하는 입장에서는 몸의 우선을 이야기하는 경향이 있기는 하지만, 희랍사고의 특징은 물질적인 것으로부터 벗어나서 삶을 정신적인 것으로 만드는데 그 초점이 있었다. 그 결과 육적인 삶을 낮게 생각하는 결과를 낳기도 하였다. 인간을 전적으로 물질적인 개념으로 보는 칼 마르크스나, 프레드리익 엥겔은 인간을 일원설(Monotomy, Monism)로 구분하였다. 이들은 인간을 신체를 가진 존재이상으로 보지 않으며, 세포의 집합체 이상의 다른 의미를 지니지 않는다는 인간관이다. 이처럼 육체의 법칙에 따라 살아가고 있다고 하는 인간관을 전통적으로 일원설이라고 불러왔다. 따라서 일원설은 인간을 '하나님의 형상을 닮은 존재, 영적인 존재' 라고 보는 성서적 인간관에 동의하지 않는다.

스토아 학자들은 몸과 정신의 전통적 이원설(Dichotomy, Dualism)을 주장했다. 이원설을 주장하는 학자들은 플래토, 데카르트 등이다. 이 인간관은 인간의 신체와 정신 혹은 몸과 마음의 두 구성요소가 융합되어져 있다는 인간관인데, 몸은 천하나 정신은 고귀한 것이어서 몸은 단지 정신을 담는 그릇에 불과하다는 사고이다. 인간의 정신은 파괴될 수 없는 것이며, 육체가 죽어도 정신은 계속 존재한다고 주장하였다. 따라서 이원론에 의하면 육체는 비본질적이고 죽어 없어지는 것이나 정신은 불멸하여 이데아(Idea)의 세계에 이른다는 것이다. 이처럼 이원론적 인간관은 인간을 구성하는 두 요소를 전인적 통합적으로 보지 않고 분리되어 지는 개념으로 이해하기 때문에 성서적인 인간관과는 차이가 있다.

기독교 신앙적 인간이해

삼원설(Trichotomy, Triplism)은 성서가 말하는 인간관과 연결시켜 이해해 볼 수 있다. 삼원설은 인간의 구성요소를 육(Soma) · 혼(Psyche) · 영(Pneuma)의 3요소로 본다. 그러나 이 세 요소는 분리되어 지는 것이 아니라 분리되어지지 않는 통합체로서의 요소들이다.

혼과 영이 어떻게 다른 것인지에 대해 학자들 간에 아직도 논쟁이 계속되고 있으나 대체로 다음과 같이 구별할 수 있을 것이다. 인간존재를 크게 두 가지로 나눌 수 있다면 인간은 영과 육이다. 이 영을 다시 크게 두 가지로 나누어서 영과 정신으로 구분한다. 영은 주로 하나님과의 관계를 가지고 있는 반면 정신, 혹은 마음은 사람의 가치체계와의 관계를 가진다. 폴 투루니에는 영과 혼의 개념에 대해 다음과 같이 주장한다.

"육신이 무엇인가 하는 것은 누구나 다 알고 있을 것입니다. 나는 마음(정신)과 영과의 구분을 명확히 하고자 합니다. 마음 즉 정신은 의지, 지성, 감성, 자각 등 심리학의 영역에 들어가는 것입니다. 정신은 이런 모든 심리학적 영역과 육신을 통해 나타납니다. 그러나 영은 정신도 육체도 아닙니다. 영은 하나님과 인간 사이에 인격적 관계에 연결되어 있고 그러한 관계를 맺을 수 있도록 육신과 마음을 형성하는 것입니다"

투루니에의 견해에 의하면 영은 하나님과 관계를 유지하도록 마음과 육신을 조정하는 기능을 담당한다는 것이다. 그러나 그렇다고 해도 영의 역할과 개념에 대해서 정확하게 표현하기에는 어려움이 있다. 영의 개념을 인간의 경험적 언어로 표현하기에는 한계가 있기 때문이다. 투루니에는 영을 마음의 감정을 지적하는 것과 같은 어휘로 이야기 할 수 없다는 난점을 지적하면서 "영은 인간이 하나님과 직접 만날 수 있을 때에만 그 문이 열려지는 것입니다"라고 한다. '세계기독의사회(Word Christian Medical Society)'가 1982년 인도 뉴델리 선언과 1990년 한국에서의 선언에서 인간이 전인적 통합체임을 이렇게 선언하고 있다.

"건강이란 신체적 정신적 영적 그리고 사회적으로 정상적인 상태"를 말하며 "우리는 인간을 신체, 정신 및 영이 통합되어 이루어진 전인적 존재로 인식한다."

기독교 목회는 전통적으로 병자들에게 관심을 가져왔다. 이런 목회적 전통은 오늘날에도 계속적으로 이어져 오고 있다. 병자를 돌보는 일에 기독교 목회가 관심을 가지는 이유는 인간의 질병의 문제가 단순히 한쪽 차원, 예를 들어 육체적인 차원이나, 정신적인 차원만의 문제가 아니기 때문이다. 병을 앓는 인간은 전인(Whole)이 앓는 것이다. 환자를 치료하는 오늘의 의학은 바로 이런 인간의 전인성을 소홀히 다루고 있다. 이점에 대해서 투루니에는 다음과 같이 주장하고 있다.

> *"사실 과학이란 연구 대상물을 계속 분석하고 분해해 봄으로써 이루어지는 것입니다. 마치 케이크를 자르는 것처럼 처음에는 둘로, 다음엔 넷으로, 여덟 조각으로... 계속해서 나누어 가는 것입니다....그때 일어나는 현상은 그림 추기 장난감을 500조각으로 나누어 놓았을 때의 현상과 매우 흡사합니다. 이것이 현대의학의 실태입니다. 현대 의학은 인간의 통일성을 망각하고 있습니다."*

투루니에의 지적은 현대의학이 인간을 통일된 인격체로 보는 것이 아니라 세분화하여 부분에만 관심을 두려는 경향성에 관해 비판한 것이다. 인간을 전인적인 통합체로 보아야 한다는 것은 의학의 과제일 뿐 아니라 이는 또한 목회상담 또는 영적치유의 과제이기도 하다.

성서적 인간이해

구약성서에 있어서의 인간이해

구약성서에서는 육체적 의미에서의 '건강'에 해당하는 동의어를 찾기는 어렵다. 구약성서 시대의 사람들은 육체적인 의미에서 '몸'이라는 단어를 필요로 하지 않았다. 왜냐하면 그들은 육체적인 몸을 그 자체가 독립해서 실재하는 것이라고는 전혀 생각하지 않았기 때문이다.

존 로빈슨은 그의 책 '*The Body*'에서 '몸'에 관한 히브리 사상이 본질적으로 헬라 사상과 어떻게 다른지를 보여 주었는데, 구약성서의 히브리 사람들은 형상과 질료 사이에 어떤 구분을 두지 않았다. 히브리어의 '바사르'는 사람의 전체적인 생명-물질을 의미한다고 하였다. 히브리 사상에서 몸은 본질적이었다. 즉, 인간(Personality)에 대한 히브리 적인 사상은 육체를 가진 영(incamated soul)이 아니라, 생명을 가진 몸(animated body)이었다. 다른 말로 하면 인간은 몸을 소유하고 있는 것이 아니라, 인간이 〈바로 그 몸 자체〉인 것이다.

구약성서는 인간을 '몸', '혼' 그리고 '영'으로 나누지 않는다. 히브리인들은 항상 사람을 전체로서 다루었으며 개개의 부분들로서가 아니라 전체적인 점에서 건강을 이해했다. 히브리인들의 관심은 사람의 해부나 생리 등에의 관심보다는 인간의 삶에 있었다. 그래서 그들이 사용하는 '샬롬'(Shalom)이라는 말은 전쟁이나 압박, 그리고 긴장이 없는 그 이상의 의미를 가지고 있다. 샬롬이라는 말은 구약 성서에서 약 250회 나타나는데 그것의 의미는 '완전함', '건강', '행복', '번영', '안녕' 등으로서 다양하며 삶의 모든 영역들을 언급하고 있는데, 이것은 개인적일 뿐만 아니라 국가적이며, 육체적일 뿐만 아니라 영적이며, 개별적일 뿐만 아니라 단체적인 영역들을 언급하고 있다는 것이다. 따라서 구약성서가 제시하는 치유는 고대 종교에서 보는 주술적 신앙에 의한 병 고침이나 마술에 의한 치유를 말함이 아니라, 창조주와 그의 피조물인 인간과의 인격적 관계를 통한 인격적 치유를 의미한다. 구약 성서는 이 치유자 하나님을 생명 그 자체로서 그의 말씀이 만물에게 생명을 부여해 주는 생명의 본질임을 밝혀주고 있다. 결국 구약에 있어서의 건강은 인간의 본질과 그 인간성의 전체이며, 인격의 거룩함이며, 하나님의 법에의 순종과 의로 표현되어지는 행위이다(출 15:26 레 26:14-16 잠 3:7,8).

신약성서에 있어서의 인간이해

신약 성서에서 인간을 어떻게 이해하였는가를 알 수 있는 좋은 자료는 예수님의 치유 사건이다. 신약성서에서 예수님께서 병든 자를 치유하신 사건의 기록은 26회에 이르고 있는데 다양한 질병의 형태와 치유의 방법을 통하여 인간을 어떻게 이해하셨는가를 잘 알 수 있다.

예수께서는 육체의 질병으로부터 고통 받는 이들의 처지를 불쌍히 여기사 그들의 병을 고쳐 주기도 했으나 때로는 그가 하나님의 아들로서의 신적 능력을 보여주기 위해서 치유를 사용하시기도 하셨다. 즉 그리스도는 고통 받는 인간의 처지를 긍휼히 여기셨으며 질병을 포함한 모든 고통은 하나님이 원하시는 목적이 아니라는 것을 드러내신다. 예수의 출현은 예수 그리스도를 통하여 인간을 여러 가지 형태의 악의 모습인 육체적이고 정신적인 질병에서부터 해방시킴으로서 창조된 본래의 목적으로 되돌려 놓고 타락으로 인해 손상된 하나님의 형상을 회복케 하는 것이다. 예수는 환자들을 죄인으로 보지 않으셨다. 그러므로 예수는 환자들에게 회개하라고 하지 않고 병마를 쫓아내는 일을 하셨다(마가복음 1:21-27).

신약 성서의 주된 관심사는 속죄 또는 해방이다. 사람이 하나님으로부터 멀어지고 의에서 떠남으로 입은 손상을 회복시키기 위해서 하나님께서는 자신의 독생자를 속죄의 사절로 보내신 이야기를 말해주고 있다.

> *"주의 성령이 내게 임하셨으니, 이는 가난한 자에게 복음을 전하게 하시려고 내게 기름을 부으시고 나를 보내사, 포로 된 자에게 자유를, 눈먼 자에게 다시 보게 함을 전파하며, 눌린 자를 자유케 하고 주의 은혜의 해를 전파하게 하려 함이라"(눅4:18,19).*

인간은 하나님의 피조물로서 하나님의 형상대로 지음 받았음을 성서는 증언하고 있다(창세기 1:27). 따라서 인간은 하나님과 인격적인 관계를 맺을 수 있는 유일한 피조물이다. 인간은 하나님께서 자신의 형상대로 창조하셨기 때문에 단순한 육체적, 정신적 유기체가 아니라 영적인 차원을 가진 존재다.

예수의 전인치유

예수의 목회 중에는 치유의 능력에 대한 많은 이야기들이 있다. 이 이야기들은 인간의 상황이 어떠하며 육체적인 질병과 영적인 질병 사이의 관계가 어떠한 것인지를 보여 주는 것인데 사람이 건강하게 된다는 것은 사람의 육체적인 것과 영적인 생명이 연합하여 조화와 균형을 이루는 전인성을 회복하는데 있는 것이라는 사실이다.

예수의 치유 사건은 건강치 못한 사람들의 질병의 증상을 제거하는 문제만이 아니었다. 그는 인간의 행복, 인간의 온전함, 모든 면에서의 건강이 그의 궁극적인 목적이었다. 따라서 그는 항상 자신의 병자들을 그 방향으로 나아가게 하셨으며 그들이 기꺼이 그와 함께 나아가려고 하는 한 그들을 받아들이셨다. 즉, 신약 성서에서의 건강은 생명, 행복, 신성, 온전함, 그리고 완성의 주제가 포함되어 있다. 이런 의미에서 투루니에는 질병의 의미에 관한 한 과학은 아무 할 말이 없으며, 과학의 입장에서 보면 아무 것도-우주도, 인간도, 생명도, 죽음도, 치료도-의미를 지닌 것이 아니라고 한다.

마가복음 1:40-44까지에 예수님께서 문둥병자를 고치는 기록이 있다. 문둥병자는 당시로서는 불치병으로 서서히 고통당하며 죽어가는 병이었다. 정신적으로는 분노, 수치, 죄책, 원망, 불안 등으로 자신을 자학하고 자포자기의 인생으로 전락하게 된다. 사회적으로는 타인과 접촉이 금지되고 가족이나 사랑하는 사람과도 헤어져야 하는 폐인 취급을 받게 된다. 영적으로는 예수님 당시에는 문둥병을 신(神)의 저주라고 생각했다. 나아가 가정의 문제, 경제적인 문제, 관계의 문제들로 인해 단절된 삶을 살 수 밖에 없는 상황의 환자이다. 예수님은 이 문둥병자의 삶이 전인적(총체적)으로 파괴되었다는 것을 알고 전인적 관심을 가지신다. 예수님은 그를 '민망히 여기셨다' 민망히 여긴다는 말은 '함께 느낀다' 또는 '아픔을 함께 한다' 는 뜻이다. 곧 예수님은 문둥병자의 육체적인 고통과 함께 정서적인 문제들까지도 함께 고통을 느끼고 있다는 것을 의미한다. 또 '민망히 여긴다' 는 말은 '공감 한다' 는 말이다. 공감한다는 말의 영어 'empathy' 는 '안으로 들어간다' 는 뜻인 전치사 'em' 과 '깊은 감정' 또는 '밑바닥에 있는 감정' 이란 뜻을 가진 'pathia' 가 합성하여 만들어진 단어이다. 그리고 예수님은 부정한 문둥병자의 몸에 손을 대신다. 신체의 접촉은 여러 가지 의미가 있다. 이 접촉은 사랑의 접촉이요, 이웃과 단절된 관계를 회복시킨다는 의미요, 나아가 이 접촉은 단절된 하나님과 관계를 회복한다는 의미이기도 하다. 그 문둥병자는 자기 몸에 닿은 예수님의 손을 단절된 인간과의 관계를 회복하는 사랑의 손길일 뿐 아니라 문둥병까지도 용납하시는 하나님의 손으로 느끼게 된다. 예수님은 이어 고침 받은 병자에게 "네 몸을 제사장에게 보이고 네 깨끗케 됨을 인하여 모세의 명한 것을 드려 저희에게 증거하라"(막 1:43-44) 고 말씀하신다. 예수님은 문둥병자를 치유 하시는 사건을 통해 육체적인 질병의 치유뿐 아니라 총체적, 전인적으로 인간의 삶을 회복시키는 일에 관심을 두고 있음을 알 수 있다.

예수께서는 더러운 악령을 내어 쫓으시고 그 아들을 아버지에게 돌려주신다(누가복음 9:38-43). 외아들로서 당연히 해야 할 일을 위해서 그를 가정으로 복귀시켜 주신다. 두 거라사인을 고치신 후에(누가복음 8:27-35)는 집으로 돌려보내시며 소외로부터 해방을 선언하신다. 간음하다가 끌려나온 여인에게는(요한복음 8:11) 용서받은 자의 해방과 소외로부터 사회 속으로 환원시켜 주시고, 창녀가 예수 앞에서 옥합을 깨뜨린 사건에서는(누가복음 5:12-16) 죄의식으로부터의 자유를, 나병 환자를 깨끗하게 하신 후에는(누가복음 5:12-16) 고립과 격리, 소외, 저주의 상태에서 사회로 다시 복귀시켜주시는 모습을 발견하게 된다. 그런가하면 마가복음 19:21 이하에서는 소유에서의 탈출이 진정한 행복임을 말씀하시고, 요한복음 12:24에서는 밀알이 썪음으로 많은 열매를 맺는 것은 곧 자기집착, 자기중심적 사랑에서 떠나는 것이 진리라고 선언한다. 마가복음 20:20-28에서는 세상의 권력과 탐심에서 떠나 섬기는 자가 되어야 하며, 자기중심적, 반사회성, 잘못된 물질관, 잘못된 인식의 소유에서 탈출하는 것이 우리를 행복하게 하고 온전하게 하는 것이라고 선언한다. 그래서 인간이 몸과 마음과 영적으로 건강해 지는 것이 하나님의 궁극적인 뜻임을 말해주고 있다.

이렇게 예수는 개인을 육체와 정신의 본질적인 결합체(結合體)로 보았다. 그는 끊임없이 육체의 병든 자를 고치시기 위해 정성을 쏟았으며, 동시에 고통당하는 자의 정신과 영에 깊은 관심을 기울였다. 산상수훈과 그 밖의 인간의 동기와 마음의 깊은 움직임을 다루는 그의 교훈에는, 그가 정서적 갈등, 원한, 분노, 불안, 증오, 기타 정신의 여러 반응이 질병발생에 미치는 영향을 날카롭게 의식하고 있었음을 암시하고 있는데, 이것은 예수의 치유활동은 전 인격의 회복을 겨냥한 심리적이면서 동시에 중대한 영적 배려가 깔려있는 것임을 말해주고 있다. 앞서서 논의한 구약 성서의 개념과 일치할 뿐 아니라 신약 성서의 증언들의 일관성까지도 보게 되는 것이다.

예수에게 있어서 건강의 개념은 전인적인 것을 의미한다. 결코 육체적인 몸에만 제한되어 있지 않다. 소경이 눈을 뜨고(막 10:52), 문둥병자가 깨끗하게 되며(눅 17:19), 혈루병 여인이 고침을 받는 것(막 5:34), 등을 통해서 볼 수 있는 것은 예수께서 "안심하라 네 믿음이 너를 구원(σώξω) 하였으니"라고 선언하신다는 것이다. 이 구절을 문자 그대로 해석하면 믿음이 그 여자를 구원했다는 뜻이다. 이 여자는 육체적인 건강을 되찾음과 동시에 구원을 받은 것이다. 따라서 예수에게 있어서 구원이란 단순히 육체적 또는 정신적 질병을 치유하는 것을 의미하는 것만이 아니다. 오히려 죄와 죽음에서부터 인간을 구출하는 것을 의미하는 것이다. 즉 성서에서 말하는 구원은 건강과 전인성을 포함하는 것으로서 몸과 마음과 영의 온전성을 회복하는 것이다. 예수의 최대 관심은 인간이 하나님과 바른 관계를 맺고 하나님의 뜻을 준행하는 데 있었다(마 16:24).

전인이라는 개념은 육체적인 것과 정신적인 것, 그리고 영적인 차원이 서로 균형과 조화를 이루며 상호 정상적인 관계를 유지하고 있는 상태를 의미하는 것이다. 세계 보건 관계 전문인들의 모임에서 채택된 세계 보건 기구(WHO)의 건강에 대한 정의에 의하면 건강이란 "단순히 질병을 앓고 있지 않다거나 육체가 쇠약하지 않다는 것이 아니라, 육체적으로나 정신적으로 복지를 누릴 뿐만 아니라 사회적, 영적인 안녕까지를 함께 누리고 있는 상태를 말한다"고 명시하고 있는데, 이 정의는 인간의 전인적인 건강이 무엇을 의미하는 것인가를 분명히 지적하고 있다.

사실 전인치유에 대한 개념은 플라토(Plato) 시대부터 있어 왔는데 플라토의 전인치유에 대한 개념을 김기복은 다음과 같이 정리하였다.

> *"머리를 모르고 눈을 치료하지 말 것이며, 몸을 모르고 머리를 치료하지 말 것이며, 영혼의 세계를 모르면서 육체를 치료하지 말아야 할 것이다. 의사들이 질병을 바르게 치료하지 못하는 이유가 다른 데 있는 것이 아니라 전체를 모르는데 있는 것이다. 전체가 건강하지 못하면 부분적인 것이 건강할 수 없다. 그러므로 머리와 몸이 건강하다면 그의 영혼을 치료해야 한다. 그것이 가장 중요한 것이기 때문이다".*

현대 의학의 아버지인 히포크라테스(Hippocrates)도 "인간의 육체를 치료하기 위해서는 전체에 대한 지식이 필요 불가결한 것이다"라고 했다. 그는 정신적이며 영적인 건강 없이 육체적인 건강을 생각할 수 없다고 주장하며 의학과 종교가 서로 협력할 때에 바람직한 건강을 회복시킬 수 있다고 한다. 인간의 전인성을 회복한다는 점에서 볼 때 종교의 목표와 치료의 목표는 동일한 것이라고 말한다. 따라서 질병과 건강은 한 개인에게 주어진 여건 속에서 어떻게 전인적인 균형과 조화를 유지하느냐에 따라 결정되는 산물이며, 전인 치료에 관한 철학은 투루니에의 사상처럼, 두 가지 원칙을 합친 것이라고 할 수 있다. 하나는 의학적인 지식과 과학적인 방법을 동원해서 환자를 진찰하고 진단을 내리는 것이고, 다른 하나는 환자를 하나의 주체적인 인격을 지닌 존재로 보고 그와 바른 관계를 맺고 그의 영적인 차원을 고려하는 것이다.

예수는 영혼이 병들 때 육체가 병든다는 사실을 너무도 잘 알고 있었다. 그는 불안과 공포 때문에 인간의 자유가 제한되고 있음을 알고 있었다. 그는 인간 하나 하나를 주체적인 인격자로, 있는 그대로 받아들였다. 그는 모든 사람을 항상 전인적 인격자로 대했고 결코 부분적으로 본 일이 없었다. 여기에 의학과 종교가 협력해야 하는 이유가 있는 것이다. 인간이 어떤 질병을 당하든지 그 치료의 과정에서 가장 필요한 것은 사랑이다. 인간을 긍휼히 여기는 마음(compassion) 없이 전인 치료는 불가능하다. 이것이 예수의 기본 마음가짐이었다.

우리는 발전된 현대 의학의 기술만을 신뢰한 나머지 인간의 영적 세계의 요구를 볼 수 있는 신학적인 차원을 간과해서는 안 된다. 의학 자체가 전인(the whole man)을 다룰 수 는 없다. 의학이 인간으로 하여금 사회에서 조화롭게 살아갈 수 있도록 할 수는 없다. 의학은 인간의 본성 자체에 기인하거나 또한 그의 창조주로부터의 이탈로 인한 인간의 깊은 열망을 충족시킬 수 는 없는 것이다. 이 말은 결코 현대 의학을 무시하거나 부정하는 것이 아니라, 우리를 찾아오는 환자가 인격을 지닌 인간임을 잊지 말 것이며, 그의 병명을 진단하기 위하여 고도의 의학 기술과 과학적인 방법을 동원함과 동시에 그를 인격적인 존재로 수용해야 하는 것임을 잊지 말자는 것이다.

예수는 어떤 환자들을 보시든지 항상 긍휼히 여기는 마음으로 대했고 언제나 전인적 인격체로 대했다. 예수에게 있어서 건강과 구원은 하나이다. 예수의 치유는 육체적인 것과 영적인 생명이 연합하여 조화와 균형을 이루어 전인성을 회복하는 것이다. 그것은 과학적인 지식과 의학적인 방법을 동원하여 환자를 진단하고 치료하는 것이며 다른 하나는 환자를 하나의 주체적인 인격을 지닌 존재로 보고 그와 바른 관계를 맺고 그의 영적차원을 고려하는 것이다.

한국기독의사회의 신조 5항의 "우리는 질병뿐 아니라 그 병을 앓고 있는 인간을 치료해야 한다"는 통찰은 바로 이런 인간이해에 근거한 것이다. 이런 인식은 병을 앓는 사람을 위한 돌봄(Care)의 주체가 의사에게서부터 목회자를 포함한 다른 전문가에게 이르기까지 확대되어져야 한다는 것을 인정하는 것이다. 위의 신조 7항에서처럼 "우리는 스스로의 한계를 인정하여 필요한 때에는 동역자(동료의사, 원목, 사회사업가 등)의 도움을 받아야 한다."는 말도 그런 맥락으로 이해할 수 있을 것이다.

성서는 의사에 관한 언급이 별로 많지 않다. 그러나 의사의 신분과 치유에 대해서 다음의 성경 구절만큼 상세하게 설명한 곳도 없다고 생각된다.

> *"의사를 존경하라. 너를 돌보아 주는 사람이요 또한 주님께서 내신 사람이기 때문이다. 병을 고치는 힘은 지극히 높으신 분으로부터 오며 의사는 왕으로부터 예물을 받는다... 주님께서 약초를 땅에 나게 하셨으며 지혜로운 사람은 그러한 것을 가벼이 여기지 않는다. 주님께서 옛적에 그의 힘을 사람들에게 보여 주시려고 나무를 물에 던져 맑게 하시지 않았느냐?... 의사는 약을 써서 사람들의 병을 고쳐 고통을 덜어 주고 약제사는 약초를 섞어 약을 조제한다. 주님께서는 그의 사업을 그치지 않을 것이며, 그분의 평화는 온 세상에 내릴 것이다. 들어라 너는 병중에서 주님을 떠나지 말아라. 항상 기도하면 주님께서 고쳐 주실 것이다. 나쁜 짓을 피하고 네 손을 깨끗이 하여라. 네 마음에서 모든 죄를 씻어 버리라...그리고 의사를 찾아가라. 그는 주님께서 내리신 사람이다. 너에게 필요한 사람이니 그를 멀리하지 말아라. 대게 건강은 의사의 손에 좌우된다. 그들은 그들대로 주님께 기도를 올려 환자의 고통을 덜고 병을 고치는 은총을 빈다. 그렇게 하여 환자의 생명을 고치는 것이다. 사람이 죄를 지으면 창조주의 눈에 거슬리게 되니 의사의 신세를 지기 마련이다"(공동번역서: 집회서 38:1-15).*

영적치유

우리는 이것을 기적이라 말한다.

그가 우리 병원에 온 것은 2004년 6월, 남다르게 하얀 피부, 약간 야위었지만 단정한 몸매, 뒤뚱뒤뚱 불안전한 짧은 폭의 걸음걸이, 그리고 그의 표정은 이미 하나의 표정으로 굳어져 있었다. 한 마디의 말이 없다. 다만 그가 할 수 있는 유일한 것은 앞 이가 다 빠져버린 큰 구멍 사이로 자신의 혀를 내어 밀었다 다시 빨아들이고, 내어 밀었다 다시 빨아들이는 그것만 할 수 있는, 그래서 그의 입술엔 늘 하얀 거품의 침이 가득 묻어 있다. 잠자고 먹는 시간 외에는 하루 종일 혀만 밀어내었다 빨아들이는 것만 한다. 도무지 말을 하지 않는다. 우리가 하는 예배 시간도 예외가 아니다. 가끔, 아주 가끔 크게 인심을 서 주는 냥 '씩-익' 하고 웃어주는 일, 그게 전부였다. 젊은 시절 그는 교사였단다. 그리고 오래 전부터, 아주 오래 전부터 조금씩, 조금씩 이렇게 변했다고 한다.

그러던 어느 날, 그가 그런 모습으로 우리와 함께 한지 2년이 지난 어느 날, 그가 갑자기 입을 열었다. '내 주를 가까이 하게 함은 십자가 짐 같은 고생이나...' 찬송가를 따라서 부르는 것이다. 그를 아는 주변의 사람들이 모두 놀라 한 사람 한 사람씩 입을 다물었다. 결국 혼자서 1절을 다 불렀다. 독창을 한 것이다. 물론 한 소절 한 소절을 앞서 읽어주기는 했지만, 아무튼 그가 소리를 내어 불렀다는 그것이 우리에게는 기적이다. 그것도 혼자서 말이다. 우리는 그를 껴안았다. 그 앞에서 만세를 부르고 손뼉을 치며 춤을 추었다. 그런데, 그런데 그가 또 우리를 따라한다. 우리와 같이 만세를 하는 것이다. 분명치 않은 발음으로 만세를 외치며 올라가지 않는 양 팔을 억지로 치켜 올린다. 유치원 아이들의 '앞으로 나란히' 보다 훨씬 못 미치는 높이로 만세를 외친다. 휠체어에 앉은 채로 우리를 따라서 흉내를 내며 엉성한 모양으로 어깨춤을 춘다. 그리고 웃는다. 앞에서 박수를 치며 어깨를 덩실거리는 춤을 추는 내 모습이 우스웠는지 아니면 자기가 한 행동이 자기도 우스웠는지 모르겠다. 확실한 것은 자기도 자신의 행동에 놀란 모양이다. 입을 열어 하늘을 보고 웃는다. 그의 입이 열렸다. 활짝 열렸다. 우리는 놀랐다. 놀랍고 좋아서 마냥 손뼉을 치며 큰 소리로 웃어대었다. 하늘이 열리고 땅이 열렸다. 그렇게도 꽁꽁 매여 있었던 인생의 질긴 끈이 하늘에서도 풀렸고 땅에서도 풀렸다. 드디어 하늘과 땅이 만났다. 예순 여드레 만에 하늘과 땅이 만났다. 우리의 손뼉 치는 소리에 천지가 울었다. 그 순간 우리뿐이었다. 이 세상에 우리뿐 이었다. 시간이 멈추고 세상이 멈추었다. 하늘의 해도 멈추었다. 이 땅에 움직이는 모든 것, 살아 있는 모든 것이 멈추었다. 우리만 움직이고 있었다. 우리만 웃고 있었다. 아니다. 우리는 울고 있었다. 세상에 우리 소리만 들렸다. 바람도 운다. 나뭇잎도 운다. 우리를 보고 있는 세상의 모든 것들이 운다. 우리는 그를 껴안았다. 침으로 범벅이 된 그의 볼을 비벼대며 또 웃었다. 눈물이었다. 우리의 가슴에서 터져 나오는 봇물이었다. 하늘이 울었다. 예순 여드레 만에 하늘이 처음 웃었다. 아니다. 우리는 울고 있었다. 우리의 울음은 하늘의 웃음이었다. 하늘은 웃고 우리는 울었다. 이것이 우리의 모습이며 우리만의 예배이다.

우리는 매주 우리들만의 예배를 한다. 손뼉도 치고 손을 문지르기도 하고, 온몸을 손바닥으로 치기도 한다. 손바닥으로 배를 치면서 "여기를 치면 똥이 잘 나온대요"하면 그들은 웃으며 따라한다. 옆구리를 치면서 "여기를 치면 오줌이 잘 나온대요"하면 또 따라한다. 그렇게 온 몸을 두드린다. 손이 옆구리까지 돌아가지 않는다. 이미 굳었다. 그래서 손끝이 닿는 데 까지 마구 두드린다. 그래도 안 되면 서로 두드려주기도 주기도 한다. 또 양손으로 묵-찌-빠-를 한다. 왼손이 주먹이면 오른 손은 가위, 왼손이 가위이면 오른 손은 보, 왼손이 보이면 오른 손은 주먹... 이렇게 동시에 하는 연습을 한다. 열 손가락을 모두 교대로 맞닿는 연습도 한다. 손을 많이 쓰게 하기 위함이다. 몸의 근육을 풀기 위함이다. 가볍게 운동하는 시간이기도 하다. 매 예배 때마다 몸과 마음을 푸는 우리들만의 방식이다. 마음껏 웃는 시간이다. 그리고 괘도에 쓰여 있는 찬송가를 부른다. 한 소절 한 소절을 큰 소리로 불러준다. 빨리 부르기도 하고 늦게 부르기도 한다. 조용히 부르기도 하고 손뼉을 치며 부르기도 한다. 그리고 성경 이야기를 풀어서, 옛날이야기 식으로 풀어서 한다. 그 이야기는 사랑이야기이다. 하느님의 사랑이야기, 내가 사랑받고 있다는 이야기, 지금도 내가 사랑 속에 있다는 이야기, 앞으로 남은 날들도 그 사랑 속에 있을 것이라는 이야기이다.

그러기를 벌써 십 삼년 째, 우리는 재미있게 놀고 있다. 이들은 나를 대단한 사람으로 여긴다. 늘 새로운 노래, 새로운 동작, 새로운 이야기를 해 주는 사람이기 때문이다. 그런데 나는 그것이 미안하다. 사실 내가 십 삼년 동안 부르고 있는 노래는 네 곡뿐이다. '참 아름다워라 주님의 세계는' '지금까지 지내 온 것' '내주를 가까이 하게 함은' '예수 사랑하심은' 등을 중심으로 노래한다. '참 아름다워라'는 이 세상과 내 인생이, 특별히 남아 있는 날들이 아름다움으로 가득차기를 바라는 희망을 담은 우리들의 노래이다. '지금까지 지내 온 것' 은 노랫말 그대로 지금까지 살아온 내 인생이 하늘의 은혜로 살아왔다는 고백의 노래이다. '내 주를 가까이' 는 남아 있는 날들이 하늘을 가까이 하며 살고자하는 우리의 믿음의 노래이다. 그리고 '예수 사랑하심은' 은 특별히 후렴부분인 '날 사랑하심 날 사랑하심' 을 많이 부르는데 그것은 내가 사랑 속에 있었고, 지금도 사랑 속에 있으며, 앞으로도 사랑 속에 있을 것이라는 소망의 노래이다. 물론 가끔씩 흘러간 노래나 유행가도 부른다. 손동작도 거의 같은 것이다. 순서만 조금씩 바꾸어서 할 뿐이다. 이야기도 '사랑' 에 관한 이야기뿐이다. 그럼에도 이들이 나를 대단한 사람으로 여기는 것은 이들은 찬송가 한 소절을 부르고 다음 소절을 부를 때면 방금 전에 불렀던 그 소절을 곧 잊어버리는 특별한 은사(?)를 받았기 때문이다. 그러니 늘 새로운 노래, 새로운 동작, 새로운 이야기를 해주는 대단한 사람이 아니겠는가.

그러나, 그러나 한 가지, 십 삼년이 넘도록 변함이 없는, 우리만의 자랑이 있다. 그것은 '예수님의 마음' 을 흉내 내는 것이다. 병든 자를 보시며 '불쌍히 여기시고' '민망히 여기시고' '측은히 여기시고' '긍휼' 히 여기셨던 그 마음으로 이들을 '사랑' 하는 일이다. 하느님의 사랑을 품에 안고 예수님의 마음을 흉내 내는 것이다.

예수님은 몸과 마음이 아픈 자들을 보시고 그들을 '불쌍히 여기시고' '민망히 여기셨다' '측은히 여기셨다' 고 한다. 이것을 성서는 '긍휼' 이라고 한다. '긍휼' 은 구약성서에서는 '라하밈(רחמים)'이라고 하는데 '라하밈' 은 여인의 '자궁' 을 뜻하는 말이다. 여인의 자궁, 자궁은 생명이 만들어지는 곳이며 생명을 키우는 곳이며 생명을 내어 놓는 곳이다. 생명을 키우고 보호하고 편안하게 해주는 넉넉함이 있는 곳이다. 생명만이 머무는 곳, 오직 생명만 생각하는 것, 생명 우선주의, 생명 제일주의, 이것이 '긍휼' 이다. 이러한 '긍휼' 을 신약성서에서는 '스플랑크논' (σπλαΥχνον)이라고 하는데. 이 말의 어원은 '창자' 라는 뜻이다. '창자' 를 우리말로 '애' 라고 한다. '애 끓는다' '애가 탄다' '애가 끊어질 듯하다' 고 한다. 이는 '마음이 몹시 아프고 슬퍼서 내 창자가 끊어질 듯하다' 는 의미이다. '너를 향한 내 사랑이 내 창자가 끊어질 듯 아프다', '너를 사랑하는 내 마음이 창자가 터지는 듯하다'는 뜻이다. 이것이 하느님의 사랑이고 예수님의 사랑이다. 그런데 이 사랑은 '눈높이 사랑'이다. 있는 그대로를 받아주시는 사랑이다. 나에게 맞추어진 사랑이다. 이 사랑은 내가 정결하기 때문에 받는 사랑이 아니다. 사랑받음으로 내가 정결케 되고 있다. 내가 깨끗해서 사랑받는 것이 아니다. 오히려 사랑받음으로 내가 깨끗하게 되고 있다. 내가 아름다워서 사랑받는 것이 아니라 오히려 사랑받음으로 아름다워지고 있는 것이다. 이것이 예수님의 '긍휼'이다.

초대 교회시대 교부들과 수도사들의 기도 제목은 오직 한 가지였다. "나에게 불쌍히 여기는 마음을 주소서. 내게 예수님을 마음을 주소서. 내게 긍휼히 여기는 마음을 주소서"하는 것이었다. 예수님의 마음, 아픈 이를 보고 같이 아파하셨던 그 인간적인 마음, 지극히 인간적인, 긍휼히 여기는 그 마음을 내게 주소서 하는 기도였다.

누군가 우리에게 '정말 바른 신앙은 어떤 것인지?' '참 기독교인의 모습은 어떤 모습인지?' '영적인 것은 어떤 것인가?' 하고 묻는다면 우리는 지체 없이 이렇게 말한다. '지극히 인간적이 되는 것'이라고. 슬퍼하는 자를 보면서 '무엇이라 위로할까?', 고난 중에 있는 자를 보면서 '어떤 성경구절을 읽어줄까?', 아픔 중에 있는 자들을 보면서 '어떻게 기도해 줄까?'를 생각하지 않는다. 그냥, 그냥 그가 아프면 나도 아프다. 그가 힘들면 나도 힘들다. 그가 너무 힘들어서 기도할 기력조차 없으면 나도 기도하지 못한다. 그래서 그가 울면 우리도 울고 그가 웃으면 우리도 웃는다. 그가 행복하면 우리도 행복하다. 그 것 뿐이다. 부끄럽지만 그것이 우리의 가진 전부이다. 그것이 우리의 영성이다. 생명과 사랑의 조화, 이것이 우리의 영성이다.

우리는 그분의 눈 빛 앞에 힘과 용기를 얻는다. 그분은 인간을 대할 때 언제나 '병리적 현상'으로 보신다. 처음부터, 태어날 때부터 그랬다는 '생리적 현상'으로 보지 않는다. 18년 동안 귀신이 들려서 병에 걸렸고 몸이 꼬부라져 펴지 못한 채 살고 있는 한 여인을 가리켜 아브라함의 딸이라고 부른다(누가복음

13:10-17). 이 거친 세상을 살다가 어쩌다 잘못된 환경의 지배를 이겨내지 못해서, 정직하고 깨끗하게 살려고 몸부림치다가 결국 그 악의 힘을 이겨내지 못해서, 무엇인가 잘못되어서, 어쩌다 나쁜 병에 걸려서 이렇게 보일 뿐이지 이것만 고치면 이 여자도 어엿한 아브라함의 딸이라는 것이다. 오늘도 우리가 이렇게 재미있는 예배를 할 수 있는 것은 우리를 언제나 병리적으로 대해 주시면서 애타하시며 불쌍히 여기시고 측은히 여기시며 긍휼히 여기시는 그분의 인간적인, 지극히 인간적인 사랑 때문이다.

우리는 그분의 사랑을 흉내 낸다. 어떤 이유에서든 아파하고 힘들어 하는 그들을 보면서 당신의 창자가 끊어질 듯 같이 아파하셨던 예수님의 그 마음, 그 사랑, '긍휼' 히 여기셨던 그 인간적인 냄새를 흉내내려 한다. 그래서 우리는 서로 만진다. 얼굴도 비빈다. 껴안기도 한다. 우리가 부르는 찬송가는 찬송가가 아니다. 그냥 노래다. 우리 마음속에 간직해 온 한(恨)을 풀어 내리는 절규이다. 우리가 하는 기도는 기도가 아니다. 우여곡절로 살아온 인생의 마지막을 바라보며 소망하는 우리들의 간절한 염원이다. 우리가 하는 설교는 설교가 아니다. 그냥 이야기이다. 그냥 사랑이야기이다. 사랑 속에 있었고, 사랑 속에 있고, 사랑의 품에 안긴다는 이야기이다. 이제부터 이들의 기억 속에 '사랑' 외에 아무 것도 기억될 필요가 없기 때문이다.

치매, 한 인생을 송두리째 도적질한 병마(病魔), 그 도적놈 때문에 지금까지 지내온 그 숫한 희로애락(喜怒哀樂)의 인생들을 송두리째 도적맞은 이들. 그렇다고 속수무책으로 당할 수만은 없는 일. 오늘도 우리는 그 놈과 싸우고 있다. 그 놈 까지도 끌어안고자 하는 마음으로.

우리들의 역사는 오늘도 또 새롭게 시작된다. 예배가 끝나고 돌아서 나오는 그 순간 우리는 모든 것을 놓아버린다. 그래서 우리는 오늘 또 새롭게 시작한다. 우리는 매 순간이 새롭다. 이전 것은 없으니 이전 것에 물들 것이 하나도 없다. 그러니 우리에게는 어떤 형식이 있을 수 없고 전에 불렀던 노래도 없다. 전에 알던 사람도 없다. 이전 것은 하나도 없으니 오늘, 또 새롭게 시작할 뿐이다. 우리에게는 늘 새로운 것뿐이다.

남들이 보기에는 그게 무슨 예배냐고 핀잔을 할지 모르겠다. 그래도 우리는 우리끼리만 통하는 비밀이 있다. 우리는 있는 그대로를 받아들여 힘이 되어 줄 수 있기를 몸부림치는, 지극히 인간적인 만남 속에서 일어나는 작은 기적들을 오늘도 경험하고 있다. 우리는 생명과 사랑의 조화를 체험하고 있다. '긍휼' 이 무엇인지를 아는 자들만 통하는 비밀이 있다. 하느님의 사랑을 아는 자들만 통하는 영적 교감이 있다. 이 사랑이 통하는 순간 기적이 일어난다. 사랑은 언제나 기적을 만든다.

우리는 그에게서 어떤 의학적인 반응이 있었는지 모른다. 그러나 우리는 당신이 알지 못하는 우리만의 매우 독특한 방법으로 사랑의 교감을 오늘도 나누고 있다. 우리는 당신들이 당신들의 이성을 넘어선 진실과 지극히 인간적인 만남의 접촉을 기대한다. 왜냐하면 기적은 당신의 이성이나 지성으로부터는 일어나지 않기 때문이다.

생명과 사랑의 조화!

우리는,
사랑은 언제나 기적을 만든다는 것을 믿는다.

제3장

응급환자의 평가와 치료

1. 정신과적 응급

가. 노인 환자에서 응급 상황시 고려할 사항

대부분의 급성 정신과적 응급은 비가역적인 기질적 뇌손상의 결과일 가능성은 낮으므로 먼저 급성 내과적 질환을 의심해야 하며 그 다음에 급성 정신과적 질환을 고려하는 것이 순서다. 노인 환자가 갑작스런 행동 악화를 보이는 경우에는 이에 대한 급성 및 가역적 원인을 찾으려는 노력이 먼저 이루어져야 하며, 그렇지 않을 경우에는 섣불리 만성 요양원으로 의뢰하는 결과를 초래할 수 있다.

종합병원에서 응급실을 통해 입원하는 노인들 중 정신과 환자들은 상대적으로 드물지만, 치매 환자들의 비율은 높다. 노인들의 경우에 특히 응급실과 같이 복잡하고 바쁘게 움직이는 환경에서는 정신적 혼돈과 지남력 장애를 일으키기 쉽다. 그러므로 응급실을 방문한 노인 환자가 편안하게 느끼도록 만드는 것이 중요하다. 응급실에 내원하는 65세 이상 노인 환자의 대부분이 의식과 인지 기능의 장애를 주소로 내원하고 있고, 그 원인 또한 다양하기 때문에 가능한 여러 가지 원인에 대한 검사를 철저히 시행해야 한다. 인지기능은 판단력 ,이해력, 기억력, 감정, 기분, 지남력, 사고의 진행과 그 내용, 언어 구사력, 통찰력 등을 검사해서 장애 유무를 판단할 수 있는데 그 중 기억력이 인지기능을 측정하는 가장 좋은 방법 중의 하나이다. 이 경우 가장 널리 사용되는 선별검사는 간이정신상태검사(MMSE)이다. 하지만 응급실을 방문한 노인들은 정서적 불안정과 혼란

상태에 있는 경우가 많아 검사에 비협조적인 경우가 대부분이다. 따라서 평가자는 환자의 병력과 신체검사, 가족 등의 보호자의 정보를 통해 평가해야 할 경우가 있다. 의식과 인지기능 장애의 진단에서 가장 중요한 것이 증상발현 시간이지만 환자로부터 정확한 정보를 얻기가 힘든 상황이므로 병력 조사시에 가족이나 주위 사람 등 보호자나 목격자의 문진을 통하여 자세한 정보를 얻는 것이 좋다. 특히 환자가 최근에 혼자 식사를 할 수 있었는지, 스스로 대소변을 볼 수 있었는지, 환자의 일상생활에 불편함이 있었는지 등의 기능 장애에 대한 질문과 고혈압 당뇨 등의 만성질환이 있었는지, 환자가 기존에 복용하고 있었던 약물과 최근 추가로 복용한 약물이 있었는지, 수술이나 입원의 병력이 있었는지 등에 대한 질문과 확인을 해야 한다. 신경학적 이상 소견이 발견된 경우에는 뇌컴퓨터단층촬영, 뇌자기공명영상촬영, 뇌척수액 검사, 혈당 검사, 동맥혈 가스 분석 ,신장기능 검사, 간기능 검사,독극물 검사(salicylate나 acetaminophen 등), 혈청 내 암모니아 측정 등을 추가로 시행해야 한다.

기본 검사에서 특정한 질병의 진단이 안 되는 노인들은 주의 깊은 관찰을 하면서 환자의 경과에 따른 추가 검사를 시행하면서 처치해야 한다. 의식이나 인지 기능의 장애를 주소로 내원한 노인 환자 중 응급실에서 12시간 이상 주의 깊은 관찰과 검사를 해도 원인 질병의 진단이나 증상 호전이 없을 때에는 입원을 권유하여 뇌컴퓨터 촬영이나 뇌자기공명영상 촬영을 재촬영하거나 뇌파 검사 등을 추가로 하면서 원인 질병의 진단이나 처치를 하는 것이 좋다.

1) 내과적 질환이 있는가를 알아보아야 한다.

Mintzer 등은 초조를 주소로 정신과에 입원한 43명의 노인환자중 약 80%에서 그동안 진단되지 않았던 의학적인 문제를 발견하였다고 한다. 각종 원인에 의해 초래되는 섬망은 치매환자에서 초조행동을 초래한다. 흔한 원인으로는 방광염, 심한 감기, 기관지염, 폐렴, 탈수, 영양상태 불량 등이며, 새로운 뇌혈관 장애, 낙상, 당뇨, 만성간염, 심장병의 갑작스런 악화 등도 염두에 두어야 한다. 약물 부작용 및 상호작용, 약물 과량복용 등도 중요한 원인 인자일 수 있으므로 자세한 약물 복용력을 청취하는 것도 잊지 않아야 한다. 통증, 불편감, 걱정, 수면부족, 관절염, 불편한 자세, 변비, 시청력 저하 등이 초조를 초래하거나 악화시킬 수 있다.

2) 온도, 습도, 조도 등이 적절하게 유지되는 조용하고 편안한 환경이 필요하다.

노인은 혼자 남겨지면 공포심과 외로움을 덮기 위해 부적절한 언어증상을 많이 보이게 되며, 자신을 스스로 자극하기 위해 노래를 계속 부른다든가, 원하는 것을 얻기 위해 소리를 질러 대기도 한다. 규칙적인 일과가 변경될 때, 보호자가 갑자기 서두를 때, 사람들이 너무 많이 있을 때, 병원에 입원하거나 치료를 받는 과정 등이 초조를 악화시킬 수 있는 요인이다. 환자들은 그들의 인지장애로 인해 자신의 고통이나 어려움을 치료자에게 전달하는 것에 큰 어려움을 가지게 되고, 따라서 치료자는 환자의 고통이나 어려움을 과소평가하게 되어 환자에게 상대적으로 더 큰 고통을 주며, 결국 심한 행동증상이 유발(excess disability) 될 수 있다. 환자가 자신의 능력 범위를 벗어난 환경적 요구가 있을 때는 난폭한 반응을 보이기도 하는데 이를 파국반응(catastrophic reaction)이라고 한다.

3) 어떠한 이유로든 수면이 만족스럽지 못하면 초조증상이 심해질 수 있으므로 수면장애가 있는지를 꼭 확인한다.

일몰증후군(sundowning)은 생체시계의 고장에 의해 저녁부터 밤에 걸쳐 지남력 장애, 과민성, 공격성 등을 보이는 초조현상이다.

4) 신경생물학적 요인에 관해 잘 알아야 치료에 응용할 수 있다.

치매환자의 공격성에 대한 신경생물학적인 원인은 여러 가지가 추정된다. Victoroff 등이 시행한 부검연구에 의하면 타인에 대한 공격성을 보였던 치매환자의 경우 그렇지 않은 치매환자에 비하여 substantia nigra pars compacta에서 도파민 신경세포수가 유의하게 많았다고 한다. 도파민 신경세포수의 증가는 도파민활성을 의미하는 것이고 이는 결국 치매환자에서 도파민 신경세포의 보존은 공격성의 요인일 가능성과 함께 항정신병 약물이 치료제로서 작용할 수 있음을 시사한다. 비슷한 맥락에서 세로토닌 활성도의 감소는 신체적 공격성을 높일 수 있는데, 실제로 알츠하이머형 치매환자에서 조직액과 뇌척수액중 5-HIAA의 농도가 낮다. 이것이 세로토닌계 약물들을 치매환자의 초조행동을 완화하는데 사용하는 배경이다.

나. 노인 환자에서의 흔한 정신과적 응급

1) 인지 기능 장애

가) 치매

치매는 노인에서 가장 흔한 두 가지 정신장애 중의 하나이다. 실제적으로 치매는 노인환자의 약 10%에서만 발생하며, 치매 유사 증상을 일으키는 다른 원인들이 간과됨으로 인해 치매가 흔히 과도하게 진단되기도 한다. 환자는 종종 일상적인 사적 대화를 할 수도 있으나 일단 의사가 몇 가지 정신 상태에 대한 질문을 하게 되면 환자는 혼돈되기 시작한다. 그러므로 지남력, 기억력 및 지적 기능에 대한 간단한 정신상태검사는 모든 노인 환자에게 시행되어야 한다.

나) 섬망

섬망은 뇌의 기능을 가역적으로 방해하고 집중력과 지속적 주의력에 장애를 초래하는 하나의 급성 병리 상태이다. 섬망은 환자의 주의력에 급작스런 변화를 일으키고 의식 수준의 변동이 일어난다는 점에서 치매와는 다르다. 노인 환자에서 지적 기능의 장애가 갑작스런 호전과 악화를 보인다면 임상의는 항상 섬망을 고려해야 한다. 흔히 환자는 잠시 동안 정신이 맑아졌다가 혼란스럽고 종잡을 수 없이 산만해지며 하루 중에 특히 밤에 심한 양상을 보인다. 섬망 환자는 자신의 혼돈 상태에 대해 일부 병식을 가지고 있기 때문에 부분적으로 더욱 불안스럽게 보일 수 있다. 반면에, 치매 환자는 자신의 문제에 대한 병식을 상실할 수 있어 덜 불안하게 보일 수 있다.

2) 스트레스

노인 환자는 정상적인 환경에서도 대상 상실, 이별 혹은 이주 등과 관련하여 인지기능 장애가 나타날 수 있다. 노인 환자들은 명백한 원인에 의한 스트레스 사건에 대해 젊은 성인들에 비해 취약하다. 대부분의 사람들은 노년기에 친구들과 사랑하는 사람들이 죽고 가족들이 자신의 곁을 떠나 버리게 되는 등의 사건을 경험하게 된다. 만약 단조로운 일상적인 생활에만 적응이 되어 있던 어떤 노인이 스트레스로 인해 약간의 정신적 혼돈을 경험하게 된다면, 이로 인한 불안감이 정신적 혼돈을 가중시키고 교감신경의 흥분, 생리적 불균형, 지남력 상실 및 공포감의 악순환 등을 초래할 수 있다. 이러한 현상은 통상적으로 스트레스가 없는 환경에서는 문제가 되지 않을 정도의 경미한 노화 상태 혹은 치매 상태에서도 발생한다.

3) 자살

노인에서의 자살기도는 젊은 성인에 비해 흔하지 않은 것으로 보고되고 있다. 그리고 노인의 자살 기도는 어떠 어떠한 자살과는 달리 남성에 비해 여성에서 더 흔하고 상대적으로 젊은 노인층에서 더 자주 나타난다고 한다. 노인에서 상대적으로 낮은 자살 기도율은 죽고자 하는 욕구가 강하고 더 치명적인 방법을 선택하기 때문이라고 설명되고 있고, 노인에서의 자살기도는 젊은 연령층에서 나타내는 도와달라는 간절한 요청의 의미보다는 글자 그대로 실패한 자살인 것으로 추정된다. 노인에서의 자살사고와 자살의도는 연구가 수행된 대상군이나 시간대에 따라 다르겠지만 15.9%, 2.3%라는 보고가 있었고 노인 중에서 특히 고연령층이나 여성에서 더 흔한 것으로 보고되었다. 청소년의 자살은 학업성취에 대한 압박감이나 실연, 부모나 선생님과의 불화 등 단일요인에 의해 주로 발생하는데 비해 노인 자살은 복합요인들이 작용하여 발생하게 되는 것이 특징이다. 그 중에서도 정신질환이 노인 자살의 주요한 위험요인으로 손꼽히고 있다. 자살한 노인의 7% 이상에서 자살 당시에 정신질환의 상태에 이환되어 있는 것으로 추정되고 있는데, 특히 자살한 노인의 50~87%에서 자살 당시에 우울증이 있었던 상태인 것으로 보고되고 있으며 이러한 경향은 고연령층의 노인에 더 많이 적용되는 것으로 보인다. 노인의 경우 정신분열병이나 망상장애인 경우 이들 질환에서의 자살률이 6~17%로 일반 노인군의 자살률인 0.1%에 비해 훨씬 높게 나타나고 있다. 치매 환자의 경우는 자살률이 일반 노인군의 자살률보다 높지 않으며 우울증이 흔히 동반되는 것으로 여겨지는 치매 초기에서조차도 자살률이 낮은 것으로 보아, 치매로 인한 인지기능 저하가 오히려 자살을 막는 보호 요인의 역할을 하고 있는 것으로 추정하고 있다. 노인에 있어서 만성 또는 중증 신체질환 단독으로는 자살을 유발하지는 않는다는 의견이 지배적이지만, 신체 질환으로 인해 우울증이나 다른 정신병리가 유발된다면 자살에 큰 영향을 미치며, 이러한 경향은 고연령층의 노인이나 남자 노인의 경우 더 큰 영향을 받는 것으로 보고되고 있다. 노년기에 빈번히 일어나는 사별은 자살을 유도하는 심각한 위험요인으로 추정되고 있다. 특히 배우자와의 사별이거나 사별이 갑작스럽게 일어났을 때, 그리고 남자 노인이 사별을 당하였을 때 위험도가 매우 높은 것으로 보고되는데, 사별 후 6개월 이내에 자살의 위험도가 가장 높다고 한다. 병원이나 양로원 등 수용기관에 입원해 있는 노인들의 경우 일반 노인들에 비해 자살률이 높지 않다. 이는 수용기관 자체가 자살을 방지할 수 있는 안전한 시설과 치료진의 관찰이 이루어지고 있으며 우울증을 조기에 발견하여 치료할 수 있는 환경이 유의한 보호요인으로 작용하고 있다는 것을 의미한다. 그리고 수용되어 있는 노인들에는 자살률이 낮은 치매환자들이 대부분이기 때문에 전체 수용노인의 자살률 감소에 영향을 주는 것으로 보고 있다. 그러나 치료진의 잦은 교체나 혼잡한 환경이 유지되는 수용기관인 경우는 상대적으로 자살률이 높은 것으로 보고되고 있다.

4) 노인 학대

가족이나 친지와 같이 개인적인 또는 특별한 관계에 있는 사람들이 65세 이상 노인에게 신체적 손상, 심리적 고통 또는 물질적 손해 등을 가하는 모든 행위를 말한다. 어떤 형태의 학대이든지 학대를 당한 노인들은 노여움, 슬픔, 혹은 좌절을 보이며 불안이나 우울 증상을 나타낸다. 이와 더불어 수면장애, 섭식장애, 무기력, 주의력 저하, 그리고 일상생활이나 주변에 대한 관심의 감소 등도 보인다. 언어적으로나 신체적인 공격을 당했을 때 간혹 자신을 통제하지 못하고 상대방에게 같이 화를 내거나 공격적인 행동을 보이기도 한다. 학대받은 노인들은 가족과 시선 접촉을 피하거나 가족 앞에서 이야기하는 것을 꺼려할 수 있다. 그러므로 노인학대가 의심이 되는 경우에 임상가는 환자와 개별적으로 면담을 해야 한다. 노인학대의 대부분이 흔히 가족 구성원들에 의해 범해지기 때문에 피해자는 정보를 밝히는 것에 대해 양가적인 감정을 가질 수 있다. 가족과 함께 살고 있는 노인 환자에서 노인 학대를 시사하는 위험 신호로 영양실조와 개인 위생 불량이 포함된다.

요 약

노인 환자에서 응급 상황 시 고려할 사항으로는 대부분의 노인 정신과적 응급은 비가역적인 기질적 뇌손상의 결과일 가능성 보다는 급성 내과적 질환일 가능성이 높다는 것이다. 따라서 응급실을 방문한 노인 환자의 경우 우선 급성 및 가역적 원인을 찾으려는 노력이 먼저 이루어져야 한다. 하지만 응급실을 방문한 노인들은 대부분 정서적 불안정과 혼란 상태에 있는 경우가 많아 검사에 비협조적이므로 평가자는 환자의 병력과 신체검사, 가족 등의 보호자의 정보를 통해 평가해야 할 경우가 많다. 만약 노인 환자에서 신경학적 이상 소견이 발견된 경우에는 영상 촬영 등의 추가 시행을 고려해야 하며 기본 검사에서 특정한 질병의 진단이 안 되는 노인들은 주의 깊은 관찰을 하면서 환자의 경과에 따른 추가 검사를 시행하면서 처치해야 한다. 노인 환자에서 흔하게 볼 수 있는 정신과적 응급으로는 대표적인 인지 기능의 장애인 치매와 섬망을 들 수 있겠고 그 외로는 스트레스, 자살, 노인 학대 등을 들 수 있겠다.

2. 내과적 응급

가. 증상에 따른 질환 감별

1) 어지러움

전정계(vestibular system) 이상으로 오는 어지럼증을 회전성 어지럼증이라 하고, 그 이외의 원인에 의한 것을 비회전성 어지럼증이라 한다. 회전성 어지럼증은 주위가 빙글빙글 돌고 비틀거리며 구토를 흔히 동반하며 머리를 움직일 때 증상이 악화된다. 귀울림, 난청이 동반되기도 한다. 비회전성 어지럼증은 비전정계 어지럼증이라고도 하며 눈앞이 캄캄해지면서 아찔아찔하고 붕떠 있는 느낌이 들며 심하면 실신까지 한다. 손발이 저리거나 집중력이 떨어지고 긴장성 두통을 흔히 동반한다. 전정계의 이상 때문이 아니라 스트레스, 과호흡 부정맥 등이 원인이다.

자세 변화에 따라 어지러움이 심해지는 것은 전정계 질환의 특징이다. 특히 어떤 특정 자세에서만 증상이 나타난다면 이석(otolith)의 기능 이상에 의한 질병, 예를 들어 양성 발작성 현훈 같은 것을 시사한다. 눈을 감으면 어지러움이 심해지고 눈을 뜨면 감소하는 것은, 시각을 통해 보정이 이루어지고 있음을 의미한다. 그러나, 이것이 전정계 질환이 아니라는 것을 의미하는 것이 아니며, 다만 급성 전정계 질환의 경우 눈을 감으면 편하게 느끼는 경우가 많다.

운동에 의해서 증상이 악화된다면 심장이나 호흡기 질환과 같은 비전정계 질환일 가능성이 많다. 그러나 전정계 질환에서도 운동에 의해 증상이 발현되는 경우가 적지 않다. 식후에 나타나는 어지러움은 기립성 저혈압처럼 혈압의 하강에 따른 것일 수 있으며, 식전에 나타나는 것은 저혈당의 증상일 수 있다. 딸꾹질은 뇌졸중 등이 동반된 이상을 의미하며, 요독증과 같은 비전정계 질환에서도 볼 수 있다. 그러나 말초성 전정계 질환에서는 생각하기 어렵다.

가) 말초성과 중추성 어지럼증의 구별

일반적으로 내이의 이상에서 생긴 현훈이 뇌의 이상에 의해서 나타나는 경우보다 더 심하며, 갑작스럽게 나타나고, 자세의 변환에 의해 더 악화되며 오심,

구토 등이 잘 동반되고, 이명이나 청력 손상과 같은 청력 증상을 잘 동반한다.

	말초성 현훈	중추성 현훈
안진의 방향	단방향	양방향 또는 단방향
수직안진	없음	있을 수 있음
visual fixation시 안진억제	억제됨	억제 안 됨
현훈의 정도	심함	비교적 경미함
현훈의 지속 시간	유한(수초, 수분, 수일)	지속적
이명, 난청	있음	보통 없음
중추신경 증상	없음	있음
흔한 원인	양성발작성 현훈, Meniere 병, 전정신경염, 미로염, 이독성 약물	신생물, 편두통, 다발성 경화증, 혈관성

(1) 양성 돌발성 체위성 어지러움

갑자기 머리나 몸의 위치를 바꿀 때 생기는 어지럼증이다. 보통 30초 이내에 끝나지만 그 후로도 어지러운 느낌을 몇 시간 내지 하루 종일 느낄 수 있다. 또한 아침에 더 심하고 오후에는 가벼워지는 것이 보통이다. 이 병은 50대 말부터 60, 70대에 잘 발생하므로 중풍으로 잘못 생각하기 쉬운데, 실제로는 귓속 세반고리관 내의 작은 돌조각이 원인이다.

(2) 전정신경염

과로를 하거나 감기를 앓고 난 다음 갑자기 심한 어지럼증과 함께 주위가 빙빙 돌고 구토를 심하게 한다. 어지럼증이 여러 날 지속되지만 이명이나 청력 장애는 없다. 이는 한쪽 전정계(세반고리관)의 갑작스런 기능장애에 의해 발생하는데 바이러스가 원인으로 추정된다.

(3) 메니에르 질환

어지럼증과 구토가 있으면서 특징적으로 이명(귀울림)과 청력감소 등을 동반한다. 귀 안이 꽉찬 느낌을 받으며 자주 재발한다.

(4) 뇌간(brain stem)허혈

나이가 많고 평소 고혈압이나 당뇨병이 있는 사람이 갑자기 어지럽고 비틀거리게 되면 뇌간의 혈액순환 장애를 제일 먼저 의심하여야 한다. 물체가 두 개로 보이거나 얼굴에 저린 느낌 등 여러 신경계 증상이 함께 나타날 수 있다. 방치하면 뇌간경색으로 진행되어 혼수상태가 되거나 사망하기도 한다.

(5) 소뇌질환

(6) 뇌종양

(7) 편두통

나) 진찰소견

어지러움을 호소하는 환자에게서 가장 중요한 진찰은 귀가 아니고 눈이다. 현훈이 있을 경우에는 대개 안구진탕이 나타나기 때문이다. 물론 정상인에게서도 안구진탕이 나타날 수 있지만, 이것이 현훈의 유일한 객관적인 징후이며 특히 말초성 현훈과 중추성 현훈의 감별에도 도움이 된다.

소뇌나 전정 기관(vestibular organ)의 병변이 있을 때에는 주로 좌, 우로 넘어지는 반면, 파킨슨병이나 그 외의 여러 가지 퇴행성 질환에서 나타나는 자세 반사의 이상은 주로 앞, 뒤로 넘어지려는 경향을 보인다.

눈을 뜨고 한 발로 섰다가 눈을 감도록 하는 것은 민감도가 매우 높은 검사법이다. 심지어 눈을 감고 한쪽 발로 서 있을 수 있다면 평형기관은 이상이 없다고 볼 수 있으므로 다른 검사는 필요 없다고 할 정도이다.

- 필요한 검사 : Romberg test, Tandem gait, Finger-to-nose test, Dx-Hallpike maneuver

2) 실신

실신(syncope)이란 뇌혈류의 감소나 저산소증에 의하여 갑작스럽게 발생하는 수분 이내의 일시적인 의식 상실을 말하는데, 두부 외상이 없어야 하며, 자연적으로 회복이 되는 기립성 긴장도(postural tone)의 감소와 관련이 있다. 의식은 망상 활성계(reticular activating system)와 양쪽 대뇌반구의 적절한 기능으로 유지되는데, 이 기관들의 기능 소실로 인한 실신은 여러 복잡한 요인들과 관련이 있지만 주로 대사 장애나 뇌세포의 혈류 감소로 인하여 발생하는 것으로 추정한다. 반면에, 실신 전 증상(pre syncope)은 의식 소실이 일어날 것 같은 일시적인 느낌을 말하며, 어지럼증과의 감별이 어렵긴 하지만, 실신 전 증상은 실신으로 이행될 수 있기 때문에 중요하게 생각된다.

가) 원인

일시적 뇌 혈류의 감소를 초래하는 실신의 원인은 혈류장애 및 저혈압, 부정맥을 포함한 심장혈관계 이상, 뇌혈관 장애, 대사이상, 정신적 문제, 간질 등으로 분류할 수 있다.

실신의 원인별 분포(외국 자료)를 살펴보면, 가장 흔한 원인은 미주신경성 실신으로 10~29%를 차지하고, 상황별 실신은 1~8%, 기립성 저혈압은 4~12%, 그리고 약물에 의한 실신은 약 2~9% 정도이다. 그리고 심장의 기질적 질환은 3~11%, 부정맥은 5~30%가 실신의 원인이 된다. 그리고 뇌의 이상과 대사 장애에 의한 실신은 각 5% 미만으로 알려져 있으며 정신적인 질환이 실신의 원인 중 30% 정도를 차지하는 것으로 알려져 있다.

나) 문진 및 이학적 검사

진단에서 문진과 이학적 검사로 약 56~85% 환자에서 실신의 원인을 추정할 수 있고, 약 25% 정도는 적절한 검사실 검사를 통해 진단이 가능하다.

연령과 성에 따라서도 실신 원인은 차이를 보인다. 어린이나 젊은 연령층에서의 실신 원인은 미주신경성 실신이나 과호흡에 의한 실신일 가능성이 높으며, 선천적 심장 질환이 원인인 경우는 드물다. 편두통에 의한 실신은 주로 젊은 여성에서 발생하며, 노년층에서 처음 발생한 실신은 뇌혈류 이상이나 심혈관계 이상일 가능성이 높다.

의식 소실 전 가슴이 두근거리는 증상이 있었다면, 부정맥 등의 심장 질환일 가능성이 높아진다. 미주신경성 실신이나 기립성 저혈압에 의한 실신은 전구 증상으로 어지럼증을 보일 수 있으며, 심장 질환에 의한 실신에 비하여 의식 소실이 길고, 의식 소실의 발현 시간이 느리다. 그리고 주로 서 있는 자세에서 발생한다. 정상인에서는 기립시에 혈압과 맥박이 상승하지만, 기립성 저혈압 환자에서는 양와위 상태에서 혈압을 측정한 후 기립 상태로 약 5~10분 정도 지난 후에 측정한 수축기 혈압이 20mmHg 이상 감소한다.

실신과 감별해야 하는 질환 중 가장 중요한 것은 간질인데, 간질은 의식 소실 기간이 길며(5분 이상), 발작, 외상, 요실금, 회복 후 수면, 두통, 의식 혼미가 흔하게 나타난다.

또한 소변이나 대변, 기침 그리고 음식을 삼킬 때도 실신이 발생할 수 있기 때문에 이러한 상황들에 대한 문진 역시 중요하다. 아울러 약물에 대한 자세한 문진이 필요한데, 혈관확장제(nitrates, 칼슘길항제, ACE 억제제 등), 이뇨제, 베타차단제, 삼환계 항우울제 및 중추신경억제제 등이 있다. 운동시 발생하는 의식 소실은 심장질환에 의한 실신일 가능성이 높다.

다) 검사법

- 2 lead EKG
- Holter monitoring
- Head-up tilt test

3) 떨림(진전)

떨림은 신체의 일부분이 자신의 의지와는 상관없이 규칙적으로 움직여지는 증상으로 정의된다. 실제 임상에서 흔하게 접하는 떨림의 형태는 떨림 증세가 언제 발생하느냐에 따라 안정 떨림, 운동성 떨림, 체위성 떨림의 세 가지로 나누어 분류하는 것이 진단 및 치료적 접근을 용이하게 한다.

가) 발생시기에 따른 분류

(1) 안정 떨림

환자의 신체 일부분을 안정적 자세를 취하고 있을 때 발생한다.(예; 파킨슨병) 체위성 떨림은 중력에 대항하여 자세를 취하고 있을 때 발생한다.(예; 본태성 떨림, 증강된 생리적 떨림) 운동성 떨림은 신체의 일부분을 어느 한 부위에서

다른 부위로 움직일 때 발생한다.(예; 소뇌 질환)

(2) 운동성 떨림

주로 손에 체위성(혹은 운동성) 떨림 양상으로 나타나지만, 떨림이 미세하므로 눈으로 알아차리기는 어렵다. 증강된 생리적 떨림은 심리적 요인(불안, 공포, 스트레스), 대사요인(저혈당, 저온, 갑상선 기능항진증), 알코올 금단 및 약물 등에 의해 눈에 볼 수 있을 정도로 떨림이 증가되어 나타나며, 주로 체위성 떨림 양상이다.(8~12 Hz, fine, rapid)

(3) 체위성 떨림

떨림 증세의 가장 흔한 유형으로 주로 체위성 떨림의 양상으로 나타나며, 가장 흔하게 증세가 발생하는 부위는 손이지만, 얼굴, 목소리, 혀, 발에서도 나타날 수 있다. 나이가 증가함에 따라 유병률이 많아지고 서서히 진행된다. 많은 본태성 떨림 환자들이 소량의 음주 후에 떨림 증세가 호전된다. 반면에 파킨슨병은 알코올 섭취로 증세 호전을 기대하기 어렵다.(8~12 Hz, insidious onset)

나) 파킨슨병

떨림은 파킨슨병의 초기 가장 흔한 증세로 환자의 70% 이상에서 나타난다. 안정시 떨림이 특징적으로 나타나며, 초기에는 한쪽 편에서 주로 나타나는 비대칭성을 보인다. 손가락을 구부리거나 펼 때, 엄지를 벌리거나 모을 때 혹은 손목을 회전할 때 더 잘 관찰된다. 손에 주로 나타나나 턱이나 입술, 발에서도 나타날 수 있다. 비교적 느린 떨림 증세를 보인다.(4-6 Hz, relatively slow, fine, pill-rolling)

다) 소뇌 질환

운동성 떨림이 흔하며, 비교적 느린 떨림 양상을 보인다. 퇴행성이나 독성 소뇌 질환의 경우는 양측으로 나타나지만, 일측성 소뇌 종양이나 경색의 경우는 한쪽만 떨림이 나타나게 된다.(intention tremor, relatively slow)

라) 진단

- 평가 시 환자의 무릎 위에 손을 올려놓고 관찰(안정 떨림)
- 팔을 앞으로 뻗게 하여 관찰(체위성 떨림)
- finger-to-nose test(운동성 떨림)
- 파킨슨병 : 운동완만(bradykinesia), 경직(rigidity)
- 소뇌질환 : 조화운동불능(ataxia), 눈떨림(nystagmus)
- 필요한 임상병리 검사) BST-stat, TFT

나. 신체검사결과 평가

1) 비정상 소견일 때 추가할 검사항목

가) 빈혈

(1) PB smear, 망상구수(reti. count)

(2) MCV 〈 80:

- iron, TIBC, ferritin
- stool OB(*2)
- EGD
- 여자인 경우: 산부인과 진료
- Ba enema or colonoscopy

(3) MCV 〉 100

- Vit B12, folate

나) Vit B12 〈 300(or 350)

- homocysteine, methylmalonic acid
- 흡수장애의 경우가 많으므로 위장 장애에 대한 검사 시행
- Beecom or multivitamin 1T 투여

다) folate 〈 3

- 엽산(folic acid) 1T

라) 갑상선 이상

- 불현성 갑상선기능항진증: 3달 동안 매달 TFT
- 불현성 갑상선기능저하증: 6-12개월 간격으로 TFT

마) 간염보균자

- HBe Ab/Ab
- 3~6개월마다 abd. sono & AFP(보험전액)
- PIVKA II(보험전액)

바) VDRL 양성

- FTA-ABS IgG, IgM
- HIV

2) Hypernatremia

-Hypernatremia is almost always due to water loss-

가) 원인

(1) impaired thirst

(2) water loss

- non-renal: fever, exercise, sweating, diarrhea(osmotic->lactulose)
- renal: diabetes insipidius, iv mannitol

(3) sodium gain: 예) DKA 치료 중 saline, NaHCO3 투여로 인해

(4) water shift: ECF-> ICF (weight 변화 없음)

- habdomyolysis

나) 증상, 증후

(1) polyuria, thirst (esp. ice-cold water)

(2) mild confusion

- Weight check

• BUN/Cr, S-electro

• U/A

• Urine osm, serum osm

다) 치료: half-saline, iv

3) Thrombocytopenia

가) 원인

(1) 혈소판 생성 부진: leukemia, aplastic anemia, MDS, alcohol, drug

(2) 비장에서 제거 증가(splenomegaly): liver cirrhosis, myelofibrosis

(3) 혈소판 파괴 or 소모: alloantibody(신생아, 수혈 후), autoantibody, ITP, SLE, AIDS, DIC, TTP, HUS

나) 처치

(1) LFT, abdominal sono

(2) PB smear

(3) ANA, anti-ds DNA, RF

(4) anti-plt Ab, plt-ass. IgG

MEMO

3. 응급환자의 치료

가. 약물학적 응급

1) 무과립구증

무과립구증은 항정신약물 치료 중에 나타나는 드물지만 생명에 위협적인 합병증이다. 임상적인 특징은 다형핵백혈구의 소실, 상대적 림프구 감소증, 그리고 전체 백혈구 수 2000/mm^{3}이하 등이다. 이것은 40세 이후, 여성, 그리고 clozapin과 같은 저역가의 항정신병약을 투여받은 환자에게서 잘 발생한다. 치료는 통상적으로 원인이 되는 약물을 끊는 것으로 충분하다. 만약 정신병적 증상이 지속된다면 risperidone이나 olanzapine과 같은 대체 항정신병약물 투여를 고려할 수 있다.

2) 저혈압과 심장이상

항정신약물 치료와 관련된 흔한 문제이다. 노인에 있어서 저역가의 항정신병약물, 삼차 아민계열 항우울제, 그리고 trazodon과 같은 triazol pyridine 유도체는 혈압을 떨어뜨릴 가능성이 높다. 삼환계 항우울제 중에서 despiramine과 nortriptyline은 저혈압을 일으킬 가능성이 상대적으로 덜하며 SSRI는 혈압에 대한 영향이 거의 없거나 나타나지 않는다. 노인에서 위와 같은 약물 투여 시에는 활력 징후를 자주 측정하여야 하며 자각 증상이 있는지 수시로 확인하는 것이 좋다. 심장차단, 서맥 ,부정맥과 부정 빈맥, 그리고 전도 지연이 삼환계 항우울제 치료에 의해 촉발될 수 있다. 노인에서는 되도록 심장 기능에 무리가 가는 약물은 선택하지 않는 것이 바람직하며 투여시에는 정기적으로 심전도 검사 및 활력 징후를 주의 깊게 검사하여야 한다.

3) 항정신병약물 악성 증후군

항정신병약물 사용으로 인한, 드물지만 예측하기 힘든 치명적인 합병증이다. 약물 치료의 기간과 용량은 항정신병약물 악성 증후군의 위험 인자가 되지 못한다. 항정신병약물 악성 증후군(NMS)는 치료 받은 환자의 1%에서 나타나며

haloperidol과 fluphenazine과 같은 고역가의 항정신병약을 사용할 때 더욱 흔하다. 이 증후군의 임상적 특징은 근 경직, 연하곤란을 포함한 운동이상증, 발한, 혈압 변동, 그리고 체온 상승(섭씨 39도 이상)등이며 CPK와 백혈구 수치의 증가가 40%에서 관찰된다.

치료는 도파민 효현제의 투여, 적절한 수화상태를 유지하기 위한 보존적 치료, 그리고 장기간 침대생활로 인한 욕창 등 다른 부작용 방지 등이다. 일부 환자에서는 증상 호전이 극적이지만, 지속적인 치료가 수 일에서 많게는 1주 이상 필요하다. Bromocriptine 5mg 하루 세번 경구투여(최대용량 하루 20mg)가 어느 정도는 도파민 차단에 대항할 수 있다. Dantrolene이 계속되는 이상고열을 조절하기 위한 약제로 가장 흔히 사용된다. 경구 혹은 정맥주사로 0.25~3mg/kg 용량을 하루 4번 투여할 수 있다. 그렇지만 용량이 10mg/kg/24hours를 초과하는 경우에는 간독성이 보고되었다. 환자의 30% 정도에서는 동일한 항정신병약물을 재투여했을 때 NMS가 다시 나타난다.

4) Lithium 독성

노인 환자들에서는 리튬 혈중 농도가 통상적인 치료 범위인 1mEq/L이하에서도 위장관계 증상, 운동실조, 불명확한 언어, 섬망 혹은 혼수 등과 같은 리튬 독성이 나타날 수 있다 .경미한 진전과 안구진탕은 리튬 치료 동안에 흔히 동반되며 이것은 독성의 징후가 되지 못한다. 발열, 구토, 설사 및 발한으로 인한 탈수는 세포외액 분포를 감소시키며 나트륨염이 저하되면 리튬이 나트륨염 대신에 재흡수되기 때문에 리튬 독성이 일어날 수 있다. 신부전, 이뇨제 사용, 소금이나 수분 섭취 불량, 그리고 비스테로이드 소염제의 동시 사용은 리튬 독성의 위험을 증가시킨다. 리튬 독성으로 인한 신경학적 후유증으로 치매, 파킨슨 증상, 말초 신경병 및 뇌간 증상 등도 보고되고 있으나 가장 흔한 것은 오래 지속되는 소뇌 기능장애이다.

5) 항콜린성 정신병

중추신경계 항콜린성 증후군의 일부인 항콜린성 정신병은 시중에서 쉽게 구입할 수 있는 다양한 일반 약품과 처방에 의한 전문 약품에 의해서 유발되는 독성 혼돈 상태를 말한다. 환청, 환시 혹은 환촉, 이자극성 및 난폭 행동이 섬망과 더불어 나타날 수 있다. 그러나 적절한 조치만 이루어지면 미연에 방지할 수 있고 회복시킬 수 있는 가역적 상태이다. 항콜린성 정신병을 진단하기 위해서는 우선 급성 혼돈 상태를 일으키는 다른 질환들과의 구별이 필요하다. 다른 질환들과 구별할 수 있는 항콜린성 정신병의 임상적 특징들은 구갈, 변비, 장마비, 현훈, 요저류, 안압 증가, 그리고 심장부정맥 등이다. 삼차 아민계 항우울제, 저역가 항정신병약물, 항콜린성 항파킨슨제제 등이 가장 흔히 문제를 일으키며 특히 다른 약물과 병합했을 때 잘 생긴다.

중추신경계 항콜린성 증후군은 독성 물질을 끊음으로써 치유할 수 있지만, 노인에서는 노화에 따른 약물 분포 및 대사의 변화와 콜린성 기능의 감소로 인해 젊은 성인에 비해증상이 연장될 수 있다. 심한 경우에는 pysostigmine 0.5~1mg 근육주사를 매 30분 간격으로 투여함으로써 일시적으로 항콜린성 효과를 역전시킬 수 있다. 초조 증상은 작용시간이 짧은 lorazepam 0.5mg에 반응을 보이지만, 정신병과 폭행행동에 대해서는 소량의 haloperidol 0.5mg이 필요할 수 있다. Chlorpromazine과 thioridazine은 항콜린성 효과 때문에 사용해서는 안 된다.

6) 고혈압 위기

MAOI 약물을 투여하는 중에 발생하는 생명에 위협적 합병증이다. 이것은 자연적으로 발생할 수도 있지만 tyramine이 함유된 음식을 섭취하거나 meperidine이나 교감신경흥분제를 투여함으로 인해 더욱 흔히 촉발된다. 고혈압 위기로 인한 뇌졸중이나 심근경색을 예방하기 위해 고혈압의 심한 정도에 따라 경구용 verapamil, 근주용 chlorpromazine 혹은 정주용 phentolamine을 적당히 사용할 수 있다.

나. 공격성 조절장애로 인한 문제들

1) 자살사고와 자살의도

자살 사고는 정신과적 응급에서 핵심적인 요소이다. 나이가 들수록 자살위험

요인은 증가한다. 어떤 연구에 의하면, 자살을 시도한 노인들의 거의 75%는 이전 1개월 동안에 의사를 찾은 적이 있으며 약 1/3은 이전 1주 동안에 의사를 찾은 적이 있었다고 한다.

노인들에서는 자살이 충동적이라기보다는 계획적인 경우가 더 흔하며 이는 임상가들이 인식하고 있는 것보다 자살의 발생을 줄일 수 있는 가능성이 더 많다는 것을 의미한다. 노인들의 경우에 죽음을 기다리고 죽고 싶다고 표현하는 것이 반드시 자살사고를 나타내는 것은 아니지만, 자살에 대한 구체적인 언급을 하는 자살 의도가 있을 때는 응급적인 보호수단이 강구되어져야 한다.

환자와 면담 중에 환자의 마음상태와 자살의도에 대한 중요한 정보를 빨리 찾아내야 한다. 다음과 같은 경우에는 자살의 위험성이 높다. 치명적인 방법을 이용한 자살 시도의 이전병력, 구조될 가능성이 요원한 상황, 그리고 자살의 가족력 등이 있는 경우를 비롯해 자살의 위험성이 높다고 평가된 경우에는 가급적 빨리 가족 및 보호자에게 경고하고 필요하다면 폐쇄 병동에 입원하여 집중 관찰을 하여야 한다. 비록 자살이 치매환자에게는 덜 흔하다고 하지만, 우울장애, 불안장애 혹은 정신병이 추정되는 노인 환자에게는 자살 사고에 대해 직접적으로 물어보는 것이 중요하다.

2) 폭력

정신과 환자들의 폭력에 대해 어떠한 조치를 할 것인지는 임박한 폭력을 예측할 수 있는 임상가의 능력과 폭력 예측인자들의 우선순위를 인식하는 것에 의해 좌우된다. 폭력의 위협을 줄이는 것은 환자에 대한 철저한 평가로부터 시작되기 때문에 이 평가는 객관적이고 체계적인 접근을 통해 지속적으로 이루어져야 한다. 폭력적인 모습을 보이는 환자를 대할 때는 감정을 물리적으로보다는 언어적으로 표현하도록 격려하는 것이 중요하며 타협적인 접근이 실패한다면 물리적인 강박이 필요할 수 있음을 고려하여 적절한 시점에 결정을 하는 것이 중요하다. 특히 노인 환자의 경우에는 물리적으로 강박하는 과정에서 신체적인 외상의 취약성이 높으므로 항시 주의를 기울여야 하며 강박이 유지되고 있는 동안 수시로 신체 검진 및 활력 징후를 검사하여야 한다. 노인 환자의 경우에는 근력과 골 약화로 쉽게 골절이 될 수 있으므로 강박이 제거된 후에도 신체적인 검사를 철저히 해야 한다.

다. 심폐소생술

가) 상황 처리 과정

- 응급 상황을 가장 먼저 본 사람은 간호사실에 알린다. 간호사는 비상벨을 누른 후 환자의 상태를 파악하여 병실이나 안정실로 옮길지 일단 그대로 둘지를 결정해 간병인들에게 지시한다. 동시에 간병인 1인은 E-box와 Suction기를 환자가 있는 곳으로 가져오고 동시에 또 다른 간병인은 다른 환자를 사건 발생 장소에서 다른 방으로 이동시켜 함께 있도록 한다.
- 2명의 간호사는 IV line 2개 이상을 확보하고, 2명의 의사는 CPR을 시행한다. 담당의는 주치의에게 notify하고 가족에게 연락한다.
- 전원이 결정되면 원무과에 연락하여 앰블런스를 대기시킨다.
- 필요한 전 처치를 한 후 가까운 종합병원이나 영동세브란스로 전원한다.
- Charge Nr.는 처음부터 끝까지 모든 기록을 남긴다.
- 상황이 끝난 후 노인병동 환자들에게 영동으로 검사 받으러 갔다고 알려주어 안심시킨다.
- E-box 사용 후에는 꼭 점검하여 사용한 약품과 비품을 챙겨 넣어둔다.

나) 심폐소생술 방법(순서)

(1) 의식 확인 및 도움을 요청한다.

(2) 딱딱하고 평평한 표면 위에 바로 수평 되게 눕힌다.

(3) 기도 유지 : 두부후굴-하악거상법 (Head-Tilt, chin-lift maneuver)
환자의 머리 쪽에 있는 처치자는 환자의 이마에 손바닥을 얹고 머리를 뒤로 젖혀준다. 다른 손의 손가락을 환자의 아래턱뼈 밑에 대고 끌어 올린다. 턱 선과 바닥 면이 수직이 되도록 한다.

(4) 호흡 확인호흡의 평가는 가슴이 오르내리는지를 눈으로 보고, 숨소리가 나는지를 들어보고, 환자 얼굴에서 입김이 나오는지를 느끼는 방법으로

행해지는데, 이 과정은 3~5초간 소요된다.

(5) 호흡이 없는 경우 가슴이 올라갔다 내려갔다 할 정도로 2회의 인공호흡을 시행한다. 환자의 입을 벌리고 코를 막은 다음, 자신의 입을 환자의 입에 대고, 1회에 700~1000cc(체중 kg당 10cc)의 공기를 2초 이상에 걸쳐서 천천히 불어넣는다. 공기를 불어 넣은 후에는 2초 정도 환자가 숨을 내쉴 시간을 부여하는데, 호기와 흡기의 비율이 50대 50정도가 되게 한다.

(6) 2회의 인공호흡을 실시한 후에는 심장 박동이 있는지를 평가.(목의 경동맥을 촉지)

- 맥박이 있는 경우 숨을 쉬지 않으면 인공호흡을 계속 실시한다. 인공호흡은 약 5초 간격(1분 12회)으로 반복하여 계속 실시하고 2분 간격으로 맥박을 계속 확인한다.
- 맥박이 없는 경우 팔꿈치를 곧게 펴고, 어깨와 손목이 팔과 일직선을 이루는 형태로서 흉골 위에 수직으로 구조자의 체중을 실리도록 흉부를 압박하여야 하며, 흉골의 하부 1/2에 한 손을 올려놓고 그 위에 다른 손을 겹쳐서 깍지를 껴서 되도록 손가락이 흉벽에 닿지 않도록 한다. 환자의 머리가 높지 않도록 하고 편평하고 단단한 바닥에서 정확한 위치 선정, 적절한 압박 깊이(4~5cm)로 압박 속도는 분당 100회 이상을 유지해야 한다.

(7) 30회 흉부 압박과 2회 인공호흡을 1 cycle로 심실제세동기나 자동심세동제거기가 도착할 때까지 계속 반복한다.

(8) 심전도를 체크하여 shockable rhythm인지를 확인한다. 만약 shockable인 경우 1 shock을 준 후에 5 cycles를 반복한다. not shockbale인 경우 CPR 5 cycles를 반복한 후마다 rhythm을 확인한다.

요 약

노인 환자의 약물학적 응급상황으로는 무과립구증, 저혈압과 심장이상, 항정신병약물 악성 증후군, lithium 독성, 항콜린성 정신병, 고혈압 위기 등이 일어날 수 있다. 노인 환자의 경우 자살 사고나 의도가 충동적인 경우보다 계획적인 경우가 흔하다. 따라서 환자와 면담 중에 자살 의도 및 사고에 대한 중요한 정보를 빨리 찾아내야 하며 자살의 위험성이 높다고 평가된 경우에는 가급적 빨리 가족 및 보호자에게 경고하고 필요하다면 폐쇄병동에 입원하여 집중 관찰을 하여야 한다. 폭력의 경우도 철저한 평가가 치료의 시작이며 타협적인 접근이 실패한다면 적절한 시점에 물리적 강박을 결정하는 것이 중요하다. 특히 노인 환자의 경우에는 신체적으로 외상에 취약하기 때문에 항시 주의를 기울여야 하며 강박이 유지되고 있는 동안에도 수시로 신체 검진 및 활력 징후를 검사하여야 한다.

MEMO

II. 각 론

노인성치매,
우울증의 성공적 치료

제4장

치 매

1. 알츠하이머치매

가. 개요

1907년 독일인 신경정신과 의사인 Alos Alzheimer가 50대부터 치매소견을 보이는 한 여자 환자에 대해 기술한 데서부터 명명되기 시작하였다.

나. 원인

정상적인 신경세포가 생산하는 단백질의 대사과정이 유전적 또는 후천적으로 변형되어 신경손상이 발생하는 분자유전학적 질병으로 인식되고 있다. 그동안 밝혀진 발병기전은 베타 아밀로이드〈Aβ〉라고 하는 비정상단백질이 뇌에 침착되어 세포를 손상시키고 뇌의 위축과 퇴행을 일으킨다는 것으로 정리할 수 있다. 즉 Aβ가 서로 응집되었을 때 분해 되지 않고 산화성 스트레스와 칼슘조절 이상을 일으키고 신경세포의 사멸을 촉발하여 궁극적으로 뇌의 퇴행을 일으키는 것으로 추측된다. 또한 Aβ는 인간의 21번 염색체에 존재하는 유전자의 산물인 APP의 한 파편으로, APP의 정상적인 대사과정에서는 발생하지 않으며, 잘못된 대사공정에서 비롯되는 독성부산물인 것으로 밝혀졌다. 또한 APP의 대사에 영향을 미치는 유전자들이 염색체 1번과 14번에 존재하는 것으로 밝혀졌는데, 이러한 유전자의 돌연변이가 생겼을 때는 젊은 나이에도 AD가 발병하게 된다. 즉 14번 염색체의 presenilin-1 유전자는 조발성 가족성 AD의 60%이상에서 원인이 되는 것으로 보고되고 있다. 또한 1번 염색체에 위치한 presenilin-2 유전자도 질병을 일으킴이 보고되었다. 또한 APP와 presenilin의 발현은 신경세포 퇴행이 많이 일어나는 부위인 해마의 CA field, 내측 편도체, 신피질 등에서 동시에 높게 나타난다고 보고되었다. 또한 정상인들의 지방대사에 참여하는 ApoE라는 유전자 중 ε4형질을 갖고 있는 사람들 중에서 AD의 발생률이 현저하게 높아서, ApoE 형질 또한 AD의 중요한 위험요인이라는 것이 알려졌다.

1) 알츠하이머병의 발병기전

AD의 위험인자로서 현재 가장 분명한 것은 노화와 유전적 요인이다. 그 외 Apoε4, 두부외상, 혈청 내 낮은 folate와 vitamin B_{12}농도, homocysteine 증가, 치매 가족력 및 낮은 교육수준 등이 위험인자로 알려져 있다. 반대로 높은 교육수준, 적당한 포도주 섭취, 높은 어류 섭취량은 AD 위험성의 저하와 연관이 있다고 보고 되었다.

가) 구조적인 이상

신경세포 소실에 따른 대뇌위축이 특징적이지만, 신경섬유농축체 Neurofibrillary tangle(NFT)와 노인성 반점 senile plaque은 연관된 가장 뚜렷한 병리 소견이다. AD를 확진하는 데 필요한 병리학적 소견은 NFT, SP가 정상인보다 훨씬 뇌 내에 증가되어 있는 것이다.

나) 유전적인 요인

AD와 관련하여 현재까지 알려져 있는 유전적인 결함부위는 1번, 14번, 21번 그리고 19번 염색체에 분포되어 있다. APP 유전자(21번 염색체), PS-1 유전자(14번), PS-2 유전자(1번)에서의 돌연변이는 거의 완전한 투과도를 나타내는 상염색체 우성 유전형태를 보인다.

다) 생화학적 요인

콜린계의 신경전달계 이상소견

라) 환경적 요인

다. 임상양상

1) 주요 인지기능 손상

가) 기억력

새로운 정보를 학습할 수 있는 능력이 감소되기 때문에 기억력 장애는 대개 최근 기억부터 소멸되는 것이 특징이다. AD의 초기에는 단기기억의 감퇴가 주로 나타나고 병이 진행됨에 따라 점차 장기 기억력도 상실하게 된다.

단기 기억장애에서 단기성 망각은 기억등록과 부호화의 장애로 학습이 안 되어서 생긴다. 이는 간이정신상태검사에서 세 가지 단어의 지연회상에 해당되는 항목으로서 이것은 AD의 초기에도 심한 장애를 보일 수 있다.

외현기억은 서술적 기억이라고도 하며 개인의 과거 경험의 의식적인 회상에 달려있으나 내현기억은 개인의 행동변화에 초점을 맞춘다. 외현기억은 내측 측두엽에, 내현기억은 선조체, 편도체, 소뇌, 신피질을 포함한 뇌의 구조에 각각 지배를 받는다. AD에서는 두 가지 모두 장애를 나타낸다.

나) 언어능력

언어장애는 착어증, 함구증, 반향언어증, 실어증 등이 있다. 실어증 환자를 대할 때는 반드시 스스로 말하기, 알아듣기, 따라 말하기, 이름대기 등의 네 가지를 확인해야 한다. AD의 가족력이 높은 경우에 언어장애가 두드러지게 나타난다.

AD의 초기에는 정확한 단어를 대거나 찾지 못하며, 착어증으로 인하여 전혀 다른 단어, 발음이 유사한 단어 혹은 뜻이 비슷한 단어 등을 말하기도 한다. 중기에는 상대방의 대화를 이해하는 능력이 떨어져 엉뚱한 대답을 하는 경우도 발생할 수 있다. 말기에는 언어 유창성 감소, 반향언어증, 동어반복증, 보속증, 의미를 알 수 없는 발화 등이 나타나며, 전반적 실어증의 특징을 나타낸다. 그리고 병이 진행하면 다른 사람이 제시하는 문장이나 단어를 반복하는 능력이 상실되며 전혀 말을 하지 않게 된다.

다) 시공간 능력

시각적 인식기능, 위치지남력, 그리고 시각적 구성능력 세 가지로 구분한다. AD의 중기 또는 말기에 집을 잘 잃어버리고, 공간지남력이 상실되고, 복잡한 기계나 도구를 사용하지 못하는 증상으로 나타난다. 공간지남력 상실은 대개 시각인식기능장애 뿐만 아니라 시공간 기억의 소실이 동반되어 초래되는 현상이다. 그리기 장애는 우측 두정엽의 대사 저하와 함께 두드러지게 나타난다.

라) 집행능력

집행기술은 복잡한 인지과제 혹은 행동을 수행하는 데 필요한 정신활동을 말한다. 즉 어떤 행동양상을 인지하고, 복잡한 과제를 수행하는 데 필요한 전략을 짤 뿐만 아니라 이러한 전략을 필요에 따라 이용하면서 제대로 수행했는지 평가하고 만약 잘못 수행한 경우 새로운 전략을 만들기도 하면서 추상적 사고를 할 수 있는 능력을 말한다. 즉, 주요기능은 계획 짜기, 순차적 조직화, 주의집중 등을 포함하며 전두엽 기능에 해당한다. AD에서 이 기능에 장애가 있는 경우, 무감동, 주의력 저하, 보속증, 사고경직성 등이 동반된다.

라. 진단

치매의 진단에서 가장 중요한 초점은 가역적 치매와 비가역적 치매를 감별하는 것과 병의 진행정도를 정확히 파악하여 구체적이고 체계적인 치료계획을 수립하는 것이다.

명확한 definite AD의 진단기준은 치매증상, 전형적인 임상경과, 치매를 일으키는 다른 원인질환의 배제 등의 임상기준과 더불어 조직 병리학적 증거를 요구한다.

AD의 진단은 다발성 인지기능장애로 기억력 장애와 함께 주요인지기능의 이상인 언어장애, 실행증, 실인증, 수행장애 중 하나 이상이 동반되어 있으며, 이러한 인지기능장애가 일상생활과 사회생활에 지장을 초래하며 섬망이나 기타 내과적 질환으로 인한 것이 아닐 때이다. AD의 임상적 진단기준으로 DSM-IV

와 함께 많이 인용되고 있는 것은 NINCDS-ADRDA에서 제시하는 유력한 probable AD의 진단기준이다.

1) 조기 진단

AD의 조기 진단의 필요성은 첫째, 원인치유가 가능한 치매를 약 15%에서 발견할 수 있으며, 둘째, 치매의 진행과정을 늦출 수 있으며, 셋째, 정상적인 능력을 오랫동안 보전할 수 있으며, 넷째, 이를 통해 환자 자신이나 가족들의 심적 부담 및 경제적인 부담을 덜 수 있다는 데에 있다. 원인질환을 찾기 위한 병력에는 뇌외상, 연탄가스 중독여부, 직업상의 중독성 물질 노출 여부, 약물 복용, 음주 정도, 혈관성 치매의 위험요소 및 가성치매에 대한 문진이 포함되어야 한다.

2) 진단 검사

- 신경인지기능 검사
- 뇌영상검사
- 유전자 검사

3) 감별진단

- 노화
- 섬망
- 건망증후군
- 가성치매

마. 치료

알츠하이머형 치매에서 대뇌의 일차적인 병변은 신피질 choline 전달의 기시부인 Meynert 기저신경절의 큰 신경세포들의 퇴행성 병변이며 이로 인해 피질의 choline계 활성이 감소된다. 신경병리학적으로 볼 때, 육안으로 관찰할 수 있는 소견으로 대뇌피질 위축, 피질구의 확장, 그리고 뇌실 확장이 관찰된다. 현미

경의 소견으로는 대뇌의 전반적인 신경원 소실, 신경원 섬유층 neurofibrillary tangles, 노인성 반점 senile plaques, 과립공포변성 granulovacuolar degeneration, 아밀로이드성 혈관증 amyloid angiopathy 등을 관찰할 수 있다. 해마와 편도를 포함한 내측 측두엽에서 가장 심한 병리학적 변화를 관찰할 수 있다. 최근의 분자생물학적 연구에 따르면 β-아밀로이드 단백질과 아밀로이드 전구단백질 amyloid precursor protein이 병적으로 과다 축적된다고 한다. 지금까지 밝혀진 유전자 이상으로는 상염색체 19, 21, 14, 1이며, 현재 유전자이상과 관련되어 APP(Aβ), ApoE 및 Presenilin(PS-1, PS-2)에 관한 연구가 활발히 진행되고 있다. 또한 기억에 관련된 신경전달물질로는 acetylcholine 및 glutamate가 관여함이 보고되었다.

알츠하이머형 치매의 약물치료는 상기의 병태생리에 근거하여 발전하여 왔으며, 1993년 미국 FDA에서 최초로 Tacrine(Cognex)이 알츠하이머형 치매의 치료제로 공인을 받은 이후 약물치료는 새로운 가능성을 열어가고 있다. 알츠하이머형 치매의 약물치료를 인지기능 개선제와 비인지기능 개선제로 구분하여 살펴보면 다음과 같다.

1) 인지기능 개선제

인지기능 개선제는 치매환자의 인지기능 저하를 예방하고 회복시키며 아울러 생활기능을 증진시키는 약물이다. 콜린에스테라아제 억제제로는 tacrine, donapezil, rivastigmine, galantamine이 있고, 그 밖에 MAO-B 억제제인 selegiline과 혈관확장제, 뇌영양제 nootropics 등이 있다. 또한 여성호르몬 보충제, 비타민 제제 등도 인지기능 저하를 치료하는 약물로 제안되고 있다.

1993년 최초로 미국 FDA에서 승인된 tacrine은 제1세대 콜린에스테라아제 억제제로 AD 환자에서 약 20~ 5%의 인지기능이 호전을 보였으나 부작용으로 간의 독성을 나타낸다고 보고되어 사용이 제한되고 있다. 그 후 제2세대 콜린에스테라아제 억제제로 알려진 donepezil이 1996년에 미국 FDA에서 승인이 되었고, 2000년에는 rivastigmine이 FDA에서 AD치료제로 승인되었다. 2001년에는 galantamine이 유럽 및 미국 FDA에서 승인되어 현재 임상에서 사용되고 있다.

Galatamine은 콜린에스테라아제 억제 기전뿐만 아니라 니코틴 수용체에도 작용하는 이중 작용을 지니고 있는 것으로 보고되고 있다. 가장 최근인 2000년에 memantine(Ebixaⓐ)가 미국 FDA에서 승인되어 중증 및 고도의 치매 환자에서 사용되고 있다.

현재 진행 중인 연구의 방향에 비추어 볼 때 새로운 치료법으로 등장할 가능성이 있는 방법은 여러 신경전달물질에 작용하는 약물의 병합치료, 신경성장 요소 및 유전공학적 치료 등의 예방적 치료를 들 수 있다. 현재 임상에서 비교적 안전하게 사용 중인 인지기능개선제를 살펴보면 다음과 같다.

가) 콜린성 약물

알츠하이머형 치매에서 콜린계가 중요한 역할을 한다는 증거로는 중추에 작용하는 항콜린계 약물이나 중추콜린계의 손상은 집중력과 기억력의 장애를 일으키는데 이 장애는 콜린계 약물로 호전될 수 있다는 점이다. 대표적인 콜린에스트라제 억제제는 콜린 신경전달을 증진시키는 치료로서, 가역적인 콜린에스테라제 억제제를 투여함으로써 아세틸콜린의 불활성화를 막고 수용체에 대한 자극을 연장시키는 것이다. 또한 콜린성 신경의 두 수용체인 니코틴(nicotinic receptor)계와 무스카린(muscarine receptor)계는 서로 연합하여 학습과 기억에 관여한다고 보고되었다.

나) 글루타메이트성 치료 (glutamatergic Treatment)

글루타메이트는 신경세포에 대한 중요한 흥분성 신경 전달물질로 학습과 기억에 중대한 역할을 하는 것으로 알려져 왔다. 그러나 한편으로 글루타메이트는 NMDA와 non-NMDA 수용체를 통한 신경 독성작용도 갖고 있으며 중추신경계의 몇몇 퇴행성 질환의 원인이 되기 때문에 글루타메이트 치료는 복잡한 수용체 기능을 고려한 뒤에 이루어져야 할 것이다.

다) 칼슘통로 차단제 (Calcium Channel Blockers)

칼슘은 신경 전달물질의 합성, 방출, 신경세포의 활동전압, 수용체 친화력,

기억저장 등에 중요하며 칼슘항상성(homeostasis)의 손상이 알츠하이머병을 포함한 신경퇴행성 질환의 병태생리로 제시되어 왔다. 또한 저혈당, 저산소증, 신경흥분성 독성 물질의 분비 등의 최종 공통경로가 과도한 칼슘의 유입으로 인한 신경세포의 죽음이라고 알려졌고, 칼슘유입은 tau에서의 nerofibrillary tangel과 같은 변화와 연관되어 있다.

따라서 신경세포로의 과도한 칼슘 유입을 예방하는 칼슘통로 길항제가 치료제로 시도되어 볼만하다. Nimodipine, Nifedipine의 예방적 효과가 보고되었다.

라) 면역적 치료 (Immunological Approach)

Indomethacin, cholchicine, hydroxycholoroquine, steroid 등이 치료에 시도되고 있다. 장기간 소염제 치료를 받는 류마치스성 관절염 환자에서 알츠하이머형 치매의 이환율이 일반인구에 비해 낮다는 보고가 있다.

마) 항산화제 (Antioxidant)와 비타민 (Vatamine)

단가아민 산화효소 B (MAO-B) 억제제인 L-Deprenyl은 MPP+를 감소시킴으로서 인지기능을 호전시키고 Vitamine E, idebenone는 글루타메이트와 amyloid beta protein 때문에 생기는 세포죽음을 예방해주기 때문에 L-Deprenyl과 vitamine E는 단독 혹은 병합투여에 위해 알츠하이머형 치매의 진행을 늦춘다는 보고가 있다.

바) 항아밀로이드 제제 (Antiamyloid Agent)

Colchicine과 hydroxychlorquine, protein kinase C 활성도를 증가시키려는 phorbol dibutyrate, lkadaic acid, Alzheimer amyloid B/A4의 칼슘통로 활성화를 차단하는 tromethamine이 있다.

사) 신경영양요소 (Neurotrophic Factors)

Nerve growth factor를 투여한 결과 기억력이 향상되며 전두엽과 측두엽의 니코틴 결합이나 뇌혈류량이 증가되었다는 보고가 있지만 뇌실내 주입에 따른 부작용 및 장기간 투여의 결과를 모른다는 제한점이 있다. 그러나 piraceta, hydergine은 꾸준히 투여되고 있는 신경영양요소이다.

2) 비인지기능 개선제

비인지기능개선제란 치매로 인한 대표적인 증상인 행동. 정신증상(Behavioral and psychological symptoms: BPSD)의 치료약물은 말한다. 비인지기능에 사용되는 약물치료는 첫째, antipsychotics/conventional neuroleptics, newer antipsychotics 둘째, antidepressants/trazodone, selective serotonin reuptake inhibitor, tricyclic antidepressant, moclobemide 셋째, benzodiazepines 및 넷째, anticonvulsants 등을 증상 및 양상에 따라 다음과 같이 다양하게 사용될 수 있다.

가) 정신. 행동증상 및 공격적 행동의 치료

알츠하이머형 치매에서 정신병적 증상의 이환율은 30~40%이며, 중등도 이상 말기로 갈수록 더 높아지는데, 대개 피해망상과 환청이 흔하고 이로 인한 언어적 혹은 신체적 공격성, 초조, 비협조, 흥분, 파괴적 행동이 나타날 수 있다. 이러한 다양한 정신 이상 증상 및 문제행동은 치매의 인지기능을 악화시키며 질병을 빠르게 진행시킬 수 있기 때문에 적절한 치료가 필요하다. 아울러 치매환자는 복잡한 환경에 적응하기 어려워 더욱 많은 문제행동을 일으키므로 되도록 안전하고 단순한 환경에서 생활할 수 있도록 환경을 조성하고, 청각과 시각에 대한 정규적인 검사를 실시해 감각 기능의 저하로 인한 문제행동을 예방해야 한다. 또한 문제행동이 나타나면 우선 원인에 대해 생각해보고 언제, 어디서, 어떻게 행동하는지 자세히 관찰한 후 비 약물적인 대처 방법을 우선적으로 적용해야 하며, 이로써 호전이 없을 때 약물치료를 고려한다. 이러한 정신행동증상에 사용할 수 있는 약물은 첫째, 항정신병약물로 기존에는 haloperidol이 사용되어 왔지만, 최근에는 비전형적 항정신병약물로 알려진 clozapine, risperidone, olanzapine의 사용이 권장되고 있다. Risperidone의 초기용량은 0.5mg/day, 유지용량은 1~2mg/day이며, olanzapine의 초기용량은 2.5mg/day, 유지용량은

5~7mg/day로 제시된다. 수면장애가 동반될 경우는 zolpidem 5~10mg이 사용될 수 있다. 심한 흥분시는 haloperidol 및 lorazepam 근육주사가 권장될 수 있다.

둘째, 치매 환자에서 보이는 초조, 과잉행동, 공격적 행동이 양극성장애의 조증기에 보이는 행동증상과 유사한 면이 있어 항조증약물을 시도해 볼만한데, carbamazepine 이나 sodium valproate가 효과가 있었다는 임상 보고도 있다.

나) 정동장애의 치료

치매환자에서 흥미 저하, 사고나 집중력의 저하, 무감동증, 정신운동성 지연, 수면장애 등의 증상이 흔한데 이런 우울증 증상이 인지기능을 더 악화시킨다. 치매 환자에서 동반된 우울증은 삼환계 항우울제, 단가아민산화효소 억제제, 전기경련요법에 반응을 보였다고 보고 되었다. 삼환계 항우울제는 인지기능 호전과 우울한 기분, 일상 활동력을 증가시킨다는 보고가 있다. 현재 선택적 세로토닌 재흡수 억제제(SSRI)가 주로 우울증상에 효과가 있었다고 보고 되었으며 최근에 개발된 venlafaxine은 노인 우울증 환자에서 항콜린성 부작용이나 저혈압을 유발시키지 않아 비교적 안전하다고 보고 되었다.

3) 약물사용의 선택 및 평가

치매약물의 적합한 선택은 부작용 없이 안전하게 효율적인 증상의 완화를 기하는 데 목적이 있다. 즉 기억, 언어, 인식 및 실행 장애를 포함하는 인지기능 장애와 공격적 행동, 배회, 환각, 망상 등을 포함하는 정신행동증상의 치료에 중점이 주어진다.

인지기능면에서 기존의 콜린에스테라아제 억제제 치료에 반응하지 않을 경우, 다른 종류의 콜린에스테라아제 억제제 특히 galantamine으로 바꾸어 사용할 수 있다. 그 외 보조적으로 tanamin과 vitamin E, 여자의 경우 에스트로겐이 추가로 사용될 수 있다. 인지기능 개선제는 초기, 중기, 중 · 고도까지 유지되어야 한다. 단 심각한 고도 인지기능 장애로 호전을 기대하기 어려울 경우는 약물사용을 중단할 수 있다. 반면, 비인지기능 개선제로 사용된 항정신병약물, 항불안제 및 항우울제, 수면제 등은 환자의 상태에 따라 임상의가 조절하거나 중단할 수 있다.

치료반응의 평가에서 초기의 추적관리는 약물의 안전성을 확인하기 위하여 특히 중요하다. 항치매약물은 약물치료 후 약 1~2주에서 4주까지의 기간에 추적관리를 해야 하며, 특히 약물의 부작용을 조심스럽고 주의 깊게 살펴보아야 한다. 임상적 효과의 추적관리는 6~8주에서 시작되어 분기별로 실시한다. 일반적으로 인지기능의 추적평가는 MMSE 및 ADAS-Cog, 행동증상의 추적평가는 Neuropsychiatric Inventory(NPI), 일상생활 기능의 평가에는 Activities of Daily Living(ADL) 평가도구를 사용한다.

인지기능개선제로 사용되는 콜린에스테라아제 억제제의 부작용으로는 구토, 설사, 어지럼증이 나타날 수 있다. 임상적으로 약 1 %에서 약물의 부작용이 보고 되고 있다. 항정신병약물 사용 시에는 추체외로 증상 등의 부작용에 유의하여야 한다.

일반적으로 치매약물의 초기시작용량은 인지기능장애에 aricept(donepezil)가 일일 5mg(저녁 1회투여)이 사용되며, exelon(rivastigmine)이 6mg, galantamine (reminyl)은 8mg의 범위에서 일일 2회 사용된다. 또한 비인지기능장애의 대표적인 증상인 행동, 정신 증상의 치료에 사용할 수 있는 atypical neuroleptics로는 risperidone의 초기용량은 일일 0.5mg/day이며, olanzapine은 일일 2.5mg이 제시된다. 또한 유지용량은 인지기능장애에 aricept(donepezil)가 일일 5~10mg이 사용되며, exelon(rivastigmine)이 9-12mg, galantamine(reminyl)은 16~24mg의 범위에서 사용된다. 또한 비인지기능장애의 대표적인 증상인 행동,정신 증상의 치료에 사용할 수 있는 atypical neuroleptics로는 risperidone은 일일 1.0~2.0mg/day이며, olanzapine은 일일 5.0~7.5mg로 제시된다.

콜린에스테라제 억제제 치료에 반응하지 않을 경우, 다른 종류의 콜린에스테라제 억제제로 바꾸어 사용할 수 있으며, 보조적으로 tanamin과 vit-E 여자의 경우 estrogen이 추가로 사용되어질 수 있다.

4) 약물치료의 전망

알츠하이머형 치매의 약물치료 접근은 첫째, symptomatic/cholinergic, target

tNTs, behavioral treatment 둘째, modifying/anti-inflammatory, antioxidant, hormanal 셋째, preventive/gene therapy, anti-tau, amyloid, anti-gene product의 방향으로 진행되고 있다. 현재 알츠하이머형 치매를 치료하기 위한 새로운 전략들은 Aβ의 생산을 중단시키고, Aβ의 제거를 촉진하거나, Aβ의 응집과 침전을 방해하는 시도들이다. 현재 보고 되거나 진행 중인 약물치료를 제시하면 다음과 같다.

가) 항산화제

신경세포의 산화가 치매의 발생을 증가시킨다는 보고들이 있다. 항산화제 anti-oxidants인 비타민 E의 혈청농도가 낮을 경우, 기억력 장애가 잘 발생된다는 보고가 있었으며, 일부 연구소에서는 비타민 E의 혈중 농도가 치매 군에서 정상 대조군에 비하여 감소되어있다는 보고도 있다. 동물세포 배양실험에서도 비타민 E는 Aβ에 의한 세포사멸을 감소시킨다는 연구결과가 보고 되었다.

나) 에스트로겐

여러 연구들에서 에스트로겐 estrogen 대체 요법이 치매 환자의 인지기능을 호전시킨다고 보고 되었으나 아직은 논란이 많다. 에스트로겐의 치매에 대한 효과는 다음 두 가지 기전에 의하여 설명된다. 첫째, 에스트로겐이 자유기 free radical에 의한 산화를 막는 역할을 할 수 있다. 둘째, 에스트로겐이 신경자극활성 neurotrophic activity을 갖기 때문에 신경세포를 보호하는 역할을 할 수 있다.

다) 칼슘이온

칼슘이온Ca^{2+} 항상성의 교란이 치매에서 Aβ의 침착을 증가시키는 요인이라는 주장이 있다. 최근 몇몇 연구들은 PS-1, PS-2 유전자의 돌연변이와 칼슘 채널에서 칼슘 유입 이상이 서로 관련성을 가지며, 칼슘 유입의 이상은 Aβ의 생성을 증가시킨다고 보고하였다. 이러한 주장에 근거하면 향후 효과적인 칼슘 유입 차단제 calcium influx blocker가 개발되어 치매의 치료에 적용될 수 있을 가능성이 크다.

라) Homocysteine

혈중 homocysteine 농도의 상승이 치매 발생 위험성을 2배 정도 증가시킨다는 보고가 있다. 이러한 주장에 근거하면 엽산이나 비타민 B_{12}가 풍부하게 함유되어 있는 음식을 섭취하는 것이 치매의 발병가능성을 낮출 수 있을 것으로 기대된다.

마) 콜레스테롤

혈중 콜레스테롤 cholesterol 농도의 상승이 치매의 발생위험성을 높이며, 실제로 statin과 같은 콜레스테롤 농도를 낮추는 약물로 치료 받은 경우, 치매의 발병 위험성이 감소하였다는 보고도 있다. 세포학적 연구들은 콜레스테롤이 APP의 단백질 분해 과정을 조절한다는 사실을 보여주는데, 높은 콜레스테롤 농도는 β-secretase에 의한 APP의 절단을 유도하여 Aβ의 생성을 촉진하며, 반면에 낮은 콜레스테롤 농도는 α-secretase에 의한 APP 절단을 촉진한다. 일반적으로 α-secretase는 Aβ 부위를 절단하여 치매를 방지하는 역할을 하는 것으로 알려져 있다. 또한 최근 연구에서 cholesterol ester가 Aβ의 생산 조절에 관여한다는 보고가 있어, acyl-coenzyme A:cholesterol acyltransferase (ACAT)도 치매 치료제의 개발 연구에 있어 좋은 표적이 될 수 있다.

바) Aβ 예방접종

인간의 APP를 과잉 생산하도록 형질전환된 쥐를 통한 실험에서 합성 Aβ synthetic Aβ를 복강 내에 주사할 경우 아밀로이드 반 amyloid plaque의 형성이 억제된다는 것이 밝혀졌다. Aβ 예방접종 vaccination은 Aβ의 침착을 막는 것에만 그치는 것이 아니라, Aβ 침착 방지와 제거까지 일으키는 것으로 보고 되었다. 또한 Aβ의 예방접종은 형질전환 쥐에서 나이의 증가에 따른 학습 저하와 기억력 손상에 대한 보호 작용이 있는 것으로 나타났다. 그러나 Aβ 예방접종에 의한 인지기능의 향상이 직접적으로 아밀로이드 반의 감소와 연관이 있는지, 혹은 Aβ 대사의 어떤 단계가 예방접종에 의하여 영향을 받는지는 불명확한 상태이다. Aβ 예방접종의 제1상 임상실험은 이미 성공적으로 마쳤지만, 미국과 유럽에서

360명의 환자를 대상으로 시행 중이었던 제2상 임상실험은 현재 중단된 상태이다. 몇몇 환자에서 CNS의 염증 소견이 나타났기 때문인데, 최근에 독성을 낮추고 면역성을 높인 새로운 예방주사가 개발되어 다시 임상실험이 시도될 수 있을 것으로 보여진다.

사) 항염증약물

염증은 신경손상의 중요한 기여 인자라고 여겨지며, 알츠하이머형 치매 환자의 반 주변에는 활성화된 소교세포, 성상세포, 사이토카인 cytokine 등이 특징적으로 나타난다. 임상연구에서 비스테로이드계 소염제(NSAIDs)로 치료받은 환자에서 치매의 발병률이 낮으며 진행도 느리다는 것이 밝혀졌으며, 최근 시행된 전향적 연구에서도 장기적인 NSAIDs의 사용이 치매의 위험성을 유의하게 낮춘다고 보고되었다. 그러나 한편, NSAIDs의 표적이 되는 cylooxygenase(COX)-1과 COX-2중에서, COX-2를 특이적으로 억제하는 약물은 치매 예방효과가 크지 않은 것으로 보고되었다. 반대로 염증이 치매 환자에서 보호 작용을 한다는 주장도 있다. 따라서 어떤 기전에 의하여 염증반응이 독성 작용을 하는지 아니면 보호 작용을 나타내는지 좀더 확실하게 규명되려면 더 많은 연구가 진행되어야 할 것으로 보인다.

아) Aβ fibril 형성 억제

Aβ의 농도가 일정한 역치를 넘게 되면, 비용해성 fibril이 증가하여 응집하게 되며 뇌에 침착된다. Fibril 형성 과정에 관여하는 다양한 인자들에 대한 이해가 아직은 부족하지만, 이러한 과정들을 차단하는 것이 치매의 치료에 있어 도움이 될 것은 분명하다. 최근 동물모델을 이용한 실험에서 Zu-Cu chelator가 Aβ의 축적을 억제하는 효과가 있었다고 보고된 바 있다. 이러한 치료적 접근은 이미 치매가 진행된 환자에서도 치료 효과를 기대할 수 있다는 점에서 그 의의가 크다. 현재 개발중인 치매 약물로는 AF-1028(Evoxac), AIT-082(NeoTrofin), Ampalex(CX-516), Dapsone, Lipitor, Nefiracetam, Phenserine, Rofexocib 및 AN-1792(AIP- 01)을 들 수 있다.

바. 사례 모음

1) 증례 1

환자는 69세 남자로 3년 전부터 시작되어 점차 심해지는 기억장애를 주소로 내원하였다. 3년 전에 심했던 말을 반복해서 하는 일이 가끔 있었는데 당시에는 가족들이 대수롭지 않게 생각하였다. 1년 전부터는 같은 이야기를 반복하거나 물건을 둔 장소를 잊는 일이 잦아졌다. 예를 들면 손녀와 놀이터에 다녀오고 난 뒤 손녀딸이 미끄럼틀을 잘 탔다는 말을 자꾸 반복한다든지, 식사를 집에서 했는지, 밖에서 했는지 잘 기억하지 못하는 경우가 있었다. 그러나 자신이 정년퇴임할 당시 등의 옛날 일은 잘 기억하였고 손자와 손녀 이름도 잘 알고 있었다. 병원을 다녀간 뒤 병원에서의 일들이나 만난 사람들을 부분적으로만 기억할 수 있었다. 수 일 전의 일은 기억하지 못하는 경우가 종종 있었다. 집 주소와 전화번호를 기억하지 못하였다. 작년 12월에는 부인과 약속한 장소에 가다가 목적지를 잊어버려 다른 곳으로 간 일이 있었다. 작년부터는 운전하면서 옆에 탄 사람에게 자꾸 길을 물었다. 환자는 자신의 기억력 감퇴에 대해 잘 알고 있었고 실수에 대한 두려움 때문에 말수를 줄이고 친구들과도 잘 만나려 하지 않았다. 현재 운전과 좋아하던 골프를 중단하였으며 은행과 관련된 일도 도움이 필요하다. 요즘은 의욕이 없어 보이고 누워 있는 시간이 많다. 환자는 고등학교 졸업 후에 공무원으로 근무했고 10년 전에 정년퇴직하였다. 과거력과 가족력에서 특이소견은 없었다. 혈압은 150/90이었고 신경학적 검사상 이상소견은 관찰되지 않았다. K-MMSE는 21점이었다. 시간에 대한 지남력은 2점, 장소에 대한 지남력 4점, 기억등록은 3점이었으나 회상은 0점이었고, 주의집중 및 계산은 3점, 언어 및 시공간 구성은 9점이었다. K-BNT 26/60으로 저조하였다. 계산은 덧셈과 뺄셈은 잘하였으나 곱셈과 나눗셈은 어려움이 있었다. CDR은 1이었다. 혈액검사에서는 갑상선 기능 검사, Vit B_{12}, folate, VDRL 등은 정상이었고 고콜레스테롤혈증만 관찰되었다. Apolipoprotein의 genotyping은 e4/e4였다. 심전도 검사, 흉부방사선 촬영은 정상이었다. 뇌 자기공명영상 검사에서는 전반적인 뇌의 위축만이 관찰되었다.

2) 증례 2

환자는 72세 여자로 5년 전부터 서서히 심해지고 있는 기억장애를 주소로 내원하였다. 환자는 매우 영리하여서 동네 사람의 나이, 생일, 성격 및 남의 집 제삿날까지 잘 기억하였는데 5년 전부터는 잘 기억하지 못하고, 물건을 두고도 못 찾는 일이 가끔 있었다. 이러한 증상은 점차 진행하여 수개월 전부터는 1주일에 한 번씩 방문하는 막내딸이 같이 살고 있는 것으로 착각하는 경우가 많아서 상에 수저를 한 벌 더 올려놓는 일이 잦다. 요즘은 기억장애가 심해져서 1시간 전에 남편과 차를 마시고 대화한 것을 기억하지 못한다. 반찬을 사와도 잊어버리고 식탁에 올려놓지를 않고, 음식을 만들 때 양념을 빼는 일이 많아 맛이 없어졌다. 물건의 이름이 기억나지 않는 일이 잦다. 자주 다니는 10~15분 거리의 교회는 혼자서 다녀오나 그 외의 먼 거리는 항상 보호자가 동행해야 한다. 요즘은 전기밥솥의 사용법을 잊어버렸고 식사 준비는 항상 남편이 도와줘야 한다. 과거와 비교해 무관심해졌고 어리광을 부리고 애기가 된 듯하다고 한다. 환자가 다른 사람들과 대화할 때 보호자가 보기에 필요없는 말을 하는 경우가 잦다.

환자는 초등학교를 졸업하였고 직장생활은 하지 않았다. 과거력과 가족력에서 특이사항은 없었고, 신체검사 및 신경학적 검사상에서도 다른 이상소견은 관찰되지 않았다. 환자는 손자들의 이름을 기억하지 못하였다. K-MMSE는 13점이었다. 시간에 대한 지남력은 0점이었고, 장소에 대한 지남력은 2점, 기억등록은 3점이었으나 회상은 0점이었다고, 주의집중 및 계산은 0점, 언어 검사에서 7점이었고 오각형 겹쳐 그리기는 1점이었다. CDR은 2점이었다. 심전도, 흉부 방사선 촬영, 혈액검사에서는 이상소견이 관찰되지 않았다. 뇌자기공명영상에서는 전반적인 뇌의 위축만이 관찰되었다.

3) 증례 3

환자는 82세 여자로 기억장애를 주소로 내원하였다. 환자는 시골에서 혼자 살아와서 정확하게 언제부터 기억장애가 있었는지 알 수 없다고 한다. 5년 전에 도시에 사는 가족들이 환자의 기억장애를 느끼고 병원에 모시고 갔을 당시에는 벌써 집안의 보일러 사용이 어려웠고 수돗물도 틀어놓고 잠그지를 않는 등 여러 증상들이 확연하게 드러났었다. 그 뒤로 환자의 기억장애는 점점 심하여져 현재는 돌아서면 잊어버린다. 옛날 기억도 많이 잊어버려서 남편의 이름도 모르고 자신의 자녀가 몇 명인지, 이름이 무엇인지도 잘 알지 못한다. 수 년 전부터 밖에 나가면 길을 잃어버리기 때문에 혼자서는 외출을 못하게 하고 있다. 물건의 이름을 대명사로 대치하는 경우가 많고 가끔은 상대방의 말을 못 알아듣고 동문서답을 하기도 한다. 또 애기를 잘 진행하다가도 갑자기 전혀 다른 주제로 넘어가 딴 애기를 하는 경우도 많다. 같이 살고 있는 딸을 보고 가끔은 엄마 또는 언니라고 부른다. 또 기분이 나쁘면 딸을 때리고 물어뜯는다. 물건을 자꾸 감추고 잠을 잘 못자는 경우가 많다. 옷은 스스로 철에 맞게 입지 못해 어느 것을 입으라고 지정을 해주어야 하고 속옷도 갈아입지 않고 춥다고 자꾸 옷을 껴입는다. 목욕은 머리 감는 것과 등을 닦아 주는 것만을 도와주면 나머지는 혼자서 해결한다.

환자는 무학이고 과거력과 가족력에서 특이소견은 없었다. 신경학적 검사상 인지기능의 장애 이외의 다른 이상소견은 관찰되지 않았다. K-MMSE는 5점이었다. 시간에 대한 지남력 0점, 장소에 대한 지남력도 0점, 언어 및 시공간 구성에서는 4점이었다. CDR은 3이었다. 혈액검사는 정상소견이었고 심전도 검사에서는 허혈성 심장 질환이 의심되었다. 흉부 방사선 촬영 상 정상이었으며, 뇌 전산화 단층 촬영에서는 뇌실이 커져 있고, 양측 대뇌의 전반적인 위축만이 관찰되었다.

요 약

알츠하이머병의 일반적인 양상은 아주 서서히 시작하며, 비교적 초기에는 최근 기억의 장애가 나타나고, 곧 이어서 실어증, 실행증이 나타나며, 그리고 수년 후에는 실인증이 나타난다. 일반적으로 환자의 신체적 장애는 비교적 후기에 나타나는데 시간이 갈수록 환자는 보행 장애로 주로 의자와 침대에서만 지내게 되며, 전신의 근육 경직이 나타나고 요실금 또는 변실금이 빈번해진다. 치매 환자가 사망하는 직접적 원인 중에 가장 흔한 이유는 폐렴, 요로감염증, 욕창성 궤양등의 감염으로 인한 패혈증이다. 신경병리학적으로 볼 때, 육안으로 관찰할 수 있는 소견은 대뇌피질 위축, 피질구의 확장, 그리고 뇌실 확장이다. 해마와 편도를 포함한 내측 측두엽에서 가장 심한 병리학적 변화를 관찰할 수 있다. 최근의 분자생물학적 연구에 따르면, 아밀로이드 단백질과 아밀로이드 전구단백질이 병적으로 과다 축적된다고 한다.

MEMO

2. 혈관성 치매

가. 개요

혈관성 치매라고 진단하려면 첫째, 환자는 치매를 앓고 있어야 하고, 둘째 병력이나 임상적 평가, 혹은 뇌 영상 자료에서 뇌혈관 질환의 증거가 있어야 하며, 셋째, 치매와 뇌혈관 질환 사이에 직접적인 인과관계가 있어야 한다.

나. 역학

우리나라에서는 연구자에 따라서 혈관성 치매의 유병률은 12~37%까지 다르게 보고하고 있다. 일반적으로 전체 치매 환자 중 12~20% 정도가 혈관성 병변이 원인으로 작용한다고 알려져 있다.

다. 혈관성 뇌병변의 기전

일반적으로 출혈성 질환에 의한 치매보다는 뇌경색으로 인한 허혈성 치매가 더 흔하다. 허혈성 뇌혈관 질환의 기전에는 경색, 혈전, 색전, 혈관경련, 혈류량 저하 등이 관련된다.

라. 혈관성 치매의 아형

NINDS-AIREN의 병소의 신경병리학적 특징에 따른 분류

1) 다발성 뇌경색 치매

동맥경화나 색전에 의하여 대뇌의 주간동맥 또는 분지동맥이 여러 군데에서 중첩되어 폐쇄되면서 나타난 치매의 임상증후군. 발병시점이 비교적 분명하고 진단 또한 간단하다.

2) 전략적 뇌경색 치매

고위기능을 수행하는 데 핵심적인 역할을 하는 국소부위에 뇌경색이 생기면

서 발생하는 치매 증후군. 대표적인 예로 전두엽-피질하 회로가 작동하는 데 필수적인 부위인 미상핵이나 후내측 시상 부위에 발생하는 단일 혈관의 허혈성 병변에 의한 치매를 들 수 있다.

3) 피질하 혈관성 치매

피질이나 피질하에서 발생한 작은 혈관의 병변에 의해 발생한 치매. 열공 경색이나 심한 백질 변성이 있는데, 이들 병변에 의해 발생한 치매는 따로 피질하 혈관성 치매라고 부르기도 한다. 열공 경색은 주로 기저핵과 시상 주변부에 분포하는 관통 소동맥 부위에서 병변이 발생하며, 다수의 병변이 전전두엽-피질하 회로나 시상-피질 회로를 차단시킴으로써 인지기능장애가 생긴다. 백질변성의 경우 빈스방거병이라고도 하며, 뇌실 주변이나 심부 백질의 변성에 의하여 치매가 생긴다. 피질하 혈관성 치매의 임상양상은 대혈관 병변으로 인한 치매에서 보이는 양상과는 사뭇 다르다. 즉 피질하 혈관성 치매환자들은 인지기능 장애가 발생한 시점과 뇌졸중과 시간적 인과관계가 분명하지 않으며, 치매증상이 서서히 진행한다.

마. 임상양상

전통적으로 혈관성 치매의 특징적인 임상양상은 인지기능장애의 갑작스러운 발병, 계단식 악화, 증상의 변동성, 국소 신경학적 이상 소견 및 징후, 야간 혼탁, 우울감, 신체 증상 호소, 정서적 불안정, 고혈압과 동맥경화의 동반, 경동맥 잡음 등이 있다. 대부분의 혈관성 치매환자들은 대뇌 병변의 분포에 따라 고위 인지기능의 어느 영역은 기능장애가 뚜렷하지만 다른 영역은 비교적 보존되어 있는 조각난 형태를 보이는 경우가 많다.

행동증상으로 우울증, 무감동, 정신운동성 지연, 신체증상에 대한 걱정, 감정 조절의 어려움, 인격의 변화, 불안, 초조 등의 감정 변화가 흔히 보이며 망상과 같은 정신증상이 나타날 수 있다. 신경학적 검사 상에서 국소 신경학적 징후가 동반되어서 근력이 감소되고, 근 긴장도가 증가되며, 심부 건반사가 항진되고, 추체로 징후, 보행 장애, 구음장애, 삼킴 장애 등의 이상소견이 나타난다.

피질하 혈관성 치매에서는 기억력 장애와 함께 실행기능 장애, 정신운동성 지연이 나타나며 인격과 기분의 변화가 빈번하게 동반되므로 알츠하이머병과 임상양상이 유사하여 감별이 어려운 경우가 있다. 하지만 피질하 혈관성 치매에서는 전두엽의 기능장애가 두드러지고 기억력 손상은 비교적 가볍게 나타난다. 이때 보이는 기억력 장애의 특징은 회상 능력이 떨어져 있으나 상대적으로 재인은 유지되고 힌트를 주면 회상 능력이 개선된다는 점이다. 또 보행 장애, 구음장애, 삼킴 장애, 추체외로계 증후, 빈뇨 및 요실금 등 신경학적 징후가 비교적 초반부터 나타난다.

바. 진단

Probable Vascular Dementia Clinical Guideline (NINDS-AIREN criteria)

A. 다음 사항을 모두 만족해야 함
1. 치매 -- □
   제외사항
   Severe aphagia,
   Psychosis,
   Disturbed conciousness or delirium
   Major sensory motor impairment,
   인지장애를 가져오는 다른 condition인 경우는 제외

2. 대뇌혈관 질환
   a. Focal neurological signs consistent with stroke ---------------------- □
   (with or without history of stroke)

   b. Neuroimaging evidence
      1. Multiple large vessel infarcts ---------------------------- □
         또는
      2. Single strategically placed infarct -------------------------- □
         (예; angular gyrus, thalamus, basal forebrain)
      Multiple lacunae 또는 extensive periventricular white matter lesions --------- □
      3. 1과 2의 연관성이 다음에 의해 증명됨
         a. Stroke 발생 3개월 이내에 치매 발생 -------------------------- □
            또는
         b. 치매의 갑작스런 악화(발생) 또는 계단식 진행 ---------------------- □

B. 진단과 일치되는 특징들
   1. Early gait disturbances ---------------------------------- □

2. History of falls ☐
3. Early urinary dysfunction ☐
4. Pseudobulbar palsy ☐
5. Personality and mood changes ☐
abnormal executive functioning

C. 진단과 일치하지 않는 특징들
1. Early onset of and progressive worsening of memory deficit ☐
2. Absense of focal neurological signs ☐
3. Absense of cerebrovascular lesions on CT or MRI ☐

사. 감별진단

임상증상과 신경학적 검사에서 알츠하이머 병에서는 감각이상, 마비, 요실금 등의 국소 신경학적 증상들이 비교적 말기에 나타나는 반면, 혈관성 치매에서는 비교적 초기부터 뇌졸중으로 인한 구음장애, 삼킴 장애, 안면 마비, 보행 장애 등의 국소 신경학적 증상 및 징후가 동반된다. 다발성 경색과 열공 경색, 뇌실주위나 백질심부의 고음영 소견은 혈관성 치매를 시사하는 소견들이다. 반면 알츠하이머병의 뇌 자기공명영상 소견은 해마를 포함한 측두엽과 두정엽 등의 대뇌피질에서 위축을 보이는 것이 특징이다.

아. 알츠하이머병의 뇌병변과 혈관성 뇌병변

임상적으로 알츠하이머병에 합당한 환자라도 뇌 영상에서 크고 작은 뇌경색이 발견되는 경우가 많다. 만약 알츠하이머병 환자에서 발견된 뇌경색이 치매증상의 직접적인 원인으로 작동하였다면 혼재성 치매로 진단하여야 한다. 하지만 뇌경색이 치매증상을 유발하는 직접적인 원인이라기보다 기여 인자로 작용하였다면 혈관성 인자를 가지는 알츠하이머병으로 간주할 수 있다.

자. 위험인자

혈관성 치매의 위험인자는 교정할 수 없는 것과 교정 가능한 것으로 나누어 생각할 수 있다. 먼저 교정할 수 없는 위험인자에는 환자의 나이, 성, 거주 지역, 낮은 학력, 직업, 뇌졸중의 가족력, 병전 성격, 살충제 등의 물질에 대한 노출경험, 무증후성 뇌졸중 등이 해당된다. 반면 교정이 가능한 위험인자는 고혈압, 심방세동을 포함하는 심장질환, 당뇨, 고지혈증, 출혈성 질환, 무증후성 경동맥 경화, 일과성 허혈증, 뇌경색, 흡연, 음주, 비만 등이 해당한다.

차. 치료원칙

혈관성 치매의 치료 원칙으로는 첫째, 급성기에는 뇌조직 괴사방지 및 최소화에 역점을 두며, 둘째, 만성기에는 뇌졸중의 재발방지 및 위험인자 조절 등 재활치료에 중점을 두며 셋째, 재활치료로 예방 가능한 합병증의 예방, 뇌졸중으로 인한 증상 치료 등 즉 장애에 대한 기능적 재활로 일상생활 수행능력 및 삶의 질 회복에 중점이 두어져야 한다.

혈관성 치매의 예방과 치료는 빠를수록 좋고, 가능하다면 치매에 이르지 않은 단계에서 시작해야 한다. 혈관성 치매의 치료는 크게 치매가 발병하기 전에 행해지는 예방적 치료와 일단 치매가 발병한 다음에 시행되는 대증요법으로 구분할 수 있다.

1) 예방

혈관성 치매를 예방한다는 것은 뇌졸중을 예방하는 것을 의미한다. 뇌졸중의 예방은 위험인자를 밝히고 교정하는 것부터 시작해야 한다. 이미 뇌졸중을 경험한 환자에게는 뇌졸중의 재발을 억제하여 추가적인 뇌손상을 방지하는 것도 혈관성 치매를 예방하는 중요한 방법이다.

뇌졸중의 위험인자를 교정하면서, 약물치료가 필요한 경우에는 뇌졸중의 기전에 따라 항응고제 혹은 항혈소판제를 선택하여 투여한다. 심한 경동맥 질환이 있고 수술의 적응증이 되는 경우에는 경동맥 내막절제술 endarterectomy을 시행할 수 있다. 최근에는 비수술적인방법으로 스텐트를 이용한 혈관확장술이 경동맥 질환에서 많이 사용된다. 뇌졸중의 이차 예방을 위해 사용하고 있는 혈소판제로는 aspirin 50~1300mg/day, ticlopidine 500mg/day, triflusal 600~900mg/day, clopidogrel 75mg/day, 또는 aspirin 50mg과 dipyridamol 400mg/day 병용요법 등이 사용되고 있다.

2) 치료

혈관성 위험인자에 대한 조절과 뇌졸중에 대한 일·이차 예방 전략은 일단 혈관성 치매가 발생한 후에도 매우 중요하며 지속되어야 한다. 아울러 혈관성 치매의 증상들을 대증요법으로 치료해 나가야 한다.

현재까지 혈관성 치매 자체를 치료하는 단일 약물은 알려진 바가 없다. 아스피린의 투여, 고지혈증의 치료, 금연 등이 인지기능 개선에 도움이 되었다고 보고된다. 최근에는 알츠하이머 병에서 인지기능 개선을 위하여 사용하는 콜린에스테라아제 억제제 cholinesterase inhibitors가 혈관성 치매에서 효과가 있다는 보고가 나오고 있다. 그 외에 ergot alkaloid, xanthine-derivatives(pentoxifylline, propentofyllline), 칼슘 채널 차단제(예 : nimodipine), 은행잎 추출물 extract of ginkgo biloba, NMDA 수용체 차단제 NMDA receptor inhibitors 등이 다소 효과가 있다고 하지만 임상적인 효용성이 분명히 입증되지는 않았다. 이외에 혈관성 치매에서 나타나는 행동 정신장애의 치료는 알츠하이머형 치매에서의 치료원칙과 동일하다.

카. 사례모음

1) 다발성 경색 치매

60세 된 남자환자가 기억 장애와 자주 길을 잃어버린다는 증상을 주소로 신경과 외래를 방문하였다. 5년 전부터 치료중인 당뇨병이 있었고, 약 6개월 전 가벼운 우측 편마비와 언어 장애를 주소로 내원하여 뇌경색 진단 하에 수 일간 입원했던 병력이 있었다. 우측 편마비는 발병 1개월 후 완전히 회복되었으나 당시부터 물건 이름을 기억하지 못해 대화 중 '그것' 이라는 지칭을 많이 사용하였고 자신이 한 일을 잊어버리거나 같은 질문을 반복하는 행동을 이따금씩 보였다. 또한 매주 다니던 교회가는 길을 잊어버리거나 친구들과의 약속을 잊어 문제가 된 적이 자주 있었다. 내원 당시 활력 징후나 신체검사에서 특이소견은 없었다. 신경학적 검사에서 의식은 명료하였고, 가벼운 구음 장애와 우측 하지에 바빈스키 징후는 보였으나 근력 약화와 감각 이상은 없었다. 신경심리검사에서 주의 집중력이 저하되었고, 시간과 장소에 대한 지남력과 100에서 7 연속 빼기 계산에 장애를 보였다. 언어 기능 검사에서 물건이름 맞추기를 못하는 명칭 실어증과 단어의 기억과 인출에 이상소견을 보였고, Rey 복합 도형 그리기를 못하여 시공간 기능 장애도 시사하였다. 그 외 약간의 전두엽 기능장애를 시사하는 소견을 보였다. 공복 혈당이 170으로 증가된 이외에 기본적인 혈액 검사 및 심전도는 정상이었다. 내원시 시행한 뇌 자기공명영사에서 좌측 전두엽과 후두-두정엽에 뇌경색의 병변과 혈관조영에서 좌측 중뇌동맥의 국소 협착 소견이 있었다.

2) 전략적 단일경색 치매

고혈압 외에는 특이 질환의 병력이 없었던 53세 여자가 내원 당일 아침 기상 후 가만히 앉아 아무 것도 하지 않으려 하고 적절한 대화를 못한다는 증상으로 응급실로 왔다. 환자는 취침 전날 일상 활동을 정상적으로 수행했으나 아침에 일어나 후 평소 해오던 가족들의 식사 준비를 하지 않고 가만히 앉아 있었고, 아들을 알아보지 못하며 남편이 어디 아프냐는 질문을 하면 "왜그래?"라는 말만을 반복적으로 할 뿐 적절한 대화를 할 수 없었다. 응급실 내원 당시 혈압이 150/90으로 상승된 것 외에는 활력 징후와 응급혈액검사, 신체검진 소견은 정상이었다. 신경학적 검사에서 의식은 명료하였으나 주변 환경과 사람들의 반응에 전혀 무관심하였고, 가만히 앉아 있으려고만 하였다. 우측 상하지에 Grade IV정도의 약한 근력마비와 바빈스키 징후가 있었다. 신경심리검사에서 주의 집중력에 심한 장애가 있었고, 실어증은 없었으나 자발적 언어 표현이 매우 적었다. Luria loop을 그리게 했을 때 반복적인 그리기 행동이 있어 전두엽 기능 장애를 의심할 수 있었다. 또한 빗으로 머리를 빗는 행동을 흉내 내게 하였을 때 이를 하지 못하여 실행증이 의심되었다. 그 외 기억력 검사나 시공간 기능은 검사에 대한 협조가 안 되어 평가가 어려울 정도였다. 내원 다음 날 시행한 뇌 MRI에서 좌측속섬유막 무릎에 열공경색을 확인하였고, MR 혈관영상에서는 반대측 후뇌동맥 근위부에 국소 혈관 협착 이외에 열공경색과 연관된 병변은 없었다. 뇌파검사와 심전도 및 혈액검사는 정상이었다. 발병 3개월 후 근력 약화는 완전히 호전되었으나 심한 무감동으로 집안일이나 취미활동 등 아무것도 하지 않으려

하였고, 기억과 계산능력의 장애로 장보기와 같은 일상생활에 장애가 있었다.

3) 소혈관 질환성 치매

65세 여자가 6개월 전부터 자신이 한 말을 기억하지 못하여 반복적인 질문을 자주하고 보행이 어렵다는 증상으로 내원하였다. 대학을 졸업했고 건강히 지냈던 환자는 약 3년 전부터 자신의 물건을 어디다 두었는지 기억을 못하는 경우가 종종 있었다. 이러한 증상은 서서히 악화되었고 최근 6개월 전부터 가족들과의 대화 중 반복적인 질문과 식사하고도 하지 않았다며 다시 달라는 억지와 화를 내기도 하였다. 과거 병력에서 40세 때부터 고혈압 약물치료를 하였으나 최근 수 년간은 약물 복용을 소홀히 하여 혈압 조절이 잘 안 되었다. 내원 당시 혈압은 160/90이었고 당뇨병의 병력은 없었으나 식후 2시간 혈당이 180이었다. 신체검진에서 특이소견은 없었으며 신경학적 검사에서 의식은 명료하였으나 시간과 장소에 대한 지남력 손상이 심하였고 약간 초조하고 안절부절 하는 모습이었다. 약한 구음 장애가 있었으나 상하지 근력 약화나 감각 이상, 심부 건반사 이상은 없었다. 근긴장도가 전반적으로 증가되어 있었고 보행시 앞으로 구부정하고 보폭이 짧고 불안정한 파킨슨 증후군의 보행 양상을 보였다. 전두엽 기능 장애를 시사하는 파악반사나 미간반사가 뚜렷하게 나타났다. 신경심리검사에서 주의집중력과 기억기능, 언어기능 및 시공간 인지 능력이 모두 감소되어 있었고, 특히 전두엽 기능에 장애가 심하였고 흉내내기, 물건 사용하기 등에 실행증이 있었다. 또한 중등도의 우울감과 감정의 둔화를 관찰할 수 있었다. 환자의 MRI에서 양측 측뇌실 주변부에 1cm이상의 cap과 halo형태의 뇌실 주변부 백질 변성과 심부 잭질에 장경 25mm이상의 광범위한 백질 변성을 보였다. 기저핵 주변에 3개의 열공경색도 동반하였고 MRI 혈관영상에서 큰 혈관의 협착이나 폐쇄 소견은 없었다.

3. 경도인지장애

가. 개요

최근 수년 전부터 치매를 연구하는 많은 의사들은 기억력을 비롯한 인지기능이 정상 노화단계보다는 조금 감소하였지만 그렇다고 일상생활을 하는데 크게 어려움이 없어 치매라고 부르기는 어려운 치매의 전단계에 대해서 관심을 가져왔다. 1991년에 처음 경도인지장애라는 용어가 사용된 이후 2003년 9월 스웨덴 스톡홀름에서는 미국, 유럽, 아시아, 호주에서 온 의사 및 연구자들로 구성된 100여 명의 전문가들이 모여 심포지움을 열고 다음과 같은 합의된 진단기준을 마련하였다.

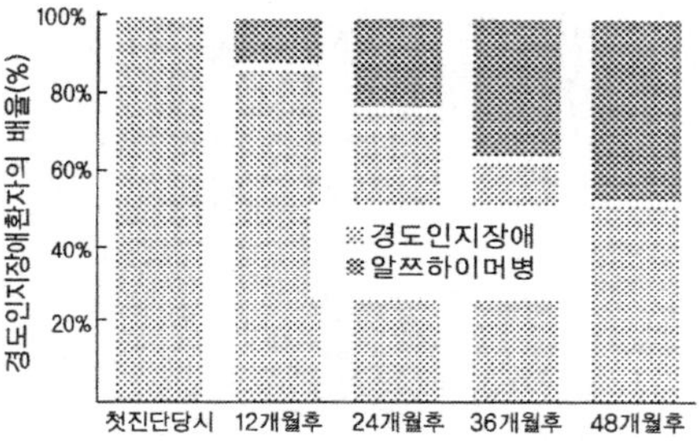

1999년 Peterson이 발표한 자료

즉, 경도인지장애란 첫째, 정상도 아니고 치매도 아니어야 한다. 둘째, 시간이 지날수록 인지기능이 감퇴했다는 객관적인 증거가 있어야 한다, 또는 환자 및 보호자가 주관적으로 인지기능이 감퇴했다고 호소하며 이를 객관적으로 확인할 수 있어야 한다. 셋째, 일상생활하는 데는 지장이 없고 복잡한 도구를 사용하는 것에는 최소한의 장애가 있거나 없어야 한다. 다시 말해서 기억력을 비롯한 다양한 인지기능이 신경심리검사로 측정하였을 때 정상 노화단계보다는 낮은 점수를 보이지만, 일상생활을 하는데 크게 어려움이 없고 아직 치매가 아닌 단계인 사람을 말한다. 미국의 연구에 의하면 일반 정상 노인집단이 매년 약 1~2% 정도가 알츠하이머병으로 진행되는 것에 비해 건망형 경도인지장애집단은 매년 약 10~15% 정도가 알츠하이머병으로 진행되는 것으로 보고되어 적극적 예방 및 집중관리가 필요한 대상군으로 관심을 받고 있다. 따라서 이 단계에서는 인지기능에 영향을 나쁘게 줄 수 있는 생활습관, 즉 운동부족, 흡연, 과음 등을 미리 미리 바꾸고, 치매의 위험요인 즉, 고혈압, 당뇨, 고지혈증, 뇌졸중, 심장병 등을 미리 미리 치료하는 것이 매우 중요하다. 또한 이 단계에서 인지기능의 저하를 유발할 수 있는 원인질환을 찾아내어, 원인을 제거하는 것이 중요하다. 경도인지장애는 정상노화와 치매의 중간단계로 알려져 있으며, 저하된 인지기능의 종류 및 수에 따라서 경도인지장애도 세부적으로 4가지로 분류될 수 있다. 이들 경도인지장애는 정상노인들에 비해서 향후 알츠하이머병 및 혈관성치매를 비롯하여 각종 치매로 이환될 가능성이 높은 치매고위험군으로 알려져 있다. 뇌영상 촬영 및 뇌부검을 했을 때 경도인지장애는 알츠하이머병에서 보이는 병리적 소견이 이미 진행되고 있지만, 단지 알츠하이머병보다 그 양이 적어 임상적으로 치매로 진단되지 않을 뿐이다. 그러나 유념해야 할 사항은 경도인지장애라고 해서 반드시 치매가 되는 것은 아니며, 오히려 정상으로 회복되기도 한다는 것이다. 반대로 경도인지장애가 아닌 상태에서도 얼마든지 치매는 생길 수 있다.

나. 임상적 특징

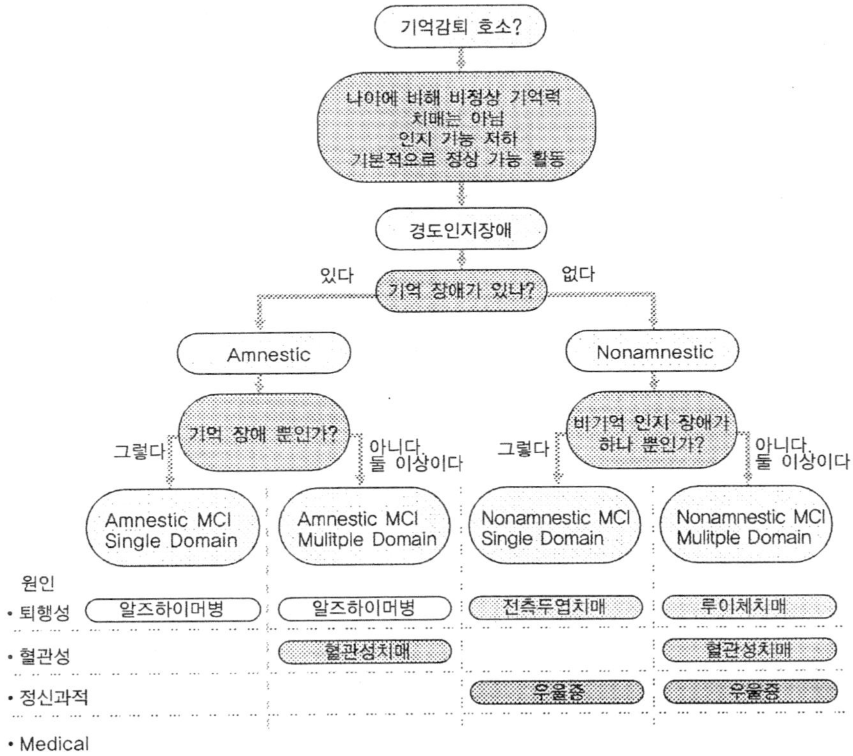

MCI의 임상특징은 주관적인 기억감퇴를 호소하고 환자를 잘 알고 있는 주위 사람들이 그 사실을 인정하며 일반적 인지기능은 정상범위 이어야 한다. 그러나 특정 신경심리검사에서 기억영역 이외의 저하가 있을 수 있으나 기능적으로 의미 있는 장애는 없어야 한다. 또한 일상생활력 activities of daily living(ADL)은 정상 범주에 속하여야 한다. 이 환자들은 지역사회에서 기억장애 때문에 불편하기는 하지만 독립적 생활은 잘 유지될 수 있다. 일반적으로 학습 삽화적 기억 능력이나 지연회상 검사에서 어려움을 느끼며 교육과 연령 대비 대조군의 점수보다 약 1.5 SD 낮게 측정된다. 그러나 MCI는 이질적인 개념의 복합체이기 때문에 단일 질환으로서 인정받지는 못하고 있다. 일례로 MCI가 흔히 AD의 초기단계라고 간주되고 있으나 치매를 유발하는 다른 흔한 질환들도 초기에는 비슷한 양상을 나타낼 수 있기 때문이다. 이에 따라 최근 MCI를 세분화하여 MCI-amnestic, MCI-multiple domains slightly impaired, MCI-single nonmemory domain 등으로 분류하는 경향도 있다.

다. 역학

1) Mild cognitive impairment의 유병률

MCI에 대한 발생빈도 연구는 많지 않은데 한 코호트를 대상으로 한 연구결과는 70세 이상 인구에서 매년 1%의 발생빈도를 보고하였다. 유병률에 관한 보고는 얼마나 엄격한 진단 기준을 적용하였는가에 따라 다른데 Indiana Health and Aging Study와 Canadia Health and Aging Study에서는 약 3.4%가 낮고 5.3%이 높다. 최근 이루어진 두 연구에 의하면 MCI 환자의 사망률은 인지기능이 정상인 사람에 비해 1.7~2.2배 높다. 기억장애의 호소, 일상생활능력(activities of daily living)은 정상, 일반적인 인지기능도 정상, 나이와 교육 수준을 고려한 기억력 장애(1-2 표준편차 이하)로 정의되는 MCI의 유병률은 75세 이상의 인구에서는 15%이나 60세 이상의 인구에서는 3%로 보고 되었다. 유병률은 연구에 사용한 진단 기준이 다르고, 대상 추출 방법과 평가 방법이 모두 달라 그 결과를 비교하기가 어려우나 대체적으로 치매의 유병률에 비해 약 2배 정도일 것으로 추측한다. 실제로 같은 연구 대상에 현재 이용되고 있는 진단 기준을 적용시켜 보면 그 유병률이 매우 다르다. 국내의 경우에는 확실하게 표준화와 유효성이 검증된 좋은 기억력 검사가 아직 없어 연구 목적의 MCI 환자를 진단하기 위해서는 기억력 검사 도구에 대한 연구가 선행되어야 할 상황이다.

교육 수준, 연령, 성별에 따른 MCI의 유병률 차이에 대한 연구 결과도 항상 일치하지는 않는데, 교육 수준이 낮으면 MCI의 유병률이 높다는 결과와 낮다는 결과가 모두 있다. 나이에 따른 MCI 유병률의 변화를 보면 대체로 65세 이상의 나이에서 유병률이 증가하고 85세 이상에서는 더 이상의 증가는 없다고 한다. 성별의 차이는 없거나 남자에서 더 높다는 보고가 있고, 도시보다는 지방 거주자에게서 유병률이 높다는 보고가 있다.

2) Mild cognitive impairment의 발병률

발병률에 대한 연구는 많지 않지만, 65세 이상의 인구 1,000명 중 12명에서 15명이 MCI로 발병하고, 75세 이상 노인 인구에서는 1,000명 당 54명의 발병률이 보고 되었다. 하지만 이들 발병률에 대한 자료도 서로 비교하기가 어려운데, 진단기준과 대상의 구성, 관찰 기간, 신경심리검사 도구들의 차이 때문이다. MCI의 발병률도 치매의 발병률과 비슷하게 연령이 증가함에 따라 같이 증가하는데, 교육 수준이 낮은 사람들에게서 높게 나타난다. 성별에 의한 차이는 치매의 경우와는 달리 여자에 비해 남자에게서 더 높은 발생률이 나타나는 경향이 있다. 하지만 발병률에 대한 연구가 많지 않아 나이, 성별, 교육수준에 따른 MCI의 발생률에 대한 어떤 결론을 내리기에는 부족하다.

3) 치매발병의 위험도

MCI로부터 AD 및 다른 유형의 치매로 발전하는 위험도는 각각 매년 12.3% 및 17.6%로 알려져 있으며 또 다른 연구에서는 위험도가 3.1~8배 증가하였다.

MCI 환자들 중에서 약 10~15%가 매년 AD로 진행된다고 보고되고 있지만, 40%까지 높게 나타난 연구도 있다. 하지만 최근에 Petersen 등이 다시 규정한 MCI 기준('MCI-amnestic' 으로 한정해서 기억력 검사에서만 장애가 나타나고 다른 인지기능과 관련된 검사에서는 모두 장애가 없는 경우)에 의한 연구에 의하면, 3년 동안 MCI에서 AD로 발전한 경우가 11%로 나타났다. 정상인 군에서 치매의 발병률이 매년 1~2%인 것에 비해 MCI군의 AD 발병률이 높은 것은 MCI가 AD의 위험 요소라는 것을 의미하고 있고, 여기에는 다른 이견은 없는 것 같다. 물론 모든 MCI 환자가 AD로 발전한다고는 생각되지 않지만 MCI라는 군 전체로 볼 때에 AD의 유병률이 높은 집단이라는 것에는 의심이 없다.

1999년에 있었던 'Current concepts in MCI Conference'에서는 MCI 기준에 의해 진단된 환자들의 구성이 균일하지 못하는 것을 인식하고, 'MCI-amnestic', 'MCI-multiple domains slightly impaired', 'MCI-single nonmemory domain'의 3가지로 하위분류를 하였고, 최근에는 MCI의 기준을 'MCI-amnestic'으로 한정해서 기억력 검사에서만 장애가 나타나고 다른 인지기능과 관련된 검사에서는 장애가 없어야하는 것으로 규정한 경우도 있었다. 이후에는 'MCI-amnestic' 그룹에 대한 연구만이 최근 진행되었는데, 3년 동안 MCI에서 AD으로 발전한 경우가 11%로 나타났다.

결국 MCI 환자들 중 인지기능 장애가 계속 진행하여 치매로 발전할 사람은 어떤 사람인가, 그들을 사전에 구별할 수 있는 방법이 있는가는 MCI 환자를 발견하여 치매로의 발전을 막고자 하는 근본적 목적에 매우 중요한 문제이다. 이 문제에 접근하는 방법에는 크게 3가지가 있는데, 다음과 같다.

첫째, 신경심리학적 검사 자료를 이용하는 방법으로, 신경심리학적 검사 결과를 분석하여 어떤 MCI 환자가 치매로 발전을 할 것인가를 예견할 수 있는가 하는 점에는 이견이 많다. 기억 장애, 특히 언어성 episodic 기억이나 지연회상의 장애가 가장 일찍 나타나고, 가장 예민한 소견이지만, 기억 장애는 정상 노인에서도, 또 치매로 발전하지 않는 MCI에서도 관찰되기 때문에 문제가 있다. 최근에는 기억력보다는 문제해석 능력이나 판단력 등이 알츠하이머병으로 전환되는 것을 더 잘 예견할 수 있다는 보고들과, 언어능력이나 시공간 지각력의 장애가 치매로 진행하는 군에서 더 잘 나타난다는 보고들이 있다. 또 전체적인 신경심리 검사 총 점수는 치매로의 진행을 예견하는데 큰 효과가 없다고 하는 연구와 예견할 수 있는 요인이라는 연구가 같이 있다.

둘째, 여러 가지 조직학적, 신경화학적, 또는 생물학적 지표들에 대한 자료로 치매로의 발전 여부를 예견하는 요인을 찾는 방법으로, 어떤 지표들을 가지고 있는 MCI환자가 치매로 더 잘 진행하는가 하는 점을 보는 것으로 apolipoprotein E 유전형 검사, 내측 측두엽 위축 등과 같은 대뇌피질의 구조적 이상 여부, 정량적 뇌파 검사 요인 분석, 후각기능의 장애 등이 이러한 생물학적 지표로서 연구되었다.

셋째, 사회경제학적인 요인들을 분석함으로써 그 방법을 찾는 것인데, 나이는 예측 요인이 될 수 있다는 보고와 나이와 교육 수준은 모두 예측 요인으로서의 역할을 하지 못한다는 보고가 있다. 환자 자신의 주관적인 기억력 장애가 예측 요인이 될 수 있는가 하는 점은 많은 의문이 있는데, 성격, 우울증이나 불안증 또는 의사와 환자 간의 태도와 사이 등과 같은 여러 가지 요인들에 의하여 영향 받을 수 있기 때문이다. 하지만 돌보미들이 인식하는 환자의 인지장애 정도는 알츠하이머병으로의 진행에 대한 예측 요인으로 유용하다.

해부학적, 신경심리학적, 환경적, 문화적 요인들이 인지기능에 서로 복합적인 영향을 미치기 때문에 여러 가지 요인들을 복합적으로 연구하는 것이 중요한데, apolipoprotein E와 내측 측두엽의 위축 등의 요인을 같이 사용하면 더 나은 예측을 할 수 있다는 것이 알려졌다.

4) MCI 발생의 위험요소

National Heart, Lung, and Blood Institute의 쌍둥이 연구에 의하면 apolipoprotein E ε4 유전자아형, 중년기의 이완기 고혈압은 MCI 발생위험을 증가시키고 적절한 음주는 위험을 감소시켰는데 이는 AD 발병 위험인자와 유사하였다.

4. 기타 치매

가. 알코올성 치매

1) 원인 및 역학

많은 알코올 중독자들이 병원에 입원하여 치료받고 있음에도 불구하고 장기간의 알코올 사용이 지적 기능에 미치는 효과에 대한 연구는 많지 않다. 만성적인 알코올 소비와 연관되어 나타나는 알코올성 기억장애는 알코올 자체의 신경독성, 비타민 B 결핍, 간기능 부전 등에 기인된다고 한다. 알코올 관련 치매의 원인에 대한 정확한 연구가 되어 있지는 않지만 코르사코프(Korsakoff) 증후군에 해당하는 환자가 적지 않을 것으로 생각되며 알츠하이머병이나 혈관성 치매에 의한 경우도 많이 포함되어 있을 것으로 생각된다. 음주량과 알츠하이머병의 발현에 대한 뚜렷한 연관성 또한 아직 밝혀지지 않았으나 알코올 의존 환자의 경우 뇌에서 콜린성 결핍이 관찰되고 있다. 알코올 의존 환자의 치매의 유병률은 약 10% 정도이며 특히 젊은 사람보다 노인 알코올 의존 환자에서 치매가 흔하다. 경도의 인지장애는 알코올 의존 환자의 50~70%에서 발견된다고 한다.

2) 임상적 특징

임상적으로 알코올성 치매는 경미하며, 진행하지 않거나 단지 경미하게 진행된다. 전형적으로 정신운동의 지연, 우회, 보속증, 주의력 및 지남력의 장애가 나타난다. 신경인지 기능검사에서는 추상화 능력의 손상, 단기 기억의 손상이 흔하며 언어의 유창성의 장애를 보인다. 보통 비언어성 검사의 수행 능력이 언어성보다 더 크게 영향을 받으며 실어증은 대개 나타나지 않는다. 알코올성 치매의 임상적 특징은 현저한 기억력 장애가 있음에도 불구하고 언어 능력과 일차성 감각 또는 운동 능력은 보존되어 있다는 것이다.

3) 뇌영상 소견

만성 알코올 의존은 노인에서 광범위한 뇌위축을 일으킨다는 보고가 있으며 간뇌의 심한 퇴행으로 새로운 정보의 학습과 기억이 어려운 전행성 기억상실증이 오는 경우가 많다. 피질, 백질, 간뇌, 뇌간, 척수에 비해 기저핵은 비교적 건재하다.

4) 치료

알코올 관련 치매의 치료에는 알코올 중독에 대한 치료, 비타민과 기타 영양소의 보충, 인지기능 개선을 위한 치료 등으로 나눌 수 있는데, 알코올 의존의 병력이 있는 치매 노인의 경우 음주를 중단하고 치아민(thiamine)을 보충하여 전반적인 영양상태가 개선되었음에도 불구하고 치매 증상이 진행되면 알츠하이머병이나 혈관성 치매의 가능성을 생각해 보고 알츠하이머병의 가능성이 의심될 때에는 아세틸콜린분해효소 억제제의 투여도 고려되어야 한다.

나. 두부 외상에 의한 치매

1) 원인 및 경과

개방성 두부외상, 뇌 좌상, 뇌출혈 등에 의해 광범위한 뇌손상을 입은 후에도 치매 증상을 보일 수 있으며, 직업적인 권투선수에서처럼 반복적인 두부외상이 축적되어 나타나는 '권투선수 치매' 같은 경우도 있다. 두부 외상 후의 치매는 외상의 정도와 부위에 따라 증상과 심각도에 많은 차이가 있어 심한 경우에는 지속적인 식물인간 상태가 되기도 하며, 가볍게는 경미한 지적 장애만 나타나는 상태로 머무를 수도 있다.

외상성 뇌손상의 병력은 알츠하이머병의 위험인자이다. 반복되는 외상성 뇌손상에 의해서도 치매 증상이 발현되며 부검 소견상 알츠하이머병에서 관찰되는 것과 같은 신경 병리학적 소견들이 관찰된다. 또 외상성 뇌손상의 병력은 알츠하이머병의 발현을 5~7년 정도 앞당긴다고 한다. 이런 결과들은 뇌 외상에 의한 치매 증상의 발현이 알츠하이머병과 많은 관계가 있을 것임을 암시한다.

2) 치료

현재까지의 연구 결과를 볼 때 외상성 뇌손상 후 신경방사선학적 검사에서 아무 이상이 없이 인지기능 장애가 지속되거나 뇌 외상 후 발생한 인지장애가 이후에도 점차 심해질 때, 또 외상성 뇌손상 이전에 이미 인지장애가 있었던 환자의 경우에는 나이를 고려하여 알츠하이머병의 경우처럼 아세틸콜린분해효소 억제제를 사용해 볼 수 있겠다.

다. 루이체 치매(dementia with Lewy bodies)

1) 병리 소견 및 신경 화학적 소견

루이체는 신경세사와 ubiquitin 그리고 a-synuclein 등으로 구성되어 신경세포 내에 봉입체로 존재하며 파킨슨병의 중요한 병리소견으로 알려져 있다. 이러한 루이체와 치매의 관계가 많이 알려지게 된 것은 뇌의 피질부위에 존재하는 루이체를 찾아내는 방법이 개선되면서부터이다. 루이체 치매에서는 루이체가 흑질 부위뿐 아니라 변연계를 비롯한 뇌의 신피질 부위에 광범위하게 분포함으로써 치매를 유발할 것으로 생각된다. 그 외에도 콜린성 신경세포가 밀집해 있는 nucleus basalis of Meynert에서도 루이체가 발견되어 콜린성 신경기능의 장애를 초래할 것으로 생각된다. 루이체 치매에서도 알츠하이머병의 주요 병리소견인 신경반이 흔히 관찰되나 알츠하이머병과의 중요한 차이점은 신경섬유다발이 아주 드물게 발견된다는 점이다. 또한 파킨슨병과는 달리 운동에 관여하는 선조체에서의 콜린성 신경기능도 같이 감소되어 진전이 상대적으로 드물다. 이러한 콜린성 신경기능의 감소는 인지기능의 감소와 비례하는 것으로 알려져 있다.

2) 역학 및 임상양상

초발 연령은 40세 이후이나 75세 전후가 가장 많으며 남녀 비율은 비슷하나 남자에서 조금 더 흔하다고 한다. 45세 이전에 발병한 군에 비해 65세 이후에 발병한 군에서는 극심한 전두엽 기능 이상을 포함하는 전반적인 인지변화를 볼 수 있다. 특징적인 임상양상은 초기에 나타나는 복잡한 환시와 자발적인 파킨슨 증상뿐만 아니라 매일 극도로 다양하게 변하는 진행성의 인지저하이며 뇌혈류검사상 후반구 이상이 특징적으로 관찰된다. 이외에 임상적으로 중요한 신경학적 증상들이 관찰될 수 있는데 운동실조, 경직 및 진전 등의 파킨슨 증상이 그것이다. 인지기능의 변화는 다른 질환과 감별하는데 가장 중요한 증상이나 발견하기가 가장 어려우므로 가능하면 자주 그리고 끈기 있게 환자를 진찰하는 것이 중요하다. 인지기능의 변화는 짧게는 몇 분 단위로 변화하기도 하고 길게는 몇 일 단위로 변화할 수도 있다. 환시는 동물이나 사람에 관한 내용이 흔한데 전형적인 경우는 아주 구체적인 형상을 경험하게 된다. 파킨슨 증상의 경우 파킨슨병과 임상적으로 크게 다르지 않으나 진전이 상대적으로 드물다. 레보도파에 대한 반응은 파킨슨병에서와 같이 현저하지는 않으나 비교적 좋은 편으로 생각된다. 약 25% 정도의 환자에서는 파킨슨 증상이 없을 수 있으나 파킨슨 증상이 선행하는 경우에는 루이체 치매의 진단을 위하여 치매가 12개월 내에 시작되어야 한다. 이 세 가지 증상들 중 두 가지 이상이 있으면 루이체 치매로 진단될 수 있다. 이 중 파킨슨 증상이 파킨슨병에서와 달리 신경이완제에 의해서 갑자기 심해지는 경우처럼 항정신병약물 감수성 증후군이 나타날 수 있으며 심하면 생명을 위협할 수 있으므로 유의하여야 한다. 체위성 저혈압과 같은 자율신경계 증상이 현저할 수 있고, 환자의 15%는 간대성근경련을 보인다.

3) 뇌영상소견

단일광자방출 전산화단층촬영을 이용하여 뇌의 혈류분포를 살펴보면 알쯔하이머병에서와 같이 측두엽, 두정엽을 비롯하여 전두엽에서의 혈류감소가 관찰되나 알츠하이머병에서와는 달리 많은 환자들에서 후두엽에서도 혈류의 감소가 관찰되는 점이 특징이다. 이러한 후두엽에서의 혈류감소가 루이체 치매의 주요 증상인 환시와 연관이 있을 것으로 생각되나 그 자세한 이유에 대해서는 아직 알려진 바가 없다.

4) 치료

루이체 치매에서의 치료는 크게 세 가지 관점에서 고려되어야 할 것으로 생각된다. 즉 인지기능의 개선과 신경정신증상 그리고 파킨슨 증상의 개선이 필요하다. 그러나 한 가지 증상에 대한 치료가 다른 증상을 악화시킬 수 있기 때문에 개별 증상에 대한 치료가 쉽지 않을 수 있다.

- 아세틸콜린 분해효소 억제제-일부에서는 파킨슨 증상이 악화되기도 한다. 하지만 공통적으로 환각이 호전되었으며 인지증상과 전반적 기능도 일부에서 호전되었다는 보고가 있다.
- 신경이완제
- 항파킨슨 약제-20~25%에서 레보도파에 반응을 보인다고 한다.

5) 증례

- 노인 나이, 기혼 남성 초졸

두통, 우울감, 현훈, 빈뇨를 주소로 입원하였다. 환자는 힘이 없고 어지러우며, 갑갑하고 열이 나며 기분이 우울하고 입맛이 없어 식사를 하지 못하겠다고 호소하였다. 소변보기가 어렵고 왼쪽 사지에 힘이 없어 시행한 MRI상 전반적인 대뇌위축이 관찰되었고 뇌혈류검사상 좌측 전두엽 후부와 인접한 측두엽 전부 피질에 경도의 위축을 반영하는 뇌혈류 감소를 보였다. 환자는 파킨슨병에 의한 기분장애 의심 하에 항우울제를 비롯한 약물 치료를 받으며 여러 번 입퇴원 반복하였으나 뚜렷한 증상의 호전은 없었다고 한다. 환자는 매 입원 시마다 인지기능에 대한 선별검사인 MMSE를 시행하였으나 28~29점 정도의 소견을 보였다. 환자는 증상의 호전을 위해 소량의 항정신병약물을 투여한 후 갑자기 의식이 흐려지고 손으로 눈 앞의 무엇인가를 자꾸만 잡으려고 하고 사람을 알아보지 못하며 잠을 잘 자지 못하는 증상으로 재입원하였으며 재검사한 인지 기능상에서 치매가 의심되는 소견을 보였다. 환자는 항파킨슨제제와 더불어 도네페질 투여 후 상기 증상의 호전을 보였으며 섬망과 달리 퇴원 이후에도 자주 반복되었다고 한다.

라. 전측두엽 치매

1) 역학 및 증상

탈억제, 병식의 결핍, 무관심 등의 인격의 변화와 상황에 부적절한 행동, 반복적인 행동 등의 행동의 변화, 반향언어, 보속증, 무언증, 실어증 등의 언어기능의 장애를 보이는 병이다. 20대에 발병한 증례가 있으나 대개 50~60세에 발병하고 여성에 좀더 많다고 한다. 초기에 알쯔하미머형의 치매와는 구별되는 임상 양상은 기억력 및 지남력 장애가 뚜렷하지 않고 성격과 사회적 행동의 변화와 같은 전두엽 손상의 증상이 현저하여 극심한 기분변화가 동반된다. 운동장애는 드물며, 언어와 행동장애는 점차적으로 지능 및 기억장애의 증가로 대치되고 말기에는 지능과 성격의 와해가 현저해진다. 따라서 초기에는 정신분열병 및 우울증 등으로 잘못 진단되는 경우가 많으며 적절한 치료는 환자의 삶의 질을 유지시키는데 매우 중요하기 때문에 초기에 정확한 진단이 필요하다.

2) 신경병리학적 소견

신경병리학적으로 특징적인 소견은 픽체(Pick body)이며 이는 직경이 130~150A인 직선의 미세관으로서 픽체에 축적된 미세관 단백질의 화학성분은 알츠하이머병의 신경섬유농축체 단백질과는 다르다. 또한 전측두엽치매 환자가 초기에 우울증, 과민, 무감동 증상이 있으면서도 기억력이 비교적 잘 유지되는 것은 대뇌피질에서 콜린계 기능장애가 적고, 시상하부, 전두극 및 측두극에서 세로토닌계 기능장애가 있기 때문이라고 설명하였다.

3) 뇌영상 소견

부검시 환자가 픽체를 가지고 있든지 그렇지 않든지 간에 전측두엽 치매는 질병의 초기 단계에 있어서 실행능력, 인격, 사교적인 기술, 감정의 표현 및 언어 능력에서의 전반적인 쇠퇴로 특징지어진다. 치매의 다른 특징들은 질병이 진행됨에 따라서 좀더 명확해 진다. 구조적인 뇌영상 연구에서는 주로 전두엽과 측두엽이 위축되는 소견이 관찰되었다. 자동화된 뇌지도 알고리즘을 함께 사용했을 때 PET과 SPECT는 전측두엽치매 확진에 있어서 그 민감도가 더 높은 것으로 관찰되었다. 전두엽과 측두엽 부위의 측정에 있어서의 감소 소견은 신경세포의 대사의 정도 및 전반적인 대뇌의 위축과 같은 여러 인자들의 영향 등을 반영하는 것으로 보인다.

4) 증례

- 5 /M 2남 2녀 중 둘째, 슬하 1남 1녀, 학력 : 고졸, 종교 : 없음
- 직업 : 조경업, 성격 : 내성적이고 소극적인 편, 화가 나면 속으로 삭히고 참는 편
- 술은 마시지 않았으며 담배는 하루에 1갑 정도 수십 년간 피웠다고 한다.
- 가족력 : 환자의 남동생, 누나가 불안증으로 정신과 치료

환자는 2년 전 수 초 정도의 의식소실이 있었으나 특별한 검사를 하지는 않았다고 한다. 환자는 2000년 3월 외아들이 군대를 가자 잠을 자지 못하고 울적하고 불안하다는 말을 자주 하였으며 약국에서 안정제를 먹으며 지냈다고 한다. 환자는 점차 물어보는 말에 엉뚱한 대답을 하거나 간단한 말을 반복해서 하였고 더욱 자세히 물어보면 화를 내거나 얼버무리는 일이 많았다고 한다. 또한 가족들에게 상황에 맞지 않게 화를 내거나 욕을 하는 횟수가 늘어났으며 2002년 2월에는 직장에서 남의 돈을 훔치는 행동이 발견되었으나 정확하게 이유를 설명하지 못하였고 방금 전화한 사람에게 또 전화하는 모습이 보여 2002년 3월 종합병원에 입원하였다고 한다. r/o MDD severe with psychotic feature 진단하에 risperdone 6mg, mirtazapine 30mg을 복용하였으나 의사소통이 잘 되지 않고 점차 말수가 없어졌다고 한다. 환자는 퇴원요구를 심하게 해서 가족들이 증상의 호전 없이 퇴원하였으나 위생관리를 안 하고 충동적인 행동과 동문서답하는 것이 심해져서 2002년 5월 정신과에 입원하게 되었다.

- 입원당시의 정신상태 및 경과

환자는 입원 과정에서 강한 저항을 보였고 상황에 맞지 않게 싱글거리며 웃는 등 다소 부적절해 보였다. 같은 질문에도 계속해서 51세라고 대답하는 등 보속증을 보였으며 언어의 이해 및 표현능력은 저하되었으나 단기기억은 비교적 보존되었다. MMSE는 16점이었다. 병실 내 다른 환자들을 붙잡고 귀찮게 하거나 욕을 하는 모습이 있었고 계속해서 쉬지 않고 하루 종일 복도를 걸어 다니는 모습이 관찰되었다. 환자는 전두엽치매로 진단 받고 인지기능개선제, 기분안정제, 뇌혈류개선제, 비타민 E등의 약물치료를 받고 다소의 인지기능 호전과 탈억제,

반복적인 행동의 감소가 있어 퇴원하게 되었다.

- Brain MRI : Diffuse atrophy of both frontal lobe
- Brain SPECT : Moderate to severe degree of perfusion decrease of left frontal cortex
- Q-EEG : P3의 진폭보다 P의 진폭이 더 현저함. 이는 초기의 정보처리가 후기의 정보처리 기능 저하를 보상하는 양상임.
- 심리학적 평가보고서

 - 웨스턴 실어증 검사 : Aphasia Quotient(AQ)=49.6
 - Trail making test(Part A) : delayed, Trail making test(Part B) : Failed
 - Stroop test : impairment
 - Memory: Rey Kim MQ= 79(시각적 기억력은 보통 수준/언어적 기억력은 유의한 저하)
 - K-DRS : 1.4%tile미만
 - BEHAVE-AD : 10점 BADL : 19/19 CDR(Clinical Dementia Rating): 2
 - GDS(Global Deterioration Scale): 5 FAST(Functional Assessment Staging): 4

요 약

• 경도 인지 장애

경도 인지 장애는 정상 노화과정에서 관찰되는 인지기능의 저하와 경도 치매 사이의 중간 단계에 해당하는 상태를 말한다.

• 알코올성 치매

만성적인 알코올 소비는 알코올 자체의 신경 독성, 비타민 B 결핍, 간기능 부전 등으로 인해 알코올성 기억장애를 유발할 수 있다. 알코올 관련 치매의 치료는 음주를 중단하고 치아민을 보충하여 전반적인 영양상태의 개선이 우선이다.

• 두부 외상에 의한 치매

외상성 뇌손상의 병력은 알츠하이머병의 위험인자이며 외상의 정도와 부위에 따라 증상과 심각도에 많은 차이가 있다.

• 루이체 치매

루이체가 흑질 부위 뿐 아니라 변연계를 비롯한 뇌의 신피질 부위에 광범위하게 분포함으로써 치매를 유발한다고 알려져 있다. 초발 연령은 75세 전후가 가장 많으며 특징적인 임상양상으로는 초기에 나타나는 복잡한 환시와 자발적인 파킨슨 증상 뿐 아니라 매일 극도로 다양하게 변하는 진행성의 인지저하이다.

• 전측두엽 치매

탈억제, 병식의 결핍, 무관심 등의 인격의 변화와 상황에 부적절한 행동, 반복적인 행동 등의 행동 변화, 반향언어, 보속증, 무언증, 실어증 등의 언어 기능의 장애를 보이는 병이다. 신경병리학적으로 특징적인 소견은 픽체이며 특징적인 뇌영상 소견으로는 전두엽과 측두엽의 위축 소견이다.

MEMO

5. 뇌의 이해

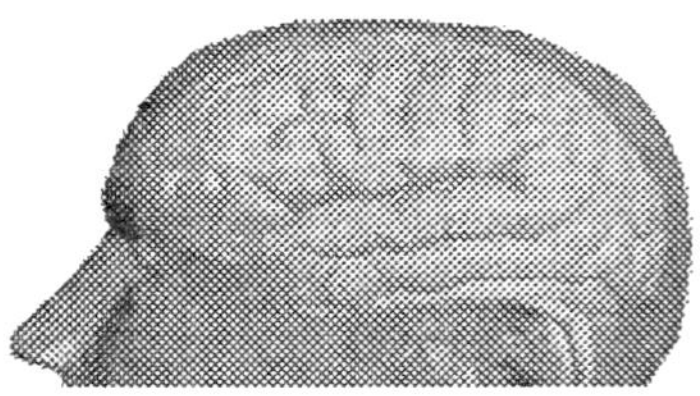

뇌는 인간의 의식과 지식, 감정, 기억 등 모든 정신 작용의 산실이 되는 매우 중요하고 아직까지는 신비한 장기이다. 사람은 곧 그 사람의 뇌가 결정한다고 할 만큼 우리의 모든 일은 뇌의 지배를 받는다. 그래서 흔히 뇌를 '작은 우주' 라고 부른다. 인간의 뇌에는 약 1,012개의 뉴런(신경 세포)이 있고, 각각의 뉴런은 세포 하나당 천 개에서 만 개의 돌기를 통하여 다른 뉴런들과 연결되어 있으며, 활동 전위라고 하는 재빠른 전기 신호로 정보를 생성하고 교환하여 그 맡겨진 역할을 수행한다. 성인의 '뇌(腦)' 의 무게는 남자가 1,400g, 여자가 1,250g 정도이다. 뇌의 무게는 성인 정상 체중의 약 2.2%이지만 혈액의 20%에 이르는 혈류가 순환한다는 사실은 뇌가 활동하기 위해서 작은 무게에 비하여 대량의 산소와 포도당을 필요로 한다는 것을 의미한다. 또한 뇌의 작용은 매우 활발하고도 정교하기 때문에 반대로 산소와 포도당이 끊기면 타격을 가장 빨리 받아 증상이 바로 나타난다. 인간의 뇌는 대부분 소아기 때 발달하고 20대 후반까지 나머지 부분의 발달이 서서히 진행된다.

가. 기초 해부학

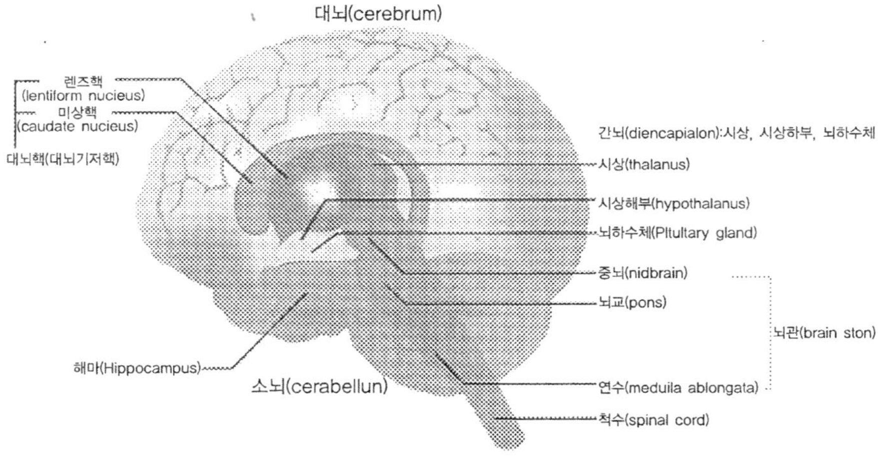

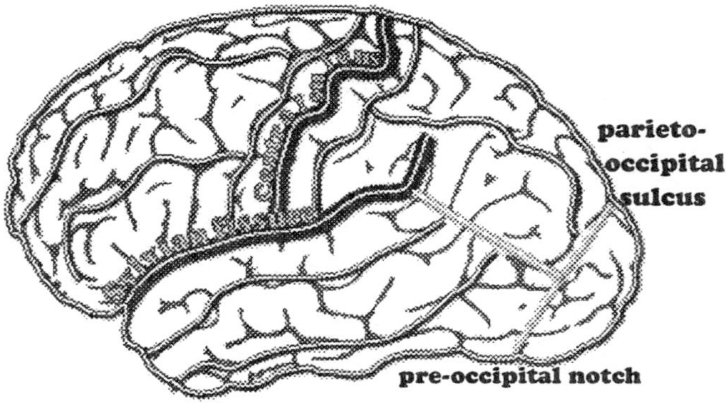

인간의 뇌는 단단한 머리뼈에 의해 싸여있고 3겹의 막으로 둘러싸여 있으며 대뇌, 소뇌 및 뇌간으로 나뉘며 우리가 알고 있는 두뇌 활동은 주로 대뇌에서 이루어진다. 이렇게 정상적으로 발달한 뇌는 여러 가지 기능을 담당하게 되는데 첫째, 소리를 듣거나 사물을 보거나 물체를 만질 때의 느낌 등 감각 기능이 있다. 둘째, 근육을 움직이는 운동 기능이고, 마지막으로 기억, 학습, 감정, 언어 등 고차원의 기능이 있다. 대뇌는 좌우 2개의 반구로 이루어져 있으며 좌반구는 언어, 수학, 추상 능력, 논리적 인식, 순차적 인식이 우세하고 우반구는 비언어적 인식, 동시적 인식, 감정 기능, 음악과 미술 등 예술적 기능, 시공간적 인식이 우세하다. 즉 정상적인 뇌는 감각 기능, 운동 기능과 인지 기능을 포함한 고차원의 기능을 담당한다. 대뇌의 구조는 다음과 같다.

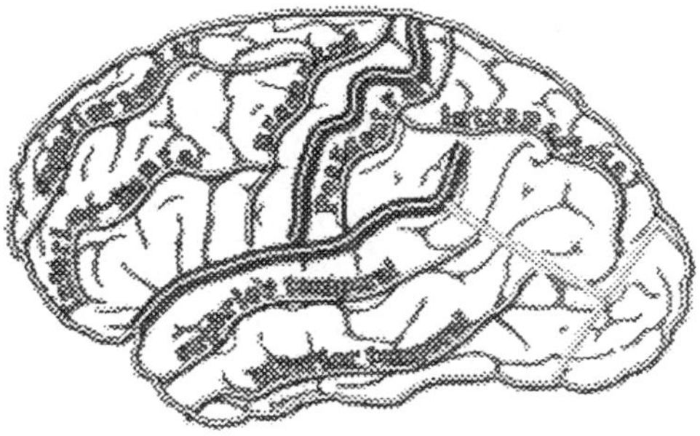

대뇌는 4개의 엽으로 나눌 수 있다. 엽(lobe)을 나누는 경계들 중 Silvian fissure, Central sulcus가 큰 고랑이다. 후두엽(Occipital lobe)은 위로는 parieto-occipital sulcus와 아래로는 pre-occipital notch를 이은 가상의 선으로 구분되며 이 선의 중앙점과 silvian fissure가 꺽이는 부분을 연결한 또하나의 가상선이 두정엽과 측두엽을 나누는 경계가 된다. 각 엽에는 주요 고랑과 이랑이 있는데, 다음과 같다. 뇌외측에서 보이는 주요 고랑(sulcus)들을 보면, Central sulcus앞에는 pre-central sulcus가 있고 그 앞부분의 전두엽은 두 개의 고랑으로 나누어지는데 윗고랑이 superior frontal sulcus이고 아랫고랑이 inferior frontal sulcus이다. Central sulcus 뒤에는 post-central sulcus가 있고 그 뒤의 두정엽 부분은 중간에 있는 intraparietal sulcus에 의해 두 개로 나누어진다. Silvian fissure아래의 측두엽(temporal lobe)은 다시 윗고랑인 superior temporal sulcus와 아랫고랑인 inferior temporal sulcus에 의해 세 부분으로 나눌 수 있다.

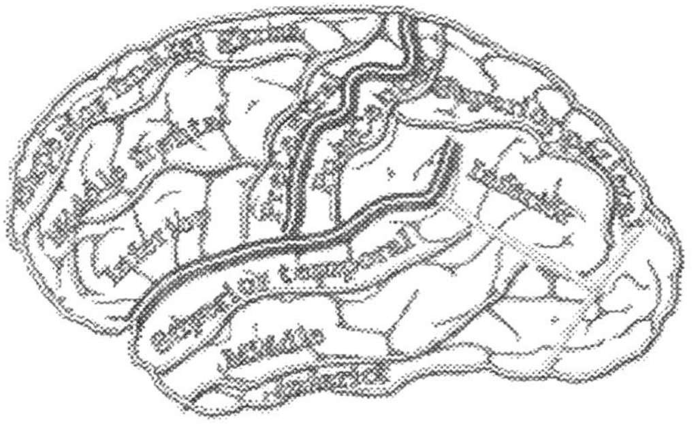

이랑(gyrus)들 모음. 이랑들의 경계는 고랑들이다. 즉, 앞 그림의 고랑에 의해 만들어진 튀어나온 부분 즉, 이랑들에는 각각 이름이 붙어있다. 전두엽부터 보면, 맨 위에 superior frontal gyrus, 중간에 middle frontal gyrus, 아래에 inferior frontal gyrus가 있고 이들 뒤에 precentral gyrus가 있다. 기능적으로 이 부분을 primary motor area라고 한다. precentral sulcus의 바로 앞쪽 상, 중간, 하전두이랑에 속하는 부분은 premotor area라고 하며 시각, 청각, 촉각 등 감각과 관련된 운동에 관여하는 것으로 알려져 있다. 이 앞쪽을 prefrontal cortex라고 한다. 두정엽은 postcentral gyrus로 시작해서 그 뒤의 윗부분이 superior parietal gyrus이고 아랫부분이 inferior frontal gyrus이다. 측두엽은 위부터 순서대로 superior temporal gyrus, middle temporal gyrus, inferior temporal gyrus이다. inferior frontal gyrus는 Silvian fissure의 앞가지와 오름가지에 의해서 앞쪽으로부터 pars orbitalis, pars triangularis, pars opercularis의 세 부분으로 나누어진다.

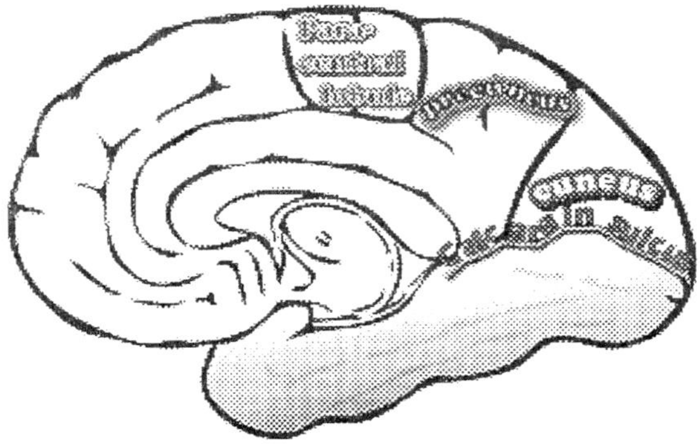

뇌의 내측 구조를 살펴보면, 전두엽의 내측에서 precentral gyrus와 연결된 부분은 두정엽의 인접한 부분과 함께 paracentral lobule을 이룬다. precentral gyrus의 앞쪽은 superior frontal gyrus의 연속된 부분으로 medial frontal gyrus라고 한다. 외측표면에서 premotor area와 이어지는 부분은 supplementary motor area(SMA)라고 한다.

나. 알츠하이머병의 Brain MRI

정상인과 알츠하이머병 환자의 MRI 비교 – 81세 정상 할머니의 뇌보다 알츠하이머병 환자(오른쪽)의 뇌가 심하게 위축된 것을 볼 수 있다. 가운데 그림은 이 단면의 위치를 보여준다.

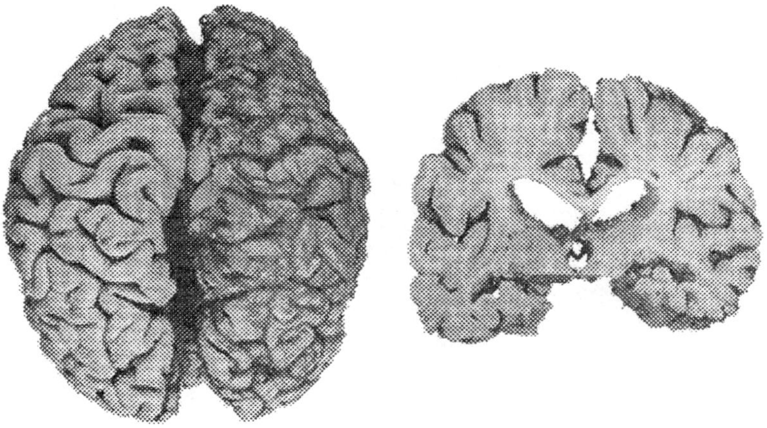

정상인과 알츠하이머병 환자의 뇌

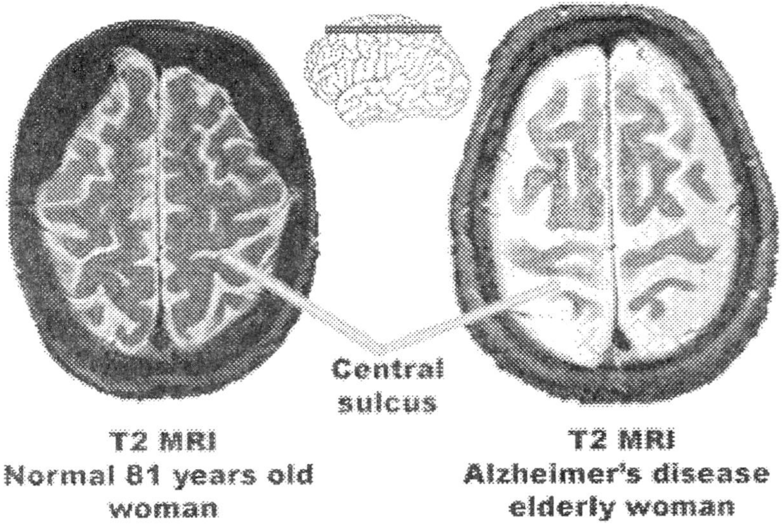

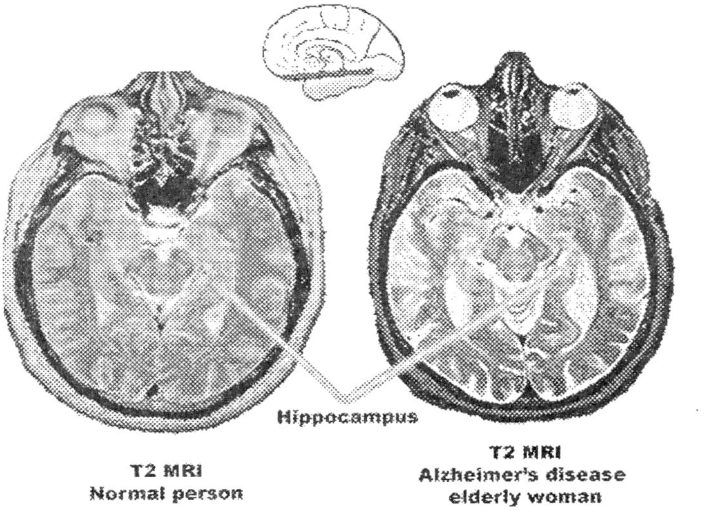

정상인과 알츠하이머병 환자의 MRI 비교 – 알츠하이머병 환자(오른쪽)에서 해마(Hippocampus)의 현저한 위축(atrophy)이 보인다. 가운데 그림은 이 단면의 위치를 보여준다.

6. 임상 검사의 실제

가. 신경 심리 검사

지면의 한계로 모든 검사를 다 다룰 수는 없다. 하지만, 환자 침대 옆(bed side)에서 손쉽게 할 수 있고 많은 정보를 제공해 주는 중요한 검사들의 실제 수행 방법을 그림을 통해 배워 보고 그 결과의 의미를 살펴보면 다음과 같다.

1) 주먹-손날-손바닥(Fist-edge-palm)

• 방법 : "먼저 제가 하는 것을 잘 보십시오."라고 한 다음 그림과 같은 시범을 보여준다. 만약 환자가 하지 못하면 다시 한 번 보여주고 그래도 못하면 동작과 함께 주먹, 손날, 손바닥 이라는 말을 붙여준다.

• 해석 : 전두엽기능장애를 가진 환자들은 각각의 동작 즉, 주먹, 손날, 손바닥은 잘 하지만 한 동작을 다른 동작으로 전환(shift)하는데 장애가 나타난다. 이를 motor set shifting 장애라고 하며, cognitive set shifting 장애의 낮은 단계라고 볼 수 있다.

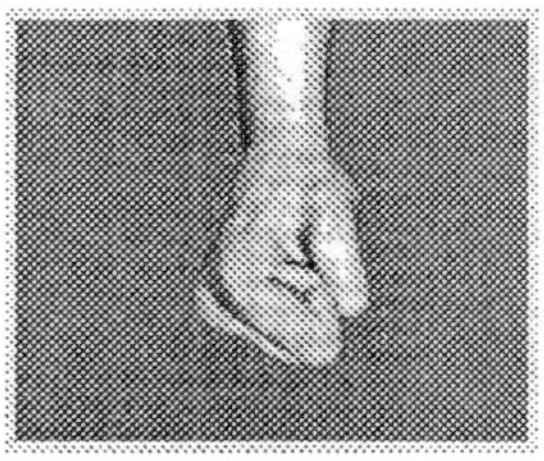
'주먹'

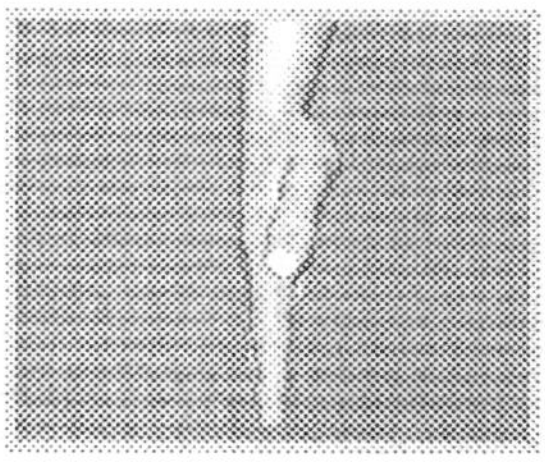
'손날'

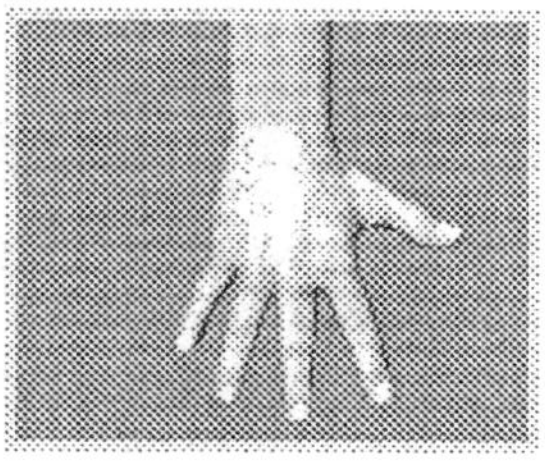
'손바닥'

2) Alternating hand movements

• 방법 : 두 손을 손바닥이 바닥을 향하도록 책상 위에 놓고 한 손은 주먹을 쥐고, 다른 손은 편 다음 양손을 번갈아서 쥐었다 폈다 한다(p.226 그림-상단). 또는 한 손은 손바닥 다른 손은 손등을 보이게 하는 동작을 번갈아 시킨다(p.226 그림-하단). 환자에게 먼저 시범을 보여주고 따라하도록 한다.

• 해석 : 이와 같은 alternating hand movement가 fist-edge-palm과 다른 점은 fist-edge-palm은 한쪽 반구(예를 들어 오른손으로 하는 경우 좌반구)에서만 일어나는 일인데 비해서 alternating hand movement는 양쪽 반구에서 일어나는 일이다. 만약 양손의 모양을 같이 한다면(같이 주먹을 쥐고 같이 손을 펴기) 한 쪽 반구에서 만든 motor program을 다른 쪽 반구가 그대로 사용하기 때문에 훨씬 쉽다. 그러나 양손의 모양을 달리 할 때는 한쪽 반구에서 옮겨온 정보를 억제하고 다른 motor program을 사용해야 하기 때문에 역시 반응 억제를 보는 검사이다.

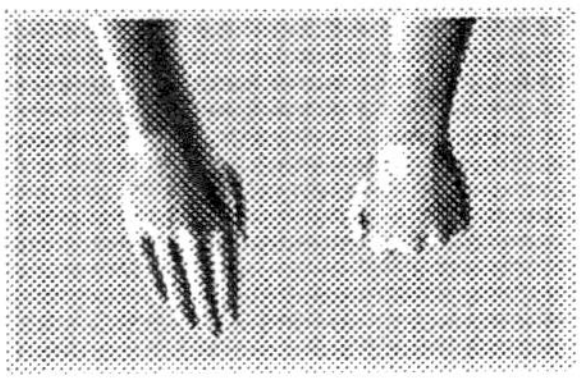

한쪽 주먹 쥐었다

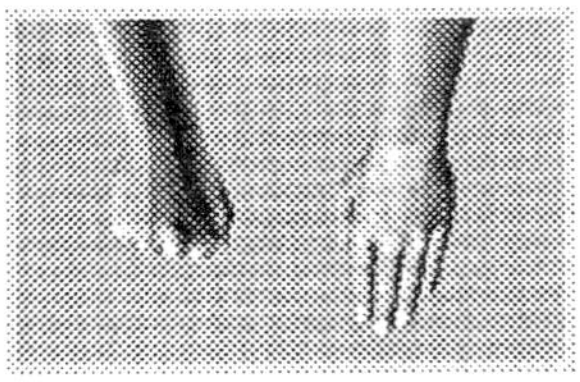

번갈아 반복

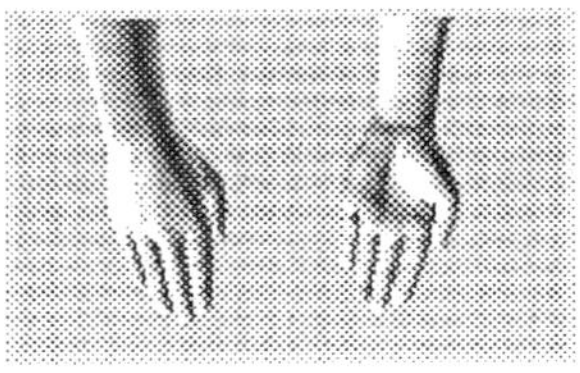

번갈아 뒤집기

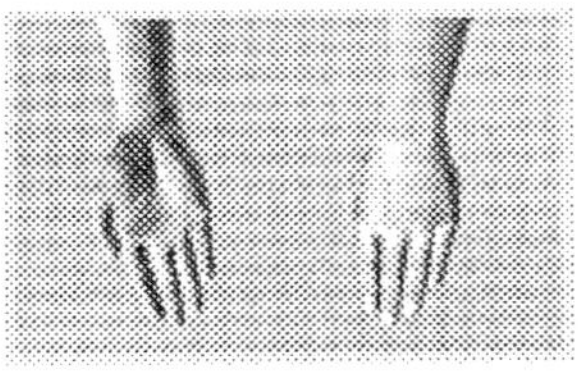

번갈아 뒤집기

3) Contrasting program

• 방법 : 검사자가 손가락을 2개를 올리면 피검자는 1개, 검사자가 2개를 올리면 피검자는 1개를 올리도록 한다.

• 해석 : 전두엽 기능장애가 심하면 1-2, 2-1처럼 반대로 하지 못하고 검사자의 손가락을 그대로 따라하게 된다(1-1, 2-2). 이를 echopraxia라고 한다. 검사자의 손가락 하나에 피검자가 2개를 내려면 검사자의 손가락을 따라 하고자 하는 충동을 억제하고 대신 2개를 내야 한다. 이 때 반응억제(response inhibition)를 해야 한다. 이를 하지 못하는

것을 반응 억제 장애(defective response inhibition)라고 한다.

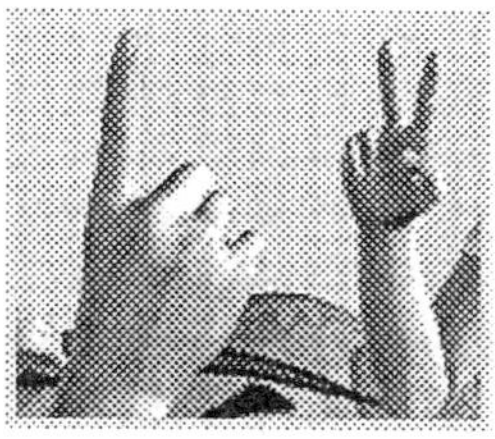

하나하면 둘

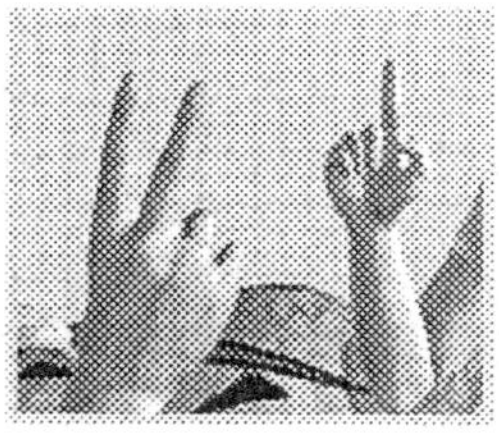

둘하면 하나

4) Go-No-Go test

- 방법 : Go–no–go test는 보통 contrasting program과 짝을 이루어 검사한다. 즉, contrasting program에 이어서 규칙을 바꾸어 본다. 검사자가 한 손가락을 올리면 피검자는 역시 두 손가락을 올리게 하고(1–2) 검사자가 두 손가락을 올리면 아무 손가락도 올리지 않도록 지침을 준다(2–0).
- 해석 : 전두엽기능장애가 있으면 1–2, 2–1을 계속하거나 여러 번 반복해야 1–2, 2–0로 전환할 수 있다. 1–2, 2–1이라는 하나의 cognitive set를 형성시킨 후 1–2, 2–0라는 다른 cognitive set로 전환했을 때 전환이 되지 않는 것을 set shifting 장애라고 일컬으며 전두엽기능장애를 의미한다. Go–no–go test는 반드시 contrasting program과 짝으로 시행하는 것은 아니며 단독으로 시행할 수 있다. 검사자의 손가락 2개에 피검자가 손가락을 올리지 않는 것도 반응억제이며 전두엽 손상 후에 반응억제 장애가 나타난다.

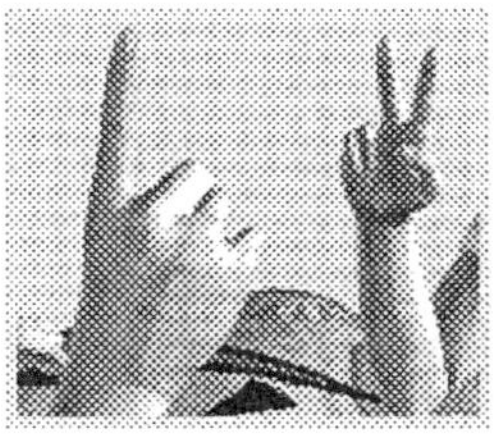

하나하면 둘

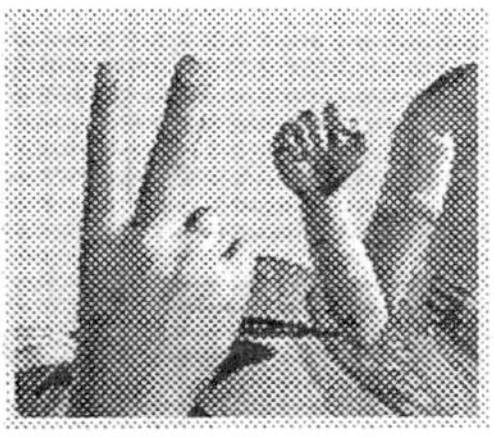

둘하면 그대로

5) 치매의 선별 검사-간이 정신 상태 검사(Mini Mental Status Examination, MMSE)

■ 지남력

1. 시간(0~5점) ▶ 오늘 날짜에 대해 물으시오. 그리고 빠진 부분에 대해서 다시 물으시오. 맞는 대답에 대해서 점수를 가산하시오. 음력으로 대답해도 정답으로 간주하고, 연도는 간지(예: 갑자, 을축)로 대답해도 정답임.

2. 주소(0~4점) ▶ 주소를 물으시오. 맞는 대답에 대해서는 점수를 가산하시오. 주소가 특별시 혹은 직할시인 피검자는 시, 구, 동까지만 질문하고, "여기가 어떤 곳입니까?"하고 질문하시오.

■ 기억등록

3. (0~3점) ▶ 기억력을 검사한다고 피검자에게 이야기하고, 나무, 자동차, 모자와 같이 서로 관계없는 세 개의 단어를 1초 간격으로 정확하고 천천히 불러주시오. 그리고 이것을 반복하게 하시오. 첫 번째 시행에서 반복하는 것에 대해서 점수를 가산하시오. 피검자가 주의를 집중하지 않아서 세 가지 모두를 반복하지 못한다고 판단될 때에는 전혀 다른 세 가지 물건을 이름을 똑같이 반복하게 하시오.(물, 이불, 젓가락) 그리고 세 개의 단어를 완전히 따라할 때까지 반복해서 이야기해 주시오. 6번까지만 반복하시오. 세 개의 단어를 결국 따라 못한다면, 기억 회상은 검사하지 마시오.

■ 기억회상

4. (0~3점) ▶ 3분내지 5분 후에 앞에서 이야기한 세 개의 단어를 기억

해 보라고 하시오.

■주의집중 및 계산

5. (0~5점) ▶ 100에서 7을 빼라고 하시오. 그 수에서 다시 7을 빼라고 해서 5회까지 뺀 후, 중단하시오. 만약 피검사자가 하지 못하거나 하지 않으려고 할 때는 "삼천리강산"을 거꾸로 발음하게 하시오. 올바른 배열에 있는 글자의 수를 점수를 가산하시오.
(예: "산강 천리삼"은 3점, 93-80-73-67-56은 3점)

■언어기능

6. 이름(0~2점) ▶ 도장과 열쇠를 보여주고 무엇이냐고 물으시오.

7. 3단계 명령 (0~3점) ▶ 종이 한 장을 피검자에게 주고 정확한 발음으로 한번만 명령을 하시오. 점수는 정확하게 수행한 각 부분(오른손, 반, 무릎)에 1점씩 가산하시오.

8. 복사(0~1점) ▶ 깨끗한 종이 위에 각 변이 1인치 정도 되는 5각형 두 개를 겹치도록 그린 후, 피검자에게 그림을 보면서 똑같이 따라 그리라고 하시오. 10개의 각이 분명하고 2개의 5각형이 겹쳐졌을 때 1점을 주시오. 떨렸거나 돌아간 그림은 무관함.

9. 반복(0~1점) ▶ "간장 공장 공장장"을 읽어준 후 반복하게 하시오. 단지 한 번만 하게 하시오.

■이해 및 판단

10. 이해(0~1점) ▶ "옷을 왜 빨아서 입습니까?" 하고 물으시오. 이에 "깨끗하라고", "더러워서"등의 위생에 대한 대답을 할 경우 1점을 주시오.

11. 판단(0~1점) ▶ "길에서 남의 주민등록증을 주웠을 때 어떻게 하면 쉽게

주인에게 돌려줄 수 있겠습니까?"라고 물으시오. 우체국에 관계되는 대답에만 1점을 주시오.
(예:"우체국, 우편소, 우체부, 우체함, 배달부"등은 정답이고, "동사무소, 지서, 면장"등은 오답)

• 가산점 : 무학 노인의 경우 지남력에 1점, 주의집중력과 계산능력에 2점, 언어 기능에 1점을 가산한다. 가산 후 각 영역의 점수가 만점을 넘으면 초과된 점수는 자른다.

• 해석 :

24점 이상 : 확정적 정상
20점에서 23점까지 : 치매 의심
19점 이하 : 확정적 치매

6) 치매 단계의 평가-치매 임상 평가 척도(Clinical Dementia Rating, CDR)

치매의 중증도를 평가하는 도구로 현재 널리 쓰이는 것은 CDR과 Global Deterioration Scale(GDS)이다. 이 중 CDR은 각 나라의 임상 연구에서 치매의 정도를 제시하는 기준으로서, 임상시험에서는 치매 약물의 효능을 평가하는 기준으로서 가장 널리 사용되고 있다. CDR은 치매에서 감퇴하는 인지 및 사회 기능 영역들을 고루 평가하기 위하여, 기억력, 지남력, 판단력과 문제해결 능력, 사회활동, 집안 생활과 취미, 그리고 위생 및 몸치장의 여섯 가지 세부 항목들을 평가하도록 구성되어 있다. 의사는 환자 및 보호자와 자세한 면담을 통하여 이 여섯 가지 영역의 기능을 평가한다. CDR점수는 정해진 규칙에 따라 계산되며, 여섯 영역 점수의 총합도 함께 계산해야 한다. 정해진 규칙은 다음과 같다.

〈점수 계산 방법〉

• 기억력 점수가 0인 경우

CDR=0 : 다른 항목도 전부 0 이거나 한 가지가 0.5인 경우

CDR=0.5 : 위의 사항에 해당되지 않는 모든 경우

• 기억력 점수가 0.5인 경우

CDR=0.5

CDR=1 : 기억력을 제외한 나머지 항목 중 적어도 3가지가 CDR 1 이상 되는 경우

• 기억력 점수가 1, 2, 3, 4, 5인 경우

기억력을 제외한 5 항목 중 3가지 이상의 항목이 공통되는 점수를 CDR 점수로 한다. 단, 이 때 세 가지 항목이 기억력 점수보다 높은(또는 낮은) 점수로 일치하고, 또 다른 두 가지 항목이 기억력 점수보다 낮은(또는 높은) 점수로 일치할 때는 기억력 점수를 전체 CDR 점수로 한다.

• 기억력 점수보다 큰 쪽이든 작은 쪽이든 한쪽으로 치우치면서 흩어진 경우는 기억력 점수에 가장 가까운 점수를 전체 CDR 점수로 한다. (예를 들면, 기억력과 한 가지 항목=3, 두 항목=2, 남은 두 항목=1; CDR=2)

• 한 개나 두 개 항목의 점수가 기억력 점수와 일치하고, 나머지 항목 점수는 기억력 점수의 양 쪽으로 두 개 이하씩 흩어진 경우는 기억력 점수를 전체 CDR로 한다.

• 기억력 점수가 1 이상인 경우는 전체 CDR 점수는 0이 될 수 없다. 예를 들어, 기억력을 제외한 다른 항목=0; CDR=0.5)

• 해석 :

0점 : 치매가 아니다.

0.5점 : 치매가 의심된다.

1점 : 경도의 치매

2점 : 중등도의 치매

3점 : 심한 치매

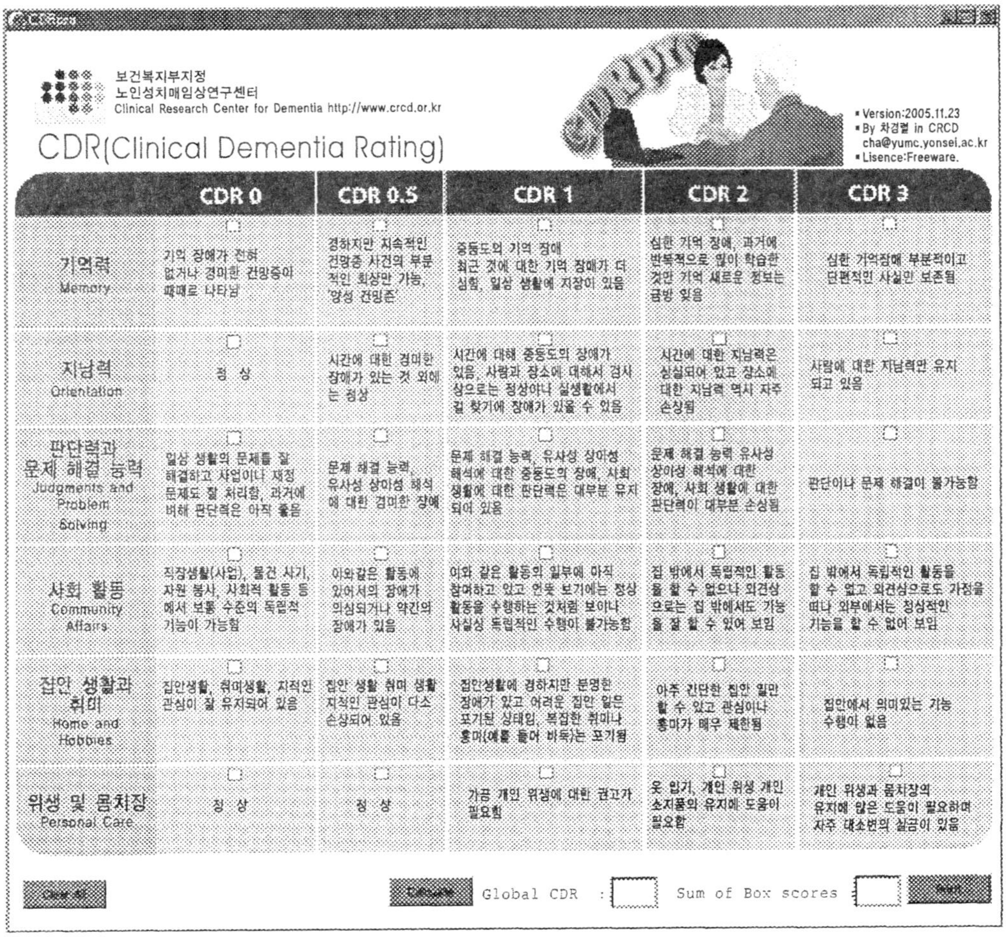

CDRpro 실행화면

CDR을 처음 접하는 초보자의 경우 이 규칙들이 다소 어려울 수 있다. 이 어려움을 해소하기 위해 본 저자인 연세의대 정신과의 차경렬이 개발한 'CDRpro'라는 컴퓨터 소프트웨어를 사용할 수 있다. CDRpro는 사용자가 여섯 영역의 평가 결과를 체크하면 CDR의 규칙에 따라 최종 CDR점수를 계산해주며 출력기능이 있어 챠트에 활용 가능하다. 자동으로 계산되는 편리함이 있지만, 노인 병동의 치매 환자를 돌보는 치료자라면 직접 CDR 점수를 계산할 수 있어야 한다. 왜냐하면, 그 항목들 하나하나가 갖는 의미가 매우 커서 CDR rating의 과정이 바로 환자 이해의 첩경이기 때문이다. 스스로 CDR 점수를 계산해보고 그 점수가 맞는지 확인하기 위해 CDRpro를 사용하기를 권한다. 노인 병동의 치료자들끼리 서로 CDR 점수를 비교하여 대부분의 평가자들과 다른 점수를 준 항목이 있다면 자신의 잣대를 수정해가는 과정을 반복하는 것이 올바른 치매 환자 평가에 필수적이다.

나. 신경학적 검사

1) 바빈스키 반사 (Babinski's reflex)

- 방법 : 바빈스키 반사 혹은 바빈스키 징후라고도 한다. 사람의 발바닥을 예리하고 딱딱한 것으로 측연을 따라 종측에서 문질러 올릴 때(그림 1) 발가락이 부채꼴로 펴지고 배굴하는 반응을 말하며 특히 제1발가락의 배굴이 특징적이다(그림 3). 정상인 경우 오히려 발가락이 굽혀진다(그림 2).
- 해석 : 추체로 장애의 대표적 징후의 하나로 홀(M. Hall, 1841)에 의해 기재되고 바빈스키(J.F.F. Babinski, 1841)가 임상적 의의를 명백히 하였다. 본 반사는 피부표재반사의 하나로서 일정부위에 대한 피부의 자극에 의해 발가락, 특히 모지저굴근군과 배굴근군의 역치가 변화해서 배굴 현상을 일으키는 것으로 해석되고 있다. 경로는 척수경로와 상위중추경로가 있다. 판정에서 본 반사의 전형적인 것은 엄지발가락이 위로 젖혀지고 다른 발가락은 쫙 벌어지는 모양이나 엄지발가락만 위로 젖혀진 경우라든가 여러 번 시도해야 겨우 나타나는 경우 등이 있어서, 판정은 신중히 할 필요가 있다.

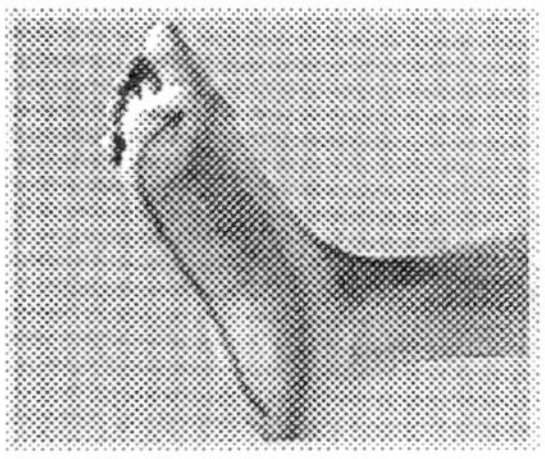
방 법

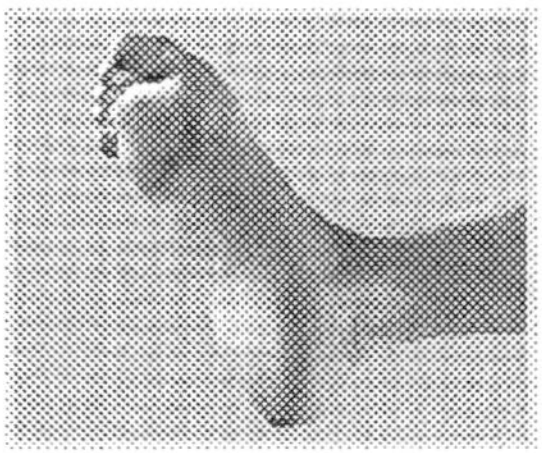
음성반응 (정상인)

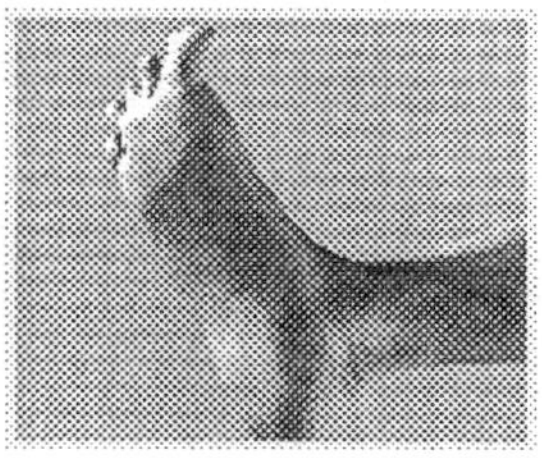
양성반응 (환자)

2) 채독크 반사(Chaddock's refelx)

- 방법 : 예리하고 딱딱한 것으로 발의 배골과 하부를 그림의 화살표 방향으로 문지른다.

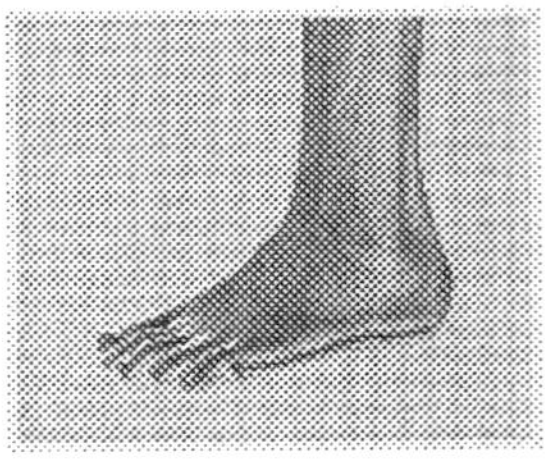

방 법

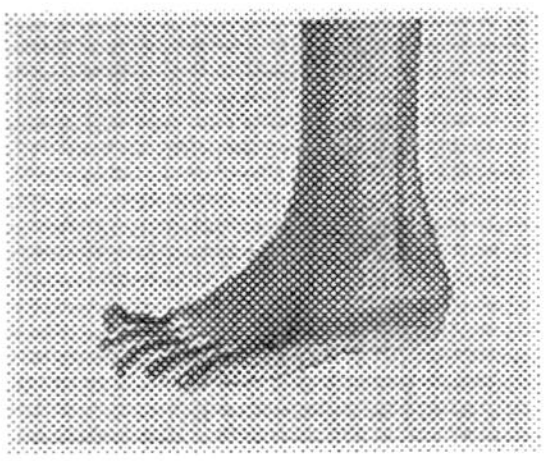

양성반응 (환자)

MEMO

제5장

기분장애 및 기타

1. 우울증

가. 역학 및 원인

주요우울장애는 젊은 성인에 비해 노인에서 더 적게 보고된다. 65세 이상의 노인에서 주요우울장애의 유병률은 1%로 추정된다. 노인에서는 우울 증상을 보이기는 하지만 주요우울삽화의 진단 기준을 만족하지 않는 경우가 많으며 정신과적 증상을 신체적 증상으로 표현하는 경향이 많고, 정신과적 증상을 표현하는 것을 꺼려하기 때문에 현재 사용되고 있는 진단 체계가 노인의 우울증상을 모두 평가하기에는 적절하지 않다고 볼 수 있다. 노인 우울 장애는 여성, 이혼, 별거, 낮은 사회경제적 수준, 불량한 사회적 지지, 그리고 최근의 예기치 않은 불행한 사건 등과 관련이 있다. 또한 기능 상실을 초래하는 심각한 내과적 질병도 중요한 위험인자가 된다. 신경과적 질환과 내분비 질환, 심근 경색증, 악성 종양 등이 우울장애의 높은 발생률과 관련이 있다. 또한 65세 이상의 노인들은 다른 연령층에 비해 의료 서비스를 상대적으로 덜 받기 때문에 이들의 우울장애 빈도와 자살률을 적절히 평가하기가 어렵다.

현재 문제시되고 있는 혈관성 우울증과의 관련을 보면 뇌혈관 질환의 약 25% 정도에서 우울장애가 발생하며, 피질성 경색과 열공성 경색이 가장 높은 발병률을 보였고, 빈스방거(Binswanger)병이 가장 낮았다. 좌반구 병변, 특히 전두엽에 가까운 경우가 뇌졸중 후 우울증과 가장 높은 연관관계를 보였으며 피질하 위축도 우울증의 중요한 유발인자로 보고되었다.

노인 우울장애의 발생과 관련된 사회적 요인으로는 신체적 질병과 기능상실, 사별과 같은 생활사건, 사회적 지지체계, 재정적 문제, 교육수준, 인격 등을 들 수 있다. 내과적 질환이 있거나 신체적 건강 문제를 가진 노인에서 우울장애가 많으며 역으로 우울장애가 있는 노인 환자에서 심각한 만성 신체질환이 많다. 즉 신체적 질환이 노인에서 우울장애를 유발시키는 인자가 된다고 할 수 있다. 또한 우울장애 환자는 우울장애 발생 1년 이내에 심각한 생활 사건을 많이 경험한 것으로 나타난다. 우울장애와 관련성이 높은 생활사건으로는 친척이나 친구의 죽음, 가족이나 친구와의 다툼, 이사, 결혼 상태의 변화 등이 있다. 강박성 인격이나 히스테리성 인격을 가진 사람이 노년기 우울장애에 이환될 확률이 높으며 병든 가족을 돌봐야 하는 노인에서 우울장애가 많다고 한다.

나. 진단 및 임상 양상

노인에서의 우울장애의 진단은 DSM-IV이나 ICD-10 등에 자세하게 언급되지만 큰 영역은 주요 우울증과 기분부전증으로 구분하며 주요 우울증은 단일 삽화, 반복 삽화로 구분한다. 하지만 노인 우울 장애를 진단내리는 데 있어서 다른 연령에서와의 차이점이 몇 가지 있다. 첫째, 유전적 요인보다는 상황적 요소나 질병인자들이 더 중요한 역할을 하는 경우가 많아 기분장애의 가족력이 상대적으로 드물다. 둘째, 치매 등 인지기능의 저하가 동반되는 경우가 많아 신경심리 검사상 손상이 심하며, 추적 관찰 시 치매의 발생이 많다. 셋째, 노년기 우울 장애 환자들은 대다수의 경우에서 증상이 있으면서도 수개월에서 수년 동안 치료받지 않고 지내기 때문에 진단 시 간과될 가능성이 많다. 넷째, 노인 우울장애의 상당 부분이 기질적 원인을 갖고 있기 때문에 내과적 및 신경과적 진찰을 포괄적으로 실시하는 것이 요구된다.

대표적인 주요 우울증과의 감별진단으로는 치매, 신체적 질환에 의한 우울증, 정신분열병, 건강염려증, 수면장애, 알코올 중독증 등을 들 수 있다.

임상양상에 있어서도 노인 우울장애 환자들은 다른 연령의 우울장애 환자에 비해 건강염려증적 호소와 불면, 초조 등을 더 많이 호소한다. 집중력과 기억력의 저하 역시 노인 우울장애의 주된 증상이며 특히 우울증상이 심한 경우에 두드러진다. 정신병적 양상을 보이는 경우도 흔한데, 망상의 주된 내용은 죄책감, 건강염려증, 피해망상, 질투망상 등이다.

내과 및 신경과 질환이 있는 상황에서도 우울 증상이 흔히 발생한다. 갑상선 기능저하증이나 심근경색 이후에 발생하는 우울 장애가 있으며 일반 인구에서보다 치매 환자에서 우울 장애가 더 높은 비율로 발생한다고 알려져 있다. 뇌혈관질환 환자의 약 24%에서 우울 장애가 발생하는 것으로 보고되고 있다 특히 좌반구 병변이 뇌졸중 후 우울증과 연관되어 있으며 피질하 위축도 우울증의 유발인자로서 중요하다는 것을 항상 염두에 두어야 한다.

조기에 우울증을 발견하지 못하면 증상이 악화된 후 뒤늦게 치료를 시작하게 되거나 심하면 자살에 이르게 할 수도 있기 때문에 노인 우울 장애의 정확한 진단이 중요하다고 하겠다.

1) 혈관성 우울증

가) 우울증과 뇌졸중

뇌졸중 후에 약 20~60%의 환자에서 우울증이 발생한다고 한다. 뇌졸중 환자에서 우울증세가 있을 때는 재활치료의 효과가 낮으며, 뇌졸중 후 수 개월에서 수 년 사이에 사망할 위험도가 증가한다고 한다. 뇌졸중후 우울증의 원인이 생물학적인 기전에 기인하든지 아니면 뇌졸중으로 인한 심리 사회적인 요인 때문인지에 대한 오랜 논쟁이 현재까지 지속되고 있다. Robinson 등은 뇌졸중이 감정조절에 관련된 대뇌 부위나 신경회로에 손상을 줄 수 있다고 추측하고 뇌졸중 병변위치의 관계를 최초로 연구하였는데, 우반구 병변보다는 좌반구 병변이 뇌졸중 후 우울증과 관련성이 높다고 보고하였다. 그 후에 뇌졸중이나 뇌충격후에 좌뇌 전두엽, 좌뇌 기저핵 병변이 존재할 때 우울증의 발생이 증가되며 또한 우울증의 증세가 더 심하다는 연구결과가 발표되었다. 한편, 흥미롭게도 대뇌 비대칭성이 대뇌 병변 위치와 우울증 발생에 영향을 미친다는 사실이 보고되었다. 즉 전형적인 대뇌 비대칭성이 있는 환자에서는 후미의 병변이나 우반구 전방의 병변보다 좌반구 전방의 병변이 우울증 발생과 관련이 높지만 역 비대칭성이 있는 환자에서는 관련성이 없었다고 한다.

뇌졸중 후 6개월 후에 발생하는 우울증은 기능적, 육체적, 인지적 손상이나 사회적 기능등과 관련성이 많고 뇌졸중 후 첫 한달 이내에 발생하는 조기 발생 뇌졸중 후 우울증에서는 좌반구 전방의 병변이 우울증 발생과 관련이 높다고 한다.

나) 우울증과 뇌영상

소규모의 다발성 뇌경색이나 혹은 대뇌 미세혈관 순환장애로 인한 주위 뇌조직의 변화와 관련된 것으로 알려진 MRI의 T2 image상에서 나타나는 뇌실변 고음영, 심부백질 고음영과 피질하 회백질 고음영 등은 노년기 우울증과 매우 높은 상관관계가 있다고 제시되고 있다. 백질 고음영은 65세 이상에서 발병하는 만발성 우울증, 정신운동 속도의 감소, 치료에 대한 불량한 반응과 관련성이 높다고 한다. 또한 이러한 병변이 나타나는 우울증 환자는 약물치료에 대한 반응이 낮고 부작용의 발현빈도가 높으며 또한 인지기능의 저하가 많고 예후가 나쁘다고 보고되고 있다.

노인 우울증 환자 중에서 더 심한 고음영이 있는 환자일수록 일상생활에서 신체적, 도구적 활동의 손상이 심하다고 한다. Fujikawa등은 고음영과 유사한 개념으로 silent cerebral infarct(SCI) 용어를 사용하였다. SCI는 보통 노인에서 많이 발견되는데 뇌의 운동영역이나 감각영역을 침범하지 않는 경향이 있고 신체적으로 신경학적 이상이 나타나지 않는다. 또한 이러한 우울증 환자에서 보이는 SCI가 향후 뇌졸중이나 혈관성 치매로 이행하는 전조증상이 될 수 있다고 하였다. 이는 SCI가 있는 노인우울증 환자에서 심리사회적 스트레스보다는 신경학적 요인인 우울증 발생에 더 기여한다는 가설을 뒷받침하는 결과로 사료된다.

다) 혈관성 우울증의 특징 및 개념

Krishnan과 Mcdonald등은 arteriosclerotic depression이라는 용어를 제안하였는데, 이러한 우울증은 뇌혈관 이상과 관련된 요인을 갖고 있으며 임상적으로 흥미의 상실, 무감동, 정신운동 지체, 인지손상, 기능장애 그리고 기분장애 가족력의 부재 등의 임상적 특징을 보인다고 하였다. 그 후에 혈관성 치매라는 개념이 보편화되면서 보다 일관성 있는 개념의 정립을 위해 Krichnan과 Alexopoulos 등이 각각 vascular depression의 개념을 제시하였다. 이들은 대뇌 혈관 이상이나 질환과 연관되어 나타나는 주요우울증은 원인, 임상양상, 치료방법, 예후 등이 심인성 우울증과는 상이한 우울증의 아형이 될 수 있음을 제시하였다. 기존의 DSM-Ⅳ가 가지고 있는 mood disorder due to a general medical condition 진단이 뇌혈관질환으로 생기는 우울증을 일부 설명할 수 있지만 이 진단은 임상적으로 독특한 특징이 있는 주요 우울증의 특수한 증후군으로서 뇌혈관 질환과 관련된 우울증을 효과적으로 설명하는데 한계가 있다. 특히 SCI등과 같이 신경학적으로 나타나지 않는 혈관성 질환을 가지고 있는 우울증은 기존의 DSM-Ⅳ 진단체계에서 적절한 진단을 내릴 수 없다.

라) 혈관성 우울증의 발생기전

혈관성 우울증에서 병변의 위치에 관한 가설에서 두 가지 가설이 제안되었다. 첫 번째 가설은 혈관성 우울증을 일으키는 중요한 신경경로를 작은 병변이 파괴함으로서 우울증이 유발된다는 설명이다. 이러한 가설은 좌측 기저핵이나 좌측 전두엽의 병변의 열공성 경색이 우울증을 유발한다는 뇌졸중 연구에 의해 지지된다. 직접적인 병변-우울증 경로 가설은 주로 뇌졸중 후에 발생하는 혈관성 우울증의 일부분에서 설명될 수 있을 것이다.

두 번째 가설은 우울증에 선행되고 역치를 초과하는 병변이 축척되었을 때 우울증이 발생한다는 설명이다. 이 가설은 SCI나 old stroke를 가지고 있는 많은 환자에 해당된다. 역치 가설은 백질 고음영의 전체 면적이 10cm^{2}을 초과했을 때 주의집중이나 실행기능의 장애가 온다는 연구결과에 의해 지지된다. 즉 우울증과 관련된 신경경로를 손상시키는 광범위한 뇌혈관 장애나 병변 자체에 의해 우울증 발생의 취약성이 증가된다고 설명한다. 뇌졸중 3개월 후에 오는 우울증은 일상생활 장애와 관련성이 높다고 한다. 반면 뇌졸중 1개월 후에 생기는 우울증은 사회적 고립에 의해서 유발된다고 한다. 따라서 생물학적 요인뿐만 아니라 비생물학적인 기전도 혈관성 우울증의 발생과 예후에 영향을 준다고 할 수 있다. 그 외에 우울증이 오히려 뇌혈관질환의 위험요인을 증가시키는 요소로 작용하여 혈관질환과 우울증의 공존 상태가 증가된다는 가설이 있다.

2) 울화병

가) 우울과 울화

실제 임상에서는 화기를 호소하는 환자들이 의외로 많다. 화기의 개념은 분명치는 않으나 불 화(火)자가 의미하듯이 몸 안에 감도는 뜨거운 기운을 말한다. 즉 냉기의 반대 뜻으로 사용되는 온기와는 전혀 다른 의미이다. 울화의 개념은 화기가 적절히 해소되지 못하고 막히거나 고인 상태를 말한다. 소위 가슴에 응어리가 진다는 표현이 있지만 이는 프로이트가 말한 고전적인 이론, 즉 리비도의 출구가 막힘으로써 생기는 소위 actual neurosis의 개념과 유사하다. 다시 말해서 성적 욕구의 분출이 이루어지지 못한 경우 신경쇠약이 온다고 본 것과 비슷한 맥락에서 이해할 수도 있다는 말이다.

한의 본질은 원한이요 적개심이다. 그러나 마음 속에 맺힌 원망과 분노가 그대로 쌓인 상태는 한이라고 하지 않는다. 원한에서 복수의 감정이 떨어져 나간 상태를 한이라 할 수 있다. 즉 한이란 부정적 감정을 포기하고 보다 자기 수용적인 상태로 승화된 형태의 것이라 하겠다.

억울의 개념 역시 부당하게 당한 일 때문에 받은 마음의 상처를 어디에도 하소연 할 곳이 없거나 오로지 혼자만의 힘으로 감수해야만 될 감정상태를 말한다. 반면에 우울의 개념은 어딘가 슬프고 어두우며 사는데 낙이 없는 체념의 뜻이 강하다. 그러나 주요 우울증과 같은 심각한 우울상태를 지칭할만한 적당한 어휘가 우리말에는 없는 듯하다. 오히려 우리의 정서에는 울화병이 더욱 적절한 의미로 와 닿는 수가 많다.

서양의학에서 이해하는 울화병은 다양한 신체증상을 동반한 감정장애로서 일종의 분노감정의 조절장애로 기술하고 있다. 그러나 동양인의 정서는 언어적 표현보다는 신체화 되는 경향이 높기 때문에 동양의 우울증 환자는 서양의 우울증 환자보다 신체증상을 호소하는 경우가 많다는 지적은 일찍부터 있어 왔다.

우울증과 울화증의 감별은 체계화된 것은 아니지만 임상적 경험에 비추어 볼 때 다음과 같이 구분할 수는 있겠다. 비유컨대, 우울증을 식은 죽에 견준다면 울화병은 끓는 죽에 비유할 수 있다. 다시 말해서 우울증이 상실과 죄책감에서 비롯된 의욕과 관심, 기쁨의 실종 상태라면 울화병은 속에서 부글부글 끓어오르는 것을 억지로 참아서 생기는 분노, 억울, 화기 등을 일컫는다. 울화병의 특징은 의외로 죄책감이 적으며 오히려 수치심 및 모멸감으로 힘들어하는 수가 많으며, 분노와 적개심의 억제, 원인을 남의 탓으로 돌리는 경향이 뚜렷하고 부당하게 당했다는 억울한 느낌, 감정표현의 미숙성, 자살사고가 적은 편이며, 성생활의 회피는 있지만 리비도의 감퇴 때문이 아니라 만사가 꼴보기 싫고 언짢아서 거부하는 것이며 신체증상의 호소, 이차적 이득, 주위의 관심과 동정을 끌고 싶어하는 등의 특징을 보인다는 점에서 우울증과 구분된다.

나) 우울증의 정신역동

우울증의 본질은 상실감, 죄책감, 자존심의 저하, 수치심, 고립감, 열등감 등으로 파악된다. 달리 요약하면 우울증 환자의 화두는 절망감, 무력감, 고독감, 무관심 등이라 하겠다. 우울증 환자는 생리적인 측면에서 상실을 경험하는데 살맛, 밥맛, 잘맛, 놀맛을 잃어버리는 것이 특징이다.

정신분석적 경험에 따른 우울증의 원인론은 크게 대별하여 자아심리학과 대상관계이론으로 구분할 수 있다. 두 가지 경우 모두 병의 근원을 유아기 단계로까지 거슬러 올라가는 것으로 보는 경향이 강하지만 모든 우울증을 다 그렇게 다루는 것은 아니다. 자아심리학적 원인론은 정통적인 구조가설에 입각한 설명방식이다. 즉 엄격하고 가혹한 초자아 기능의 압력과 원초적이며 강력한 이드의 충동 사이에서 자아 기능의 발달이 약한 사람은 손쉽게 그러한 압력에 굴복하게 되고 적절한 타협에 실패하게 되면 상처받은 자아가 많은 기능을 포기하게 된다는 것이다. 특히 자기징벌적인 욕구가 강해지면 자살로까지 이어질 수 있다. 반면에 대상관계이론은 클라인이 주장한 유아기의 paranoid position과 depressive position 사이에서 그때 그때 입장을 바꾸며 적응하려고 애쓰지만 우울입장에서 특히 적절한 통합에 성공하지 못한 사람인 경우, 어떤 장벽에 마주칠 때마다 우울기에 잘 빠지며 그러한 곤경이 한계점에 달하면 그에 대한 반동으로 조증에 빠진다는 것이다. 그러나 이러한 클라인의 설명은 모든 조울병에 적용시키기에 무리가 있다고 보여지며 더욱이 증거가 나타난다 하더라도 그런 사실을 모두 자아기능이 약화된 환자에게 해석해 줄 수는 없다고 본다.

우울증과 분노와의 관련성은 환자와의 심층적인 치료경험을 통한 연구를 통해서도 보고된 바 있다. 원인이 어찌됐건 우울증은 악순환을 반복하는 경향이 많은데 특히 조기 대상관계의 실패 및 좌절이 있게 되면 그러한 대상관계를 토대로 이후의 대인관계에서도 실패를 경험할 확률이 높아지며 그 결과 실망과 좌절이 깊어질 경우, 조기 대상관계가 다시 재활성화됨으로써 대인관계를 회피하게 되는 악순환의 고리를 밟게 된다. 더욱이 우울증의 핵심으로 들어가게 되면 결국 분노와 적개심과 마주치게 되지만 환자의 의식세계에서는 그러한 사실을 인식하지 못한다는 점에서 울화병과는 차이점을 보인다고 생각된다.

다) 울화병과 신체증상

울화병은 화기에서 비롯된다고 볼 때, 화기의 근원은 일반적으로 상심에서 온다고 여겨진다. 상심이란 마음이 상한 것으로 보통 속상하다는 표현에서도 알 수 있듯이 마음에 상처를 입은 상태를 말한다. 화기의 흐름에 대한 개념은 단순한 역동적 개념에 머무는 것이 아니고 현대의학에서 주장하는 자율신경계 반응과도 밀접한 연관성을 갖는다. 즉 신경성 고혈압, 신경성 위염, 과민성 대장증세, 작열감, 심계항진, 더 나아가 체온상승 효과까지도 관련이 된다고 할 수 있다. 민성길(1998)은 화병의 특징적인 증상을 연구한 결과, 분노와 관련한 특정증후군으로서의 화병을 인정하고 그중 가장 빈번한 증상으로서 가슴답답함, 뛰쳐나가고 싶은 충동, 치밀어 오름 등을 예시하였는데 그러나 분노 및 화가 인간의 핵심적인 감정 중의 하나임에도 불구하고 불안, 우울, 공포와는 달리 아직까지는 공식적인 병명으로 사용되고 있지 못함을 지적하고 결론적으로 화병이란 분노를 만성적으로 반복하여 억제하고 이를 신체화 등 다양한 방어기제가 사용된 결과로 온 것이며 분노에 관련된 정신과적 증후군을 급성과 만성으로 나눈다면 급성 분노발작과는 달리 화병은 죄의식보다 수치심이 더욱 중요한 관련을 맺고 있는 것으로 보았다.

울화병 환자의 화두는 한맺힘과 감정적 응어리라고 하겠다. 이들은 억울한 심정에 어찌할 바를 모르며, 복수심에 가득 차서 분노, 적개심의 처리에 애를 먹기도 한다. 환자들은 누군가에게 하소연하거나 적절한 감정분출의 기회가 원천적으로 봉쇄된 경우가 많은데 그런 이유로 감정의 신체화 경향이 매우 높아지는 것이다.

라) 울화병의 정신역동

우리나라에서 화병 또는 울화병에 대한 관심과 연구는 70년대부터 시작되었다고 볼 수 있다. 비록 공통적인 합의에 도달한 내용은 없지만 대체로 구분하면 다음과 같다. 첫째, 화병은 한국 고유의 문화관련 증후군이라는 견해. 둘째, 화병은 심인성 장애에 대한 한국인의 일반적인 개념을 나타내는 용어로서 어느 특정한 진단명으로 간주하기 어렵다는 견해. 셋째, 화병은 문화관련 증후군 또는 disease라기 보다는 문화관련 illness라고 보는 견해. 넷째, 단순히 분노감정 및 신체증상과 관련짓는 화병과는 달리, 보다 복잡한 우울, 불안, 신체증상, 화기, 억울한 감정, 통제된 복수심 및 적대감 등을 위주로 한 울화병의 개념. 민성길의 한에 대한 연구에서는 한을 굿으로 푼다는 사람이 없었다는 결과를 통하여 볼 때, 한이란 말로 푼다는 전통적인 견해를 뒷받침한다는 뜻에서 정신치료적인 측면을 강조하기도 하였다. 따라서 한풀이라는 한의 대처방식이 민요, 판소리, 가면극, 굿 등을 발달시켰으며 종교의식이나 동학혁명 등의 의지적 행동으로 나타난 것으로 보고 한은 단순히 체념, 눈물, 넋두리, 증오, 복수, 원한이 아니라 극복의지로 파악되는 것으로 한이 오히려 삶에 대한 의지를 강화시켜준다고 하였다. 결국 한이 우리민족 고유의 정서라고 한다면 그리고 화병이 그러한 한의 감정에 기초한 장애라면 그에 해당한 우리민족 고유의 치료방법도 당연히 개발되어야 할 것으로 주장하였다.

엄격한 초자아기능과 강력한 자기징벌적 욕구가 특징인 우울증환자와는 달리 울화병 환자는 오히려 초자아 기능의 미성숙 내지는 엉성함을 보이기 때문에 자살기도의 위험성도 상대적으로 덜한 편이다. 자아의 적응력의 약화를 보이기는 하지만 그럼에도 불구하고 어떻게든 살아보려는 의지가 엿보인다. 동시에 주위의 모든 사물과 대인관계에서 멀어지고 흥미와 관심이 사라지는 우울증과는 달리 울화병에서는 오히려 주위사람들의 동정과 관심을 이끌려고 애쓴다.

울화병의 흔한 유발요인으로는 경제적 손실, 직업적 상실이나 해고, 가정불화, 환경적 갈등, 직장상사와의 마찰 등이 주된 내용들이다. 울화병의 악화 요인으로는 고부간의 갈등, 권위주의적 배우자, 반항적인 자녀들, 금전적 손실, 예기치 못한 사고 및 재난, 대인관계에서의 상처에서 비롯되는 수가 많다. 울화병과 우리 사회의 특수성에 맞추어 고찰해 보건대, 경제 위기 이후에 증가한 병은 우울증이 아니라 오히려 울화병이라고 판단된다.

3) 신체적 우울증

가) 암

암 환자의 1/4에서 우울증이 생기로, 촉진인자로는 예후가 나쁜 경우, 심한 통증, 물리적 행동 장애 등이 있을 경우와 이전에 우울증의 병력이 있는 환자의 경우를 들 수 있다. 우울증을 동반한 암 환자에서는 자살률이 증가하는 것으로 보고되고 있다.

나) 심장질환

관상동맥질환의 25%, 급성 심근경색의 20%에서 우울증이 발생했다고 보고되었다. 우울증이 동반될 경우 사망률은 증가하지만, 심장질환에 의한 사망에 우울증이 직접 관여하지는 않는다고 알려져 있다.

다) 당뇨병

우울증은 혈당 조절에 악영향을 끼쳐 당뇨를 악화시킨다. 갑상선 질환의 경우 갑상선 기능이 회복되었을 때 우울증도 같이 좋아지지만, 당뇨에 의한 우울증은 당뇨가 호전되어도 우울증이 좋아지지는 않기 때문에 반드시 이 두 질환을 같이 치료해야 한다.

라) 파킨슨병

40~50%에서 우울증이 발생하며, 우울증은 뇌졸중의 위험도를 증가시킨다고 보고되었다.

마) 만성통증

주요 우울증은 약 8~50%, 기분부전장애는 0~60%에서 발생한다는 보고가 있다. 즉 만성 통증에 의한 우울증의 유발은 다른 질환에 의한 발생보다 높은 것으로 알려져 있다. 만성 통증에서 우울증이 유발되는 위험인자로는 여성, 노령, 독신, 낮은 학력수준과 저수입 등으로 알려져 있다. 만성 통증이 있는 환자에서 우울증을 치료해 주면 전반적인 삶의 질이 향상되고 통증치료에 대한 반응도 증가시킬 수 있다. 만성 통증에 사용되는 항우울제는 우울증을 경감시키고, 항불안, 안정, 진정 작용 등으로 진통 작용을 나타낸다. 이 경우 항 우울제의 특징은 항우울증 작용 2주보다 진통작용이 먼저 1주 이내에 나타난다고 한다. TCA 중 가장 효능이 뛰어나고 많이 쓰는 약물은 amitriptyline이지만 항콜린성 부작용에 주의해야 한다.

다. 우울증상 평가척도

우울증상을 진단하는 방법으로는 진단 기능에 의해서 진단하는 진단적 접근방식과 간단한 선별검사도구를 이용하여 우울증의 유병율이나 정도를 측정하는 비진단적 접근방식이 있다. 비진단적 검사도구에는 자기보고형 척도와 관찰자 측정척도가 있는데, 전자가 훨씬 경제적이고 적용이 용이함은 두말할 나위가 없다. 비진단적 검사도구는 간단한 선별검사 도구를 이용하여 우울증상의 양성군과 음성군을 구별해 낸다. 여기서의 양성군이란 인위적으로 책정된 어떤 절단점 이상 또는 이하의 우울 증상군으로서 이상 진단의 엄격한 기준에 맞는 우울장애군이 아니라 우울증상의 주관적 또는 객관적 불편함을 가짐으로써 의학적이든 비의학적이든 어떤 형태의 도움을 필요로 하는 상태를 의미하는 것이다.

1) HRSD(Hamilton Rating Scale for Depression)

HRSD는 1960년 Hamilton에 의해 개발된 관찰자 측정 우울척도이며 이미 우울증으로 진단받은 환자들의 우울증상의 심도에 관한 정신과 의사의 임상적 판단을 수령화하기 위한 도구로서 개발되었다. 17개 항목으로 구성되어 있으며 각 항목은 3점 혹은 5점 척도로 되어 있고 총점은 0점에서 50점 사이이다. 높은 점수를 얻을수록 장애가 큰 것을 의미하고 보통 20점 이상의 점수를 받은 환자들이 임상적으로 약물치료를 요하는 대상으로 선택된다.

2) BDI(Beck Depression Inventory)

BDI는 정신과적 진단과는 무관하게 우울증상의 심도를 측정하기 위해 1962년 A.T.Beck에 의해 고안되었으며 1978년 개정된 이래 지금까지 구미에서 가장 널리 사용되고 있는 우울증 척도중의 하나이다. 21개 문항으로 이루어진 자기보고형 척도이며 각 문항은 증상의 심한 정도에 따라 0점에서 3점으로 채점되어 총점의 범위는 0점에서 63점까지이다. 외국의 여러 연구에서 신뢰도와 타당도가 증명되었고 우리나라에서도 한홍무 등에 의해 한국어판 표준화 연구가 시행되어 신뢰도와 타당도가 검증되었다. 외국의 연구들에서는 13점을 보통 절단점으로 보고있으며 한홍무 등의 연구에서는 21점을 절단점으로 보고 있다.

3) CES-D(The Center for Epidemiologic Studies Depression Scale)

CES-D는 우울증의 지역사회 역학조사용으로 미국 정신보건 연구원에 의해 1971년에 개발된 20개의 문항으로 구성된 자기보고형 우울척도이며 우울증의 일차선별용 도구이다. 각 국어로 번역되어 매우 광범위하게 사용되고 있고 높은 내적 일치도와 타당도가 증명되었다. 지난 일주일 동안 경험했던 우울증 증상의 빈도에 따라 네 단계의 수준으로 측정하며 각 문항마다 0점에서 3점으로 총점은 0점에서 60점까지이다. 외국에서의 전통적 절단점은 16점이며 우리나라에서의 신승철 등은 일반 성인군에서 적용한 바 절단점을 24점으로 제시하였고 조맹제 등은 지역사회역학용으로는 21점, DSM-III-R 주요우울증 진단군으로서는 25점을 제시하였다.

4) DSI(Depression Status Inventory)

DSI는 SDS(Self-Rating Depression Scale)의 보조적 도구로서 1972년 Zung에 의해 개발되었다. DSI는 20개 항목으로 구성된 준구조화된 관찰자 측정 우울척도로서 SDS같은 진단적인 준거를 사용하여 각 항목당 1점에서 4점에서 채점하여 총점은 20점에서 80점이다. 1972년 Zung의 연구에 의하면 우울증 환자들의 DSI평균점수는 49점이었다.

Zung의 척도는 심리적인 증상들이 더 많이 포함되고, Hamilton의 우울척도는 신체적 증사에 더 비중을 두었으며 Beck의 척도는 인지적 증상 쪽에 더 비중을 두었다는 특징이 있다.

5) GDS(Geriatric Depression Scale)

GDS는 노인환자의 우울증상을 측정하기 위한 자기보고형 혹은 관찰자 측정 척도로서 1983년 Jerome A.Yesavage등이 개발하였다. 노인에서의 우울증상들이 젊은이들의 그것과 다른 점은 다음과 같다. 첫째, 젊은이들의 내인성 우울증에서 흔한 신체적 증상, 즉 수면장애, 변비, 성기능 약화, 관절염 등에 수반된 동통등은 정상 노인들에서도 흔한 증상들이다. 또한 기억력 장애등의 인지기능 장애 증상들은 젊은이들에서는 드물지만 노인들에서는 흔한 증상들이다. 기존의 우울 척도는 우울 증상으로의 신체적 증상들을 강조하고 상대적으로 인지기능 증상은 중요시하고 있지 않다. 둘째, 노인들은 정신과적 평가에 대해서 젊은이들보다 방어적이고 수동적이므로 이런 노인들의 특성에 맞는 우울척도가 필요하다. 예를 들어서 성기능이나 자살 의도에 대한 질문은 인생의 황혼기에 있는 노인들에게는 회피하고 싶은 항목들인 것이다. 셋째, 노인환자들에게 단순하고 쉬운 형식의 우울척도가 유용하다. 기존의 우울척도들은 4점 혹은 5점 척도로 구성되어 노인들에게 혼란스러운 경향이 있다.

Yesavage 등이 개발한 GDS는 30문항으로 yes/no의 1점 척도로 되어 있다. 30문항 중에서 우울증상으로 20문항은 긍정적인 답을 10문항은 부정적인 답을 요구한다. 절단점은 11점에서 sensitivity rate가 84%, specificity rate는 95%이고, 보다 엄격하게 절단점을 14점으로 하면 각각 80%, 100%가 된다.

Yesavage는 보다 간단한 GDS의 short form(15개 문항)을 내놓았고 절단점을 5점으로 하였다.

라. 경과 및 예후

노인 우울 장애의 경과나 예후가 다른 연령에서보다 좋지 않다고 보고된 바는 없다. 그러나 3~6년간 추적 관찰 연구에 따르면 전체 연령 대상의 재발률보다 상대적으로 낮은 재발률을 보이고 있다고 한다. 하지만 잦은 삽화를 가지거나, 발병 연령이 높은 경우, 기분부전장애의 과거력을 가지고 있어나 내과적 질환이 동반된 경우에 재발 가능성이 높다. 또한 노인 우울장애 환자의 다수에서 경도의 인지기능 장애나 치매가 동반되므로 추적 관찰시 주의깊게 관찰하여야 한다.

마. 치료

노인 우울 장애의 치료는 체계적으로 실시되어야 한다. 일차적으로 정확한 진단 및 이에 대한 평가가 이루어져야함은 아무리 강조해도 지나치지 않을 것이다. 평가의 부분에서는 신체적 질환의 유무가 반드시 선별되어야 하며, 우울증으로 인한 전반적인 인지기능의 상실은 물론 일상적인 기능상태가 평가되어야 한다. 우울시 입원치료가 필요한 경우로는 자살을 기도했거나 자살이 예상될 때, 심한 불면증, 심한 초조, 절망감, 갑작스런 감정의 폭발 및 식욕부진 등으로 인하여 신체적으로 심하게 쇠약해졌을 때, 일을 포기하거나 직장을 사직할 정도의 기능 상실이 왔을 경우, 환자 자신이 치료를 거부하거나 치료에 협조가 안 될 경우에 국한되어야 한다.

1) 약물치료

약물치료는 필수적인 노인 우울증의 치료방법이지만 부작용 및 유지 치료기간 등에 유의하여야 한다. 노인은 젊은 성인에 비해 부작용에 대한 내성이 약하며 신제거율의 감소로 같은 용량에서도 더 높은 혈중 농도를 보일 수 있기 때문에 약물 처방 및 용량 증량 시 주의를 기울여야 한다. 노인은 젊은 성인에 비해서 항우울제에 대한 반응이 늦게 나타나기 때문에 투약 6~9주가 지나기 전까지는 항우울제 약물 투여가 충분하다고 볼 수 없다. 항우울제 치료기간 동안에는 고위 지적 기능, 기립성 저혈압, 심전도, 그리고 배뇨 등에 대해 자주 검사하여야 한다. 노인 우울 장애에서 SSRI(선택적 세로토닌 재흡수억제제)가 내성이 좋고 효과적인 약물이다. 최근에는 mirtazapine이나 venlafaxine 등의 약물이 발매되어 우울증 치료에 활발하게 사용되고 있는데, 노인 인구에서의 약물 용량이나 부작용에 대한 연구는 거의 이루어지지 않았다. venlafaxine의 경우 약물의 기전상 통증 등의 신체 증상에 좋은 효과를 보일 것이라는 의견이 지배적이기 때문에 신체증상을 많이 호소하는 노인 우울증 환자에게 도움을 줄 것으로 예상된다. 우울삽화가 종결된 후에는 이 삽화의 악화나 재발을 방지하기 위해 상당 기간의 지속적인 항우울제 치료가 필요하다. 유지 치료는 대개 삽화동안 사용되었던 동일 약물을 사용하는 것이 원칙이다. 늦은 연령에 발병한 노인 환자들은 재발의 위험이 특히 높기 때문에 유지 치료를 적극적으로 권해야 한다.

가) 약물 반응 및 상호작용에 영향을 미치는 요인들

- 연령 증가에 따른 생리적 변화
- 다중약물사용
- 기타 요인들

나) 항우울제 사용의 일반적 원칙

- 처방을 내리기 전에 우울증에 동반된 각종 신체질환 및 투여 중인 약물을 철저히 평가하여 약물의 치료반응, 이상반응 또는 상호작용 등을 예측하는데 참고할 수 있는 정보를 확보한다.
- 처방을 할 때는 낮은 용량으로 시작하고 증량은 서서히 조금씩 하도록 한다. 대개의 경우 성인 용량의 1/2정도로 시작하는 것이 바람직하다.

• 인내심을 가지고 치료반응을 기다려야 한다. 성인에서는 보통 4주가 항우울제의 치료반응을 판단하는데 적당한 기간으로 간주되지만, 노인의 경우 반응 여부 판단을 위해 6~8주까지 기다리는 것이 좋다. 또한, 노인 우울증 환자들 중에는 완벽한 치료반응을 보이기보다는 일부 잔류증상이 남게 되는 경우도 적지 않다는 것을 염두에 두어야 한다.
• 젊은 환자들의 경우와 마찬가지로 일단 회복된 환자에 대한 항우울제 유지요법은 노인환자에서도 필요하다. 특히 이전에 우울증 병력이 있고 재발된 경우라면 유지요법은 필수적이다.

다) 개별 항우울제의 선택과 사용지침

• 삼환계 항우울제(tricyclic antidepressant : TCA)

Amitriptyline과 imipramine같은 제제가 노인 우울증 환자에서 가장 많이 사용되었던 약물이다. 삼환계 항우울제의 주요 단점으로는 이들 약제가 최대 효과를 나타내기까지는 약 6주 정도가 소요되므로 작용이 느리다는 것이다. 주요 부작용으로는 기립성 저혈압, 항콜린성 작용(구갈, 심계항진, 변비 등)과 심박동이 불규칙해지는 것 등이다. 그러므로 심혈관계에 이상이 있는 환자에게 이 약제를 투여하게 될 경우는 세심한 주의를 하여야 한다.

• 모노아민 산화효소 억제제 (monoamine oxidase inhibitor : MAOI)

Isocarboxazide와 phenelzine같은 약제들이 대표적이다. MAOI에 속하는 약물들은 대뇌에서 노르아드레날린과 세로토닌의 분해효소를 억제함으로써 이들 신경전달물질의 유효농도를 증가시켜 항우울효과를 일으키게 된다. MAOI는 일반적으로 심혈관계 부작용이나 기립성 저혈압을 일으키기 때문에 사용하지 않고 있으나 가역성 MAOI인 moclobemide는 문제점이 해결되어 임상에서 사용되기도 한다.

• 선택적 세로토닌 재흡수 억제제 (SSRI : selective serotonin reuptake inhibitor)

대표적인 약물로는 fluvoxamine, fluoxetine, sertraline, paroxetine 등이 있는데 선택적으로 5-HT를 차단하는 작용을 한다. 임상적으로 볼 때 이 약물들은

TCA가 가지는 항콜린성 효과, 심혈관계 부작용, 진정작용 등이 없는 것으로 알려져 있어 현재 임상에서 폭넓게 사용되고 있다.

• Bupropion

노르에피네프린과 도파민 재흡수를 차단하는 약물로 세로토닌과 콜린성 작용은 없다. 기존의 심장질환이 있는 환자에서 장점을 가지고 있으며 정신운동이 저하되고 동기가 없고 허약한 환자에서 도움이 된다.

• Venlafaxine

노르에피네프린과 세로토닌의 재흡수를 억제하고 아드레날린, 히스타민, 콜린성 작용은 거의 없는 새로운 약물이다. 비교적 약물의 작용시간이 빠른 것이 특징적으로 보고 되고 있다. 세로토닌 재흡수 차단은 낮은 용량에 의존적이며 노르에피네프린 재흡수 차단은 200mg/day 정도의 용량에서 나타나고, 도파민의 재흡수 차단은 225mg/day 이상에서 의미가 있다. 주요우울장애와 치료저항성 우울에 효과적이라는 보고가 있으며, XR형은 초기 오심의 빈도를 줄이면서 하루 한 번 투여가 가능하다.

• Mirtazapine

4환계 구조를 가지며, 작용기전은 중추 시냅스전 alpha2 수용체 길항작용과 노르에피네프린에 대한 간접적 효현작용이 있다. 노인 우울증에서 나타나는 불안증상에 효과가 있는 것으로 보고되고 있다.

• 정신자극제

Methylphenidate, dextroamphetamine과 같은 정신자극제가 불쾌기분이나 무감동, 무기력 상태를 개선시키며 내과적 질환이 동반된 환자에서 도움이 있는 것으로 보고되고 있다. 그러나 정신자극제 사용시에는 빈맥, 고혈압, 부정맥, 정신병적 증상의 부작용 및 중복 투여시 약물상호작용에 유의하여야 한다.

• 전기경련요법

전기경련요법은 퇴행증상 및 무감동, 자살 위험이 높을 때나 약물 순응도가 높지 않은 노인층에서 사용되어 긍정적인 효과가 있음이 보고되고 있다. 그러나 전기경련 요법시에는 유지경련요법을 지속하거나 항우울제 약물치료를 병행해야 한다.

2) 강화요법

병합요법을 포함한 강화요법은 다른 종료의 약물을 첨가하여 48시간 내에 효과를 보였다는 보고가 있을 정도로 빠른 치료 효과가 있는 것으로 보고되었다. 강화요법의 장점으로는 기존의 약물에 부분적인 호전을 보인 환자에서 이전 약물에 의한 호전을 잃지 않고 그 이상의 호전을 기대할 수 있다는 점과 다른 항우울제로 교체하기 전의 다리 역할을 할 수 있다는 점, 기존 약물을 중단하지 않아도 된다는 점, 중단 증상이 없다는 점, 기존 항우울제의 반응이 나타날 때까지 시간의 여유를 가질 수 있다는 점 등을 꼽을 수 있다. 하지만 강화요법 시행 전에는 부작용과 치료비용을 고려해 보아야 하는데 갑상선 호르몬제제와 buspirone은 고용량의 SSRIs보다 부작용이 적고, TCAs와 SSRI의 병합 또는 SSRIs와 buspirone의 병합 치료는 단일 항우울제를 사용하는 경우보다 부작용이 많다는 보고가 있다. 비용면에서는 리튬이나 갑상선제제를 첨가하는 경우가 치료비용이 적다. 또한 리튬을 병합하는 경우와 저용량의 SSRIs를 병합하는 경우가 고용량의 SSRIs를 단독 투여하는 경우보다 비용이 적지만 대부분의 연구가 소규모이고 새로운 항우울제의 강화보다는 TCAs와의 강화 연구가 많은 것이 현재의 실정이다.

가) 리튬 강화요법

리튬은 강화요법에 있어 가장 흔히 사용되는 약물로 항우울제 단독 요법에 무반응을 보이는 환자의 50~60%에서 효과적이고 순응성도 좋다. 우울증의 치료에서 리튬의 정확한 치료 역치는 아직 결정되지 않았으나 대체적으로 0.4mEq/L가 적당하며, 리튬첨가로 인한 치료 반응이 48시간 내에 나타났다는 보고가 있으나, 대체로 2주째부터 나타난다. 리튬첨가로 인해 조증이 발생하였다는 보고도 있어 조증 치료에서의 리튬기전과 우울증 치료에서의 기전은 다른 것으로 추측되는데, 우울증에서 리튬의 기전은 아마 세로토닌 전도의 증가로 생각된다.

나) 갑상선 강화요법

우울증 치료에서 갑상선 제제의 기전은 명확하지 않으나 준임상적 갑상기능

저하상태를 교정한다는 가설이 가장 널리 받아들여진다. T3 투여용량은 25~5 μm을 투여하며 치료반응을 확인하기 위해서는 2주 정도 투여해야 한다.

다) 자극제 강화요법

장기간 투여시 내성이 발생할 수 있으므로 치료 효과의 지속성에 중요한 문제가 된다. 자극제는 SSRIs에 반응하였으나 점차 그 효과를 상실하고 속내성을 보인 환자에게 유용하게 사용될 수 있으며, 자극제를 첨가할 때는 일반적인 methylphenidate는 10mg을 하루 3번 투여한다. 자극제는 중독 및 남용의 소지가 많아 병합 또는 단독사용이 권장되는 편은 아니나 초기 약물의 순응도를 높이고 치료효과를 증가시키기 위한 전략의 하나로 사용된다.

라) Buspirone 강화요법

일반적으로 10mg을 하루 3번 투여하며 치료 반응은 주로 3주내에 나타난다.

3) 항우울제 병합요법

우울증 환자의 약 20%가 단독치료에 저항을 보인다고 추측되고 있으며, 여러 연구에서 이러한 치료저항성 우울증 환자를 치료하는데 두 가지 항우울제의 병합요법이 효과적임을 보고하고 있다. 이러한 항우울제의 병합요법 중 국내 정신과 의사들은 SSRIs+TCA를 가장 많이 선택하고 있었고 그 이외에도 SSRIs+bupropion, venlafaxine+mirtazapine, SSRIs+venalfaxine 형태의 병합요법을 사용하고 있었다. 치료저항성 우울증에서 병합요법에 대한 치료전략을 지지해주는 근거는 제한적이나 목표는 임상적 반응을 항진시키기 위해 약물을 병합하는 것이므로, 약물 투여시 낮은 용량으로 시작하여야 하며, 치료적 용량까지는 점차적으로 적정하는 것이 바람직하다.

이들 여러 가지 약물의 병합요법은 세로토닌, 노르에피네프린, 도파민 등 여러 신경전달물질에 약물이 작용하는 것이 효과적일 수 있다는 이론적 근거에 주목한 것이다. 그러나 경험적인 유용성에도 불구하고 아직 임상실제에서의 의학적 자료가 충분하게 축적되지는 않았으며 일반적으로 약물상호간의 위험성으로 인해, 항우울제의 병합요법은 주의 깊게 사용되고 있고 환자들을 조심스럽게 추적 관찰하는 것이 필요하다.

4) 동반질환에 따른 항우울제 선택

가) 치매

치매환자에서 TCAs를 사용하는 경우 항콜린성 부작용으로 인해 인지기능에 부정적인 영향을 미칠 것이라는 우려가 있어 왔다. Amitriptyline이나 imipramine 같은 3차 아민 TCAs의 경우 정상노인의 인지기능도 저하시키는 것으로 보고되었다. nortriptyline과 같은 2차 아민 TCAs는 3차 아민 TCAs에 비해 상대적으로 안전하지만 인지기능 저하효과에서 예외는 아니다. 반면 SSRIs는 인지기능을 저하시키지 않으며 오히려 인지기능에 긍정적인 영향이 있는 것으로 보고되기도 했다. 따라서, 치매 환자에서 우울증이 동반된 경우 TCAs를 선택하는 것은 바람직하지 않다.

나) 파킨슨병

파킨슨병에 동반된 우울증에 대한 현재까지의 임상시험결과 TCAs는 우울증을 개선시키면서도 운동기능에 대해 부정적인 영향이 없거나 항콜린성 효과로 인해 다소간 운동기능을 향상시키는 것으로 확인되었다. SSRIs나 bupropion도 파킨슨병에 동반된 우울증 개선에 유의한 효과가 있는 것으로 확인되었지만 일부 연구자들은 SSRIs가 파킨슨병의 운동기능증상을 악화시킬 수 있다는 가능성을 제시하였다. 파킨슨병이 없는 우울증 환자에서도 SSRIs가 파킨슨증후, 정좌불능증, 근이상증, 만발성 운동장애등의 추체외로 증상을 유발할 수 있다는 보고가 있어 왔다. 그러므로, 파킨슨병을 동반한 우울증에서는 SSRIs를 일차선택하는 것은 바람직하지 않다.

다) 심장질환

TCAs는 심장의 전도, 수축력, 리듬 등에 영향을 미쳐 심장 독성의 위험이 있으므로 심장전도장애, 심부전, 관상동맥질환 등이 있는 경우, 특히 노인에서 문제가 될 수 있다. 반면 SSRIs는 이러한 문제가 없어 일반적으로 관상동맥질환을 동반한 노인성 우울증 치료에 권고되어 왔다. 그러나 심장질환을 가진 melancholic depression 환자에 대한 nortriptyline과 fluoxetine의 효과 비교연구에서는 두 약의 중도탈락율은 유사한 반면, nortriptyline의 효과가 fluoxetine에 비해 현저히 높은 것으로 나타나 심장질환의 정도와 함께 우울증의 종류나 심각도를 함께 고려해 약물을 선택해야 한다.

5) 정신치료

우울증 환자의 정신치료는 우울증의 발생과 경과에 미치는 정신사회적 제 요인을 밝혀 이를 치료함으로써 효과적인 의사소통, 긴장 감소, 대인관계 및 사회적응을 하기 위함이다. 우울증의 정신치료에는 단기역동치료, 지지치료, 인지치료, 행동치료, 부부 및 가족치료 등이 임상 실제에서 사용되고 있다. 노인 우울증의 정신치료 중 최근 인지치료가 우울증에 효과적이라는 보고가 많다. 인지치료는 자신과 세계에 대한 부정적, 소극적 태도를 버리고 긍정적, 적극적 태도를 갖게 하는 것으로서 인지치료는 심리적 고통, 증상에 수반되는 역기능적인 사고의 직접적 수정을 통해 증상을 완화시키는 데 목적을 둔 일련의 정신치료기법이다.

행동치료는 환자 스스로의 행동을 통하여 만족과 보상을 얻는 방법과 우울증에 이르도록 한 행동양상을 교정하는 법을 습득하도록 도와준다. 일반적으로 심한 우울증, 특히 반복적인 우울증인 경우에는 약물치료, 전기경련요법과 정신치료를 병행함으로써 최상의 효과를 나타내기도 한다.

바. 증례

1) 병력

66세 기혼 여성

4~5년 전부터 우울해지고 과도하게 걱정이 많아졌다고 하며 어깨, 머리 등에 통증이 있어 여러 가지 검사를 해 보았으나 특별한 이상은 발견되지 않아 정신과 검사 및 치료 권유 받고 입원하였다. 평소 내성적이고 꼼꼼하며 말이 없는

편으로 첫 내원 이전까지는 신경정신과적 진단 및 치료를 받은 적이 없었다.. 아들의 사업 실패와 결혼 불화 등으로 크게 신경 쓰는 일이 있었다고 하며 이 일이 있은 후부터는 이유 없이 불안하고 초조해져 집안을 서성거리게 되었다고 하며 잠들기가 어려워 몇 시간씩 뒤척이다 잠드는 날이 종종 있었으며 평소보다 새벽에 일찍 잠이 깼다고 한다. 최근 들어서는 두통이 심해지고 특별히 다친 곳은 없는데도 어깨, 허리 등이 아프기 시작해 정형외과 및 신경과 진료에도 특별한 이상 발견되지 않아 정신과적 검사 및 치료 권유받고 입원하였다.

2) 가족력 및 과거력

기혼으로 3남의 어머니였고 정신과적 가족력은 없었다.

3) 정신상태 검사

불안, 초조 등의 증상을 호소하였으며 의식은 명료하였으나 단기 기억이나 집중력, 주의력의 장애를 호소하였다. 면담 내내 신체적 증상에 대한 호소를 하였으며 잠이 오지 않아 검사 받으러 왔다고 알고 있어 입원에 큰 저항은 없었다. 모든 검사에서 정상소견을 보였다.

요 약

노인 우울장애 환자들은 다른 연령의 우울 장애 환자들에 비해 건강염려증적 호소와 불면, 초조 등을 더 많이 호소한다. 집중력과 기억력의 저하 역시 노인 우울장애의 주된 증상이며 특히 우울 증상이 심한 경우에 두드러진다. 내과 및 신경과 질환이 있는 상황에서도 우울 증상이 흔히 발생한다. 노인은 젊은 성인에 비해 항우울제에 대한 반응이 늦게 나타나기 때문에 투약 6~9주가 지나기 전까지는 항우울제 약물 투여가 충분하다고 볼 수 없다. 늦은 연령에 발병한 노인 환자나 잦은 삽화를 가진 환자 등은 재발 가능성이 높기 때문에 유지 치료를 적극적으로 권해야 한다.

2. 조울증

가. 유병률 및 원인

일반인에서 양극성 장애의 평생유병율은 약 1%이고 발병연령은 30세로 알려져 있으며, 이전에 정신과 병력이 없던 노인 환자에서 조증 삽화가 발생하는 일은 상대적으로 드물다고 한다. Angst 등의 연구에 의하면, 60세 이후에 첫 조증 삽화가 발생한 양극성 장애는 전체의 4.2%였다.

양극성 장애가 유전적인 요소와 연관이 있음은 잘 알려져 있으나, 많은 연구들에 의하면, 조증 삽화가 후기에 발생하는 경우는 조기에 발생하는 경우보다 기분장애의 가족력이 적다고 보고하고 있다. 이는 나이가 증가함에 따라 유전적인 요소보다는 기질적인 요소와 연관되어 있음을 시사해 준다. 상대적으로 초발연령이 늦은 만발성 양극성 장애 환자들의 조증 삽화는 내과적 질환, 신경과적 질환, 또는 약물 사용과 많은 연관이 있다고 한다. 따라서 65세 이상의 노인에서 조증 증상이 처음 발생하였다면 노인의 생리적 변화나 약물 부작용 등의 기질성 원인에 대해서 적극적으로 알아보아야 한다. 또한 뇌질환과의 연관이 있는 경우도 흔한데, 뇌혈관 장애 특히 우측 뇌의 병변이 만발성 조증과 관련이 있다고 하며 치매 등의 인지 기능 저하가 동반되는지에 대해서도 자세히 알아보아야 한다. 또한 젊은 연령에서 보다 노인 연령에서 항우울제에 의해 유발되는 조증 삽화가 더욱 자주 발생한다고 알려져 있으므로 병력 청취시 항우울제 복용력 등에 대해 자세히 조사해야 한다.

나. 증상 및 경과

병태생리를 보면, 젊은 성인들의 증상과 유사하나 연령이 증가함에 따라 전반적으로 약한 양상을 보여주고 있으며, 사고의 비약, 전염성 등도 더 적은 편이다. 대신 기분 고양 등의 증상 대신 불쾌감, 인지 기능의 저하 등이 함께 나타나는 경우가 많아 진단이 어려운 경우가 많다고 한다. 양극성 장애의 정신병적 증상은 발병 연령이 늦을수록 비교적 적게 나타난다고 하며, 노인 양극성 장애 환자가 젊은 연령에 발병한 경우에서보다 인지 장애를 더 호소한다고 보고한다.

노인 조증 삽화의 진단기준은 젊은 성인 환자들과 동일하나 대부분의 노인 양극성 장애 환자들은 조증 증상이 우울 증상과 혼재되어 표현된다. 앞서 기술한 바와 같이 노인의 조증은 불쾌 기분을 보이거나 비정형적인 양상을 나타내는 경우가 흔하며 조증 섬망(manic delirium)이 발생하기 쉽다.

노인 환자에서 발병하는 조증의 경과와 예후는 명확하게 알려진 바 없지만 여러 가지 생물학적 인자들이 작용하는 다양한 장애이기 때문에 조증의 어떠한 단일 증상도 노인에서만 특징적으로 나타나는 것은 아니다. 노인 연령과 젊은 연령 사이에서의 조증 삽화의 기간에는 의미 있는 차이가 없다고 보고되어 있으나, 나이가 많을수록 조증이 만성화되며 발병연령이 늦을수록 삽화의 기간은 길고 삽화 간의 간격이 짧아진다고 알려져 있다. 노인 양극성 환자의 사망률은 지역사회 내 전체 노인인구의 사망률보다 높으며 노인 우울장애 환자와 비교하여서도 높은 편이다.

다. 치료

노인 조증 환자에서의 치료 선택 약물은 Lithium이며 발병연령과 치료 반응의 차이에 대해서는 논란의 여지가 있지만 의미 있는 차이는 없다고 알려져 있다. 단 내과적 질환에 의한 조증 삽화이거나 뇌졸중 및 두부 손상 등의 신경학적 장애로 인해 대뇌 취약성이 증가된 경우에는 치료약물에 덜 반응할 수 있다. 노인 연령에서는 Lithium이 1.5mEq/L이하일 경우에서도 쉽게 부작용이 발생할 수 있으므로 잦은 혈중 농도 측정이 필요하다. 또한 노화에 따른 신장청소율의 감소 때문에 젊은 성인에서 요구되는 용량의 1/2~2/3 정도만으로도 노인환자에서는 충분한 혈중농도가 유지된다는 것을 염두에 두어야 한다. 노인 환자는 민감하여 치료적 혈중 농도 정도에서도 진전이나 근강직 등의 부작용이 발생할 수 있다는 점도 유의하여야 한다. 따라서 전문가들은 노인환자에서 Lithium의 일일 용량을 900mg이하로 하고 혈중농도는 0.4-0.7mEq/L로 낮출 것을 권장하고 있다. Carbamazepine이나 sodium valproate와 같은 항경련제도 젊은 성인에서와 마찬가지로 노인 조증환자에서 효과적이다. 특히 불쾌 기분성 조증을 가진 급속

순환성 환자나 신경학적 뇌질환을 가진 환자에서 valproate에 좋은 반응을 기대할 수 있다.

■약물 치료

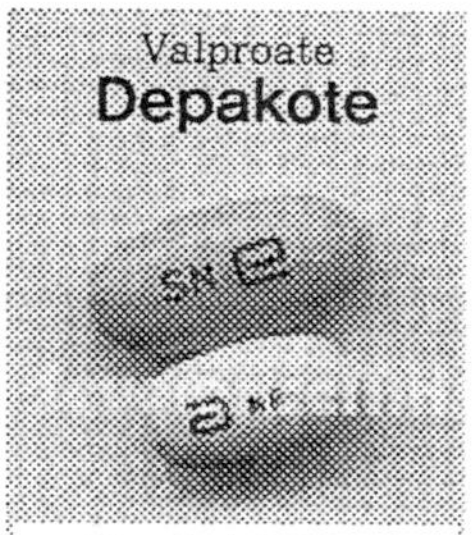

Mood stabilizer

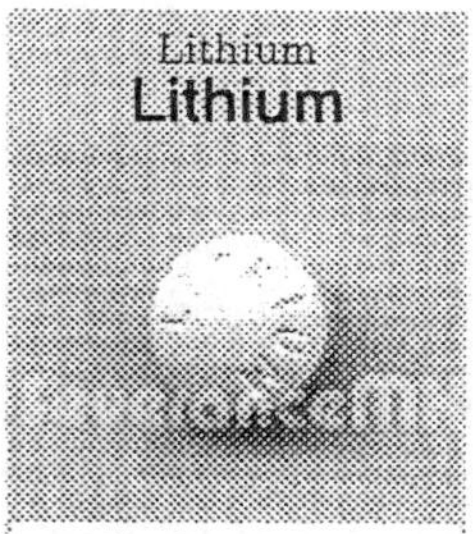

Mood stabilizer

라. 증례

1) 병력

63세 기혼 남성

2개월 전부터 자신을 과대평가하고 현실성 없고 지나친 사업계획 등의 과대사고를 보이고, 잠을 못자며, 말이 많아지고, 참을성이 없어졌으며, 확장된 기분 등을 주소로 입원하였다. 평소 내성적이고 꼼꼼하며 말이 없는 편으로 첫 내원 이전까지는 신경정신과적 진단 및 치료를 받은 적이 없었다. 2년 전 정년퇴임한 이후 취미생활로 유화를 배워 그리기 시작하였으며 특별한 문제는 없었다고 한다. 3개월 전부터 평소 있던 불면증으로 외래에서 amitriptyline 10mg, lorazepam 0.5mg, triazolam 0.25mg을 자기 전 복용으로 처방받고 간헐적으로 복용해왔으며, 투약 후 수면이 호전되었다. 2개월 전 해외 미술전에 참가하게 되어 난생 처음으로 외국여행을 하게 되었는데 여성이 2/3인 단체에서 환자의 별로 말이 없는 성격 때문에 외톨이가 되는 것 같아, 그때부터 환자는 일부러 농담도 하였고, 여행단장의 독단적인 행동에 대해서 항의도 했다고 한다. 이때 여성들이 박수를 치는 등 많은 호응을 했다고 한다. 그 날 이후 말이 많아지고, 상승되고 확장된 기분을 나타내었으며, 수면욕구가 감소되고, 목적 지향적 행동이 증가하나, 쉽게 싫증을 내고 마무리 짓지 못하는 임상양상을 나타내기 시작하였다. 1개월 전 귀국 후에도 외국에서 토지를 매입하여 부동산 사업을 크게 벌려보겠다. 골동품 사업이 많이 남는 것인데 모든 일이 다 준비되어 이제 시작만 하면 된다며 여기저기 친구들에게 전화를 하여 사업 구상을 이야기하는 등 증상이 더 악화되어 입원하였다.

2) 가족력 및 과거력

30세 충수절제술, 20년 전부터 불면증이 있었으나 치료 받은 적은 없었다. 기혼으로 1남 1녀의 아버지였고 정신과적 가족력은 없었다.

3) 정신상태 검사

장황하게 자신의 일들에 대해서 끊임없이 이야기하였으며, 상승되고 확장된 기분을 나타내었다. 지각 장애는 없었으며, 과대 사고를 보였고 모든 일에 자신감 있어했다. 의식은 명료하였고, 지남력, 기억력, 집중력 및 계산력에서의 장애는 없었다. 자신은 병이 있어서가 아니라 기분이 너무 좋으나 잠이 오지 않아 검사 받으러 왔다고 알고 있어 입원에 큰 저항은 없었다. 모든 검사에서 정상소견을 보였다.

4) 진행상황

Lithium, Chlorpromazine 투여하며 23일째 정상적인 기분과 사고내용의 과대성 관찰되지 않아 퇴원하였다.

요 약

노인에 있어서의 조울증의 임상 양상은 젊은 성인과 유사하나 연령이 증가함에 따라 전반적으로 약한 양상을 보여주고 있으며 사고의 비약, 기분의 전염성 등도 더 적은 편이다. 대신 불쾌감, 인지 기능의 저하 등이 함께 나타나는 경우가 많아 진단이 어려운 경우가 많다. 노인에 있어서도 조울증의 치료는 기분 안정제와 소량의 항정신병 약물이 일차 선택 약물이다. 단, 내과적 질환에 의한 조증 삽화이거나 뇌졸중 및 두부 손상 등의 신경학적 질환에 의해 대뇌 취약성이 증가된 경우에는 치료 약물에 잘 반응하지 않을 수 있다. 또한 노화에 따른 신장청소율의 감소 때문에 젊은 성인에서 요구되는 용량의 1/2~2/3 정도만으로도 노인 환자에서는 충분한 혈중 농도가 유지되며 진전, 근강직 등의 약물 부작용에 민감하다는 것을 항상 염두에 두어야 한다.

MEMO

3. 불안증

가. 역학, 진단 및 임상양상

노인의 불안 장애에 대해서는 정확한 역학 조사가 되어 있지 않았고 DSM 진단체계가 사용되기 전에는 불안 장애는 불안과 우울증이 혼재된 불안-우울 신경증으로 분류되었다. 불안은 여러 가지 면에서 취약감의 결과이기 때문에 노인은 젊은 성인에 비해 불안에 대해 상대적으로 흔하다. 따라서 불안을 평가할 때 노년기에 있어서의 정신사회적 스트레스, 신체질환 및 불안 사이의 복잡한 관계가 있음을 염두에 두어야 한다.

불안은 앞으로 일어날 사건에 대한 두려움이나 공포에 대한 주관적 느낌으로 정의될 수 있으나 노인들은 이를 신체적 증상으로 표현하고 인정하기를 꺼려하기 때문에 처음에는 신체적인 문제로 인한 2차적인 증상이라고 판단되는 경우가 많다. 따라서 불안을 호소하는 노인 환자를 대할 때는 충분한 신체적인 검진이 선행되어야 한다. 즉 심혈관 문제, 내분비 문제, 폐질환, 신경과적 질환 등의 증상이 불안 장애의 증상과 혼동될 수 있음을 염두에 두고 문진을 하여야 한다. 직접적으로 영향을 주지 않는 경우에도 내과질환을 가진 경우 스트레스에 대한 반응으로 불안을 일으킬 수도 있으며 앞서 언급된 것과 같이 다양한 약물들에 의해서 불안 증상이 유발되는 경우도 있다. 교감 신경 흥분제, 갑상선 호르몬, 신경이완제, 항우울제 및 스테로이드를 복용하는 노인들은 이 점을 고려하여 진단해야 한다.

나. 치료

항불안제는 불안에 대한 주관적인 근심을 줄여주고, 이와 관련되어 나타나는 스트레스로부터 환자를 보호해 주는 효과가 있지만 약물 치료가 단기간 시행되어야 하며 처방 전에 가능한 금단 증상 및 의존의 위험에 대해 설명하여야 한다. 노인에게 처방하기 전에는 특히 연령과 관련된 생리적 변화를 확인하여 약력학 변화에 의한 부작용에 주의하여야 한다.

가장 널리 처방되는 benzodiazepine의 흔한 부작용은 용량에 따른 중추신경계 억제 효과로서 피로감, 졸림, 진정, 근육의 허약감, 흐릿한 시야, 구음장애, 보행실조증, 정신 운동성 저하 그리고 인지적 수행의 손상 등이 있다. 노인 환자에서 약물 의존을 피하고 심한 금단증상을 예방하거나 약화시키기 위해서는 반감기가 짧고, 강도가 낮은 약물을 최소한의 효과적 용량으로 짧은 기간 동안만 처방하는 것이 좋다. Benzodiazepine 이외에도 buspirone, 항우울제, 신경이완제, 베타차단제 등이 불안 증상의 호전에 도움이 된다.

불안 장애는 대부분 만성적인 경과를 보이지만 다양한 상황에서 급성적인 악화를 보이는 경우 응급 처치를 필요로 하는 경우도 있다. 불안 증상을 느끼는 노인은 자신이 급성적인 내과 질환이 존재한다고 느껴 응급실을 방문하는 경우가 흔하다. 노인 환자들은 불안 증상을 가진 젊은 환자들에 비해 실제로도 내과적 문제를 동반할 가능성이 크기 때문에 불안의 기질적인 원인을 배제하기 위한 내과적 평가가 선행되어야 한다.

다. 예후

현재 구체적인 보고는 없지만 불안 장애는 다른 정신 질환에 비해 상대적으로 장기적인 경과와 증상이 기복이 심한 편으로 알려져 있다. 특히 신체적, 정신적 스트레스를 받는 동안 증상이 악화되는 경과를 보인다.

라. 증례

1) 병력

65세 기혼 여성

6개월 전부터 막연한 불안감과 안절부절감을 주소로 입원하였다. 평소 내성적이고 완벽주의적이며 속내를 잘 드러내지 않는 편으로 이전 정신과적 과거력과 가족력은 없었다고 한다. 젊은 시절 남편을 비롯한 가족들에게 매우 헌신적이었다고 하며 최근에는 손주들을 돌보면서 지냈다고 한다. 불안과 초조는 약 1년 전부터 시작되었다고 하며 하루 종일 지속되었으나 특히 야간에 심했다고 한다. 불안 초조와 함께 얼굴이 화끈거리고 가슴이 두근거리며 식은땀이 나기도 하였다고 한다. 환자는 종합병원 내과 방문하여 여러 차례 내과적 검진을 받았으나 특이한 소견을 발견되지 않았으며 30여 년전 천식을 꾸준히 약물을 복용해 왔으나 최근에는 천식 증상이 심해진 경험은 없이 증상 조절이 잘 되었다고 한다. 환자는 천식 증상의 악화로 생각하고 호흡기 내과 방문하여 여러 차례 약물 조절 받았으나 증상의 호전을 없었다고 한다. 환자는 불안감 이외에 우울한 기분이나 식욕 저하 등의 증상은 없었으며 최근 특이할 만한 생활사건 스트레스 인자는 없었다고 한다.

2) 가족력 및 과거력

기혼으로 1남 1녀의 어머니였고 정신과적 가족력은 없었다.

3) 정신상태 검사

면담 내내 불안 초조감을 호소하였으며 가만히 앉아 있지 못하고 안절부절하는 정신운동 초조를 보였다. 지남력, 주의력 등은 유지되었으며 사고 내용의 이상이나 지각 이상은 관찰되지 않았다.

4) 경과

환자는 소량의 벤조다이아제핀 투여 후 상당 부분의 증상이 호전되었으며 금단 증상 및 약물의 부작용에 대한 설명 듣고 외래 추적 관찰 약속 후에 퇴원하였다.

요 약

노인은 불안 자체를 신체적 증상으로 표현하는 경우가 많아 처음에는 신체적인 문제로 인한 2차적인 증상으로 판단되는 경우가 많다. 따라서 불안을 호소하는 노인 환자를 대할 때는 충분한 신체적인 검진이 선행되어야 하며 스트레스에 대한 반응, 복용 약물 등에 대해서 자세히 조사하는 것이 필수적이다.

제 6 장

집단치료의 실제

1. 회상치료

가. 회상의 정의

연구자들 사이에서 회상이란 과연 정확하게 무엇인가에 대해서는 아직도 분명치 않고 각각의 연구자들에 의해 여러 가지로 정의되어진다.

회상이란 국어 대사전에 의하면 '지나간 일을 돌이켜 생각함', '과거에 경험한 일을 재인감정과 더불어 재생하는 일' 로 되어 있다. 그러나 연구자들은 회상이라는 용어를 '생의회고' (Butler. 1963), '과거를 생각하는 것' 과 '목적이 있는 자발적인 회고' (Havighurst와 Glasser. 1972), '과거에 대해 언급하는 언어적 행위' (Coleman. 1973), '개인의 과거로의 여행' (Weiss. 1989), '과거의 경험에 대해 생각하거나 이야기하기' (Sherman. 1991) 라는 의미로 사용한다. 회상은 일정한 목적 하에서나 혹은 뚜렷한 목적 없이 과거에 관해 생각하고 이야기하는 인지적 요소와 이러한 과정 속에 긍정적이거나 부정적인 정서표출을 하는 정서적 요소, 그리고 이를 혼자서 생각하는 것이 아니라 상대방에게 표현하는 상호작용적 요소로 구성되어 있다.

회상요법이란 노인들이 경험한 과거 사건을 현재화하여 재구성하고 이를 타인 또는 대상과 공유하는 정신 사회적 치료중의 감정 지향적 요법이다(권중돈, 2001). 이는 환자의 과거 환경과 문화, 생활양식 등을 재음미할 수 있는 기회를 제공함으로써 노인의 기억회상의 치료 및 재활에 도움을 주기 위한 것으로 개인적인 과거나 사회문화적 배경의 역사적 사건과 환경 등 살아온 일생에 대한 기억과 추억 등을 서로 이야기를 통해 이를 다시 기억하고 인지해 봄으로써 과거와 현재의 변화를 인식할 수 있는 기회를 제공하고, 과거기억에 대한 추억과 향수를 불러 일으켜 심리적 안정을 느끼도록 하기 위한 요법이다. 즉 회상치료는 서로 대화하면서 삶을 통합시키는 집단치료의 일종이다.

나. 본 병원에서의 회상치료

1) 회상 프로그램 개발

가) 회상치료를 위한 DVD 제작

아날로그 영상을 디지털 영상으로 바꾸는 비디오 클립을 만들고 아날로그 음성을 디지털 음성으로 만드는 오디오 클립을 만들었다. 비디오 클립과 오디오 클립으로 각 세션 주제에 맞는 스토리를 구성한 후 동영상 편집 프로그램을 이용하여 8개의 DVD를 만들었다.

나) DVD 메뉴구성

- '회상치료' – 본 병원에서 자체 개발한 회상치료 프로그램임을 알리는 화면이 나옴.
- '회상치료란' – 회상치료가 어떤 시간인지에 대해 설명하는 화면이 나옴.
- 'sing alone' – 주제에 어울리는 노래를 선정하여 아름다운 배경화면 아래 가사를 싣고 노래반주를 넣어 다같이 화면과 가사를 보면서 1번 듣고 따라 부르기.
- '오늘의 주제' – 오늘의 주제에 대해 간략히 소개하는 화면이 나옴.
- 'old film' – 주제와 관련된 예전 생활상을 동영상을 통해 실감나게 보면서 이야기를 나눈다.

다) DVD 8 세션별 주제 소개

- 어머니
- 보리고개
- 청실홍실

• 어린 시절
• 진자리 마른자리
• 자기소개
• 초등학교 시절
• 집 떠나면 고생

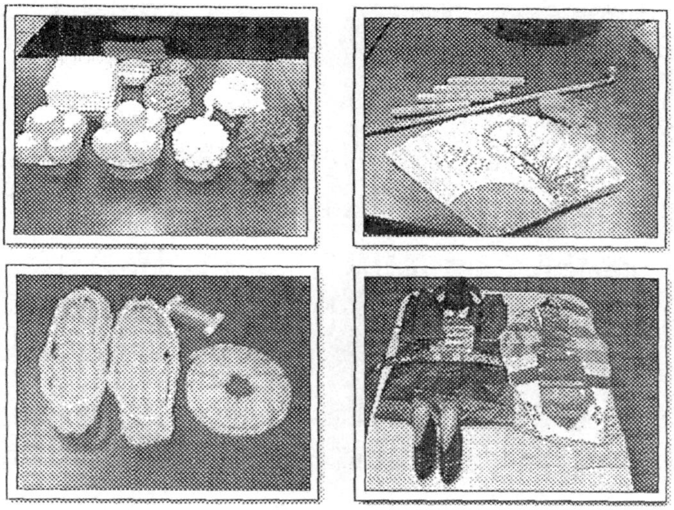

2) 회상 프로그램실시

가) 본 병동에서의 회상치료 한계점

• 처음 선정된 구성원이 8세션이 끝날 때까지 입원 유지하는 것이 어렵다.
• 한 팀의 회상치료 8세션이 끝난 후 다음 회상팀 구성 시 어려움이 있다(회상치료 대상자의 약 50%는 진단평가 및 약물조절을 위해 1~2달 정도의 입원기간을 요하는 비교적 단기 입원환자임으로 해서 발생되는 문제점).
• 주 치료자인 수련의가 3개월마다 바뀜으로 해서 진행방식의 차이점이 있을 수 있고 지속적으로 새로운 모형을 개발하기에는 한계점이 있다.

나) 환자 선정

본 병동에 입원한 환자 중 우울증환자, 신경증환자, 경도~중증도 치매환자로 세션별 6~7명으로 선정하였다. 모두 모임에 참여하여 50분 이상 집중할 수 있고 과거 일을 회상할 수 있으며 서로 대화 나누면서 자기표현을 어느 정도 잘 할 수 있는 환자들로 선정하였다. 이중 치매환자는 3명 정도 선정하였다. 치료자는 의사1명과 고정적으로 참석할 수 있는 간호사 1명이 참석하였다.

다) 모임 일시

주 1회 매주 수요일 오전 11시~12시까지 요법실에서 모임을 가졌다.

라) 모임 전개

수련의의 한 팀 동안(12주) 자체개발한 동영상을 보며 진행하는 DVD 8 세션과 사진자료를 이용한 4세션을 가졌다. 사진자료를 이용할 때는 그때의 치료팀이 서로 상의하여 주제를 정하였으며 보다 다양한 주제를 가지고 진행하였다.

- 치료자 pre-meeting – 오늘의 주제 어떤 이야기들이 나오는지, 오늘 부를 노래는 어떤 것인지 미리 맛배기를 본다. DVD를 이용하지 않을 경우 지난주에 정한 오늘 주제에 따른 자료가 준비되었는지 확인한다. 이때 자료는 여러 가지 관련 사진이나 물건, 도구들이다.
- 집합 – 선정된 대상자들을 찾아가 모임이 있음을 알리고 가슴에 명찰을 달아준다. 화장실 다녀오고 싶은 사람은 다녀오게 하고 모두 요법실로 모이도록 한다.
- 모임개시 – 인사, 날짜, 요일, 시간, 시작말을 알린다.
- 이완 – 가벼운 스트레칭으로 긴장을 풀고 정신을 집중시킨다.
- 자기소개 – 돌아가면서 구성원들 모두 간단히 자기소개를 한다.
- 프로그램 성격소개 – 회상치료가 어떤 시간인지 대상자들에게 묻고 정리화면을 보거나 치료자가 정리해준다.
- 노래 따라 부르기 – 준비된 DVD에 내장된 노래를 TV화면을 통해 보면서 부르거나 CD player를 틀어두고 인쇄된 가사를 보면서 다함께 부른다.
- 주제소개 – 오늘 이야기 할 주제를 소개한다. 그러면서 1~2명에게 주제와 관련된 이야기를 간단히 질문한다.

• 자료를 이용한 회상의 전개 – DVD로 예전 화면을 보거나 사진, 도구 등을 보면서 이야기를 본격적으로 전개해 나간다.
• 마무리 – 모임시간에 대해 서로 느끼는 감정을 공유하고 서로에 대해 격려의 인사를 나눈다.
• 종결 – 주 치료자가 모임에 대해 정리를 하고 모임의 끝을 알린 후 각자의 병실로 데려다 준다.
• 치료자의 after meeting – 오늘 모임에 대한 이야기를 나누고 다음 주 주제를 미리 정한다. 준비할 사진 자료와 물건은 어떤 것들이 있는지 누가 준비해 올 것인지 정해둔다. 예를 들어 학창시절에 대한 이야기를 나눌 경우-책보를 싸기 위한 보자기, 학창시절놀이-오자미, 고무줄, 재기 등.

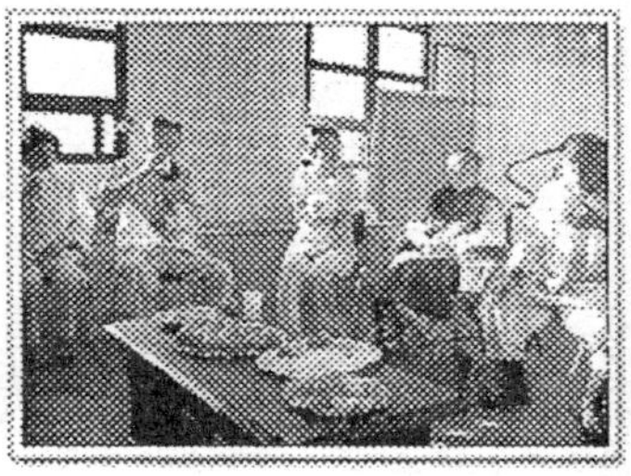
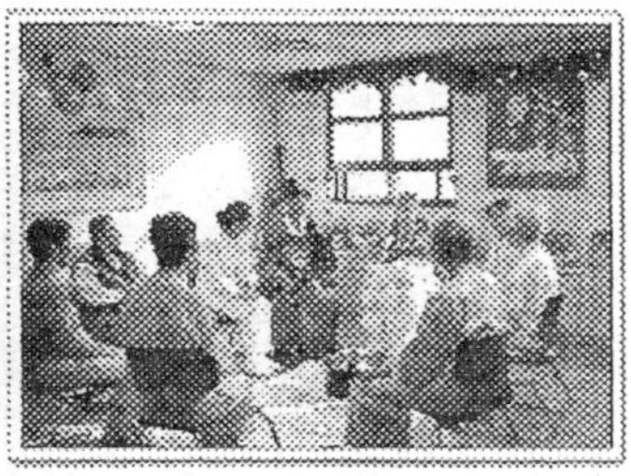

3) 회상프로그램의 효과

가) 환자 측면
• 자부심, 성취감을 재확인 한다.
• 억눌렸던 감정을 표출함으로써 정서적으로 안정감을 느낀다.
• 병실생활 적응을 돕는다.
• 치료자를 익숙하고 친근한 사람으로 생각하게 된다.

나) 병동 측면
• 문제행동을 자제하려는 동기를 부여한다.
• 다른 모임에서도 집중력과 발언횟수가 증가하고 모임참석 태도가 좋아진다.
• 병동분위기를 좋게 만든다.

• 다른 사람에 대해 관심이 증가하면서 대인관계가 향상된다.

다) 치료자 측면

• 환자 개개인의 특성을 이해하는 데 도움이 되며 개인별 치료계획 수립과 접근방법을 모색할 수 있다.
• 환자에 대한 새로운 정보를 얻을 수 있다.
• 환자의 증상과 문제행동을 애정을 갖고 보게 된다.
• 환자에게 조언을 할 경우 환자는 익숙한 사람의 말을 더 잘 받아들인다.

4) 평가

가) 환자 측면

• 동영상을 보면서 모임을 진행할 때 환자들의 집중력이 가장 높아지고 회상을 더 잘 하게 된다.
• 대상자가 세션 중 자주 바뀜으로 해서 구성원들 간의 관심도는 떨어질 수 있다.
• 주제에 대해 이야기 할 때 발언을 잘하는 사람이 먼저 이야기 하는 것이 다른 사람들의 이야기를 이끌어내는데 효과적이다.

나) 치료자 측면

• 치료자들이 준비를 철저히 한 후 모임을 진행해야 모임을 재미있게 효과적으로 이끌 수 있다.
• 모임이 지루하게 진행되고 있을 때는 치료자가 좀 더 적극적으로 개입하여 relate시키고 그래도 이야기가 잘 나오지 않을 때는 스트레칭을 하거나 노래 한 곡으로 흥미를 돋구어주는 것이 도움이 된다.
• 기능이 비슷한 환자들로 팀을 구성하는 것이 효과적이다.

5) 앞으로의 발전 방향

이제까지는 기능이 좋은 환자만을 선정하다 보니 구성원을 확보하기 어렵고 같은 환자가 반복해서 참석하는 경우도 있으며 많은 환자들은 참석해 보지 못한 아쉬움이 있다. 앞으로는 다양한 환자들이 골고루 참석해 볼 수 있도록 팀 구성을 다양하게 하고 구성원의 기능에 맞도록 진행방식을 개발하는데 힘을 기울여야 하겠다.

또한 치료자 구성을 환자 개인에 대해 잘 알고 있고 병동분위기를 잘 파악하고 있으며 환자에게 늘 익숙하게 인식되고 있는 간호사 두 명이 진행함으로써 모임을 더 효과적으로 유도할 수 있으리라 기대한다.

회차	주제	내 용	소품	사진(슬라이드)
1회차	자기소개	가져온 사진을 보며 상대방에게 가족을 소개한다. • 집단 구성원들의 소개 • 자신의 이름 및 가족관계, 고향, 자식, 손자의 이름을 소개 한다	주민등록증, 가족사진	
2회차	어린시절	어린 시절 생활환경을 떠올린다. 어린시절 했던 놀이를 직접 체험해 본다. • 가정생활 : 함께 살던 가족, 살던 집(마을경치, 집주변 건물, 자던 방, 부엌, 마당, 우물, 화장실) • 놀이 : 집 내에서의 놀이, 집밖에서의 놀이, 남자, 여자아이 놀이(딱지, 공기, 새총, 깡통 차기, 제기, 팽이, 소꿉놀이)	딱지, 공기, 제기, 팽이, 소꿉놀이 도구	video 촬영, digital camera 촬영
3회차	학창시절의 추억	학교생활의 추억을 떠올린다. • 학교생활 : 담임선생님, 교장선생님, 친구, 반장, 쉬는 시간, 점심도시락, 소풍, 운동회, 반공연습, 야단맞은 일, 통학 길, 학교건물, 교실, 교복.	교과서, 학용품	사진
4회차	가족	가족 : 양친, 형제자매, 조부모와 함께 생활하던 때의 추억	음악 : 부모님은혜를 배경음악으로	사진
5회차	고향	고향의 풍경 및 추억을 떠올린다. • 고향에서 있었던 일, 고향의 풍경, 토산품, 고향음식, 고향친구		사진
6회차	청년시절의 추억	청년시절의 추억을 떠올린다. • 학교생활 : 입학시험, 입학식, 졸업식, 취미(스포츠, 서도, 주판, 차도, 화도, 독서) • 교우관계 : 죽마고우, 애인, 이별 • 일 : 최초의 일, 상사, 급료, 저금한 돈, • 오락 : 카페, 영화, 배우, 가수, 극장, 음악회, 전람회. • 복장 : 교복, 헤어스타일, 유행복장		사진
7회차	결혼식	대표 커플을 선정해서 전통혼례를 재현해본다. • 배우자를 만난 배경, 배우자의 첫 느낌, • 결혼식 날의 기분, 심정.	결혼의상 : 족두리, 한복, 연지곤지, 사관모	전통혼례 video, video 촬영

회차	주제	내 용	소품	사진 (슬라이드)
8회차	역사적 사건	고난 극복의 과정을 경험 해본다. (일제시대, 해방, 6.25, 4.19, 5.16) • 어렵던 피난시절, 피난 시절의 생활담.		일제시대, 6.25사진 전쟁 동영상
9회차	명절	명절과 연관된 기억을 떠올려 본다. • 설, 추석, 대보름, 단오날의 기억	소품:명절 때 먹는 음식	명절, 제사 video (상차리기) 제사상, 민속놀이 (그네, 쥐불놀이, 강강술래, 고싸움)
12회차	과거의 삶에 대한 평가, 앞으로 계획	지난 회상요법 session동안 인상 깊었던 기억을 통한 마무리 • 가장 기뻤던 기억과 고통스러웠던 기억의 통합	촬영한 video 자료	
10회차	자녀출산 자녀양육	자녀출산과 양육시의 경험을 떠올린다. • 임신, 출산의 경험 : 임신, 출산하던 날의 느낌, 아이 낳은 곳, 난산 성별에 따른 가족의 바램 • 자녀양육 : 모유수유, 유행병, 아이교육, 키울 때의 고통, 기쁨.	아기울음소리 (음향)	사진
11회차	결혼생활, (생업, 시집살이, 자녀의 독립)	결혼생활의 힘든 점, 보람된 점에 대해 이야기 한다. • 생업 : 농사, 취직, 급료, 불경기, 실업 • 시집살이 ; 시부모님, 시댁식구, 병수발, 죽음, 살림, 기뻤던 일, 힘들었던 일. • 자녀 : 아이의 자립, 결혼, 사위, 며느리, 손자		사진

요 약

회상은 일정한 목적 하에서 혹은 뚜렷한 목적 없이 과거에 관해 생각하고 이야기하는 인지적 요소와 이러한 과정 속에 긍정적이거나 부정적인 정서표출을 하는 정서적 요소, 그리고 이를 상대방에게 표현하는 상호작용적 요소로 구성되어 있다. 즉 회상치료는 지난 과거의 일을 떠올리고 감정적으로 재경험하며 서로 대화하면서 삶을 통합시키는 집단치료의 일종이다. 회상치료 시작 전에 환자 개개인에 대해 잘 알고 있어야 하며 회상에의 몰입을 위해 시청각자료를 적극 이용하고 다양한 자료수집 등 준비를 철저히 하는 것이 무엇보다 중요하다.

2. 기억력향상치료

가. 기억향상치료 대상 및 목적

주로 경도인지장애, 경증의 치매, 혈관성 치매 환자를 주 대상으로 병동 내 모든 환자들에게도 적용하기보다는 선택적으로 치료팀 회의에서 기억력 향상을 주목적으로 한 대상을 결정하여 실시한다(심리사회적 치료프로그램 참조). 치매에 대한 정보가 대중에게 널리 알려지게 될수록 더욱 더 많은 사람들이 주차해 둔 차를 잃어버리거나 가스레인지에 올려 놓은 주전자를 잊어버리는 일에 대해 걱정하기 시작하였다. 피할 수 없는 노화에 대한 믿지 못한 얘기들이 존재하고 노화의 시작에 대한 두려움이 만연해 있다. 이 프로그램의 목표는 가능한 한 노화와 기억에 대한 사실들을 교육하고 기억력을 향상시킬 수 있는 기술에 대한 이해를 증진시키며 이 과정을 통해서 사소한 건망증에 의한 스트레스를 감소시키는 것과 기억기능이 더 이상 저하되지 않도록 유지 및 예방을 목적으로 한다.

나. 기억향상치료 과정

1) 기록기억훈련

다음의 단어들을 보여주면서 한 번 글로 써 보게 한 후 약 1분 후에 다시 보지 않고 쓰게 한다. 글을 쓰지 못하는 경우 약 1분간 외울 수 있게 한다. 이와 같이 보여주고 생각해서 쓰는 과정을 3회 반복하여 실시한다.

- 돼지
- 쥐
- 사자
- 여우
- 뱀
- 너구리
- 말
- 곰
- 침팬지
- 라마

2) 주위 환경변화 적응 기억훈련

참여자들에게 눈을 감게 하고 처음의 다섯 질문을 한다. 그리고 나서 1분 동안 방을 둘러보며 가능한 한 많은 것을 관찰하게 한다. 다음으로 다시 눈을 감게 하고 나머지 다섯 질문을 한다. 사람들이 큰 소리로 대답해도 좋다.

〈첫번째 다섯가지 질문〉

- 창문이 몇 개인가?
- 벽은 무슨 색깔인가?
- 조명시설을 묘사하라.
- 시계는 있는가?
- 바닥은 어떻게 보이는가?

〈두번째 다섯가지 질문〉

- 문이 안으로 열리는가, 밖으로 열리는가?
- 벽에 그림이나 포스터가 있는가?
- 전기스위치는 어디 있는가?
- 의자는 무슨 색깔인가?
- 창문을 가리는 것은 무엇인가?

3) 능동적 관찰기억훈련

능동적인 관찰의 심화훈련을 위해 예술, 자연, 도시정경, 여행을 담은 그림을 사용할 수 있다. 예를 들면, 호수주변에 있는 사람들 풍경이 담긴 그림으로 보여준다. 30초 후에 화면 위의 그림을 가린다. 참여자들에게 다음과 같은 질문을 한다.

- 그림 속에 사람들이 몇 명 있는가?
- 무엇을 입고 있는가?
- 나이는 어느 정도로 보이는가?
- 어떤 얼굴표정인가?
- 하루 중 어느 때인가?
- 어느 계절인가?
- 날씨는 어떤가?

• 물 색깔은 하늘 색깔과 비교해 어떤가?
• 호수에 배가 있는가?
• 사람들이 무엇을 하고 있는가?

놓쳤던 세세한 부분들을 언급하면서 그림을 다시 보여준다.

생각과 흥미를 가지고 관찰하는 능력을 보여주기 위해서는 다른 그림을 보여주고 비슷한 질문을 한다. 다음 주 훈련 때 참여자들에게 이번에 보여준 그림들에 대해 기억하고 있는 것이 무엇인지 능동적인 관찰의 이점을 알게 되었는지 물어본다.

4) 연상기억훈련

사람들이 다음과 같은 암시를 하나 이상 사용해서 가공의 이름을 기억하도록 훈련시킨다.

• 이름 자체의 의미와 그 안에 내포된 의미가 있는지 알아본다.
• 이름이 같은 사람을 아는가?
• 의미가 있는 다른 단어와 비슷하게 들리는가?
• 이름이 연상되는 이야기를 만든다.
• 이름을 설명하는 그림을 그린다.
• 이름을 연상할 수 있는 특징적인 외양을 찾아본다.
• 이름과 같은 글자로 시작되는 형용사를 골라 그 사람을 묘사한다. 예를 들면, 예쁜 예린이.

〈처음 만날 때 이름 기억하기〉

• 이름을 명확하고 정확하게 익힌다.
• 소개하는 동안 이름을 반복한다. 예를 들면, "철수야, 안녕!"
• 이름의 의미를 찾는다.
• 얼굴과 외양을 관찰한다.
• 눈에 띄는 특징을 선택한다.

• 이름과 특징을 연관시킨다.
• 대화 중에 이름을 사용한다.
• 가능하면 이름을 써본다.

5) 대화기억훈련

참여자들에게 다음 항목들이 포함된 이야기를 만들게 한다. 이야기가 더 흥미 있고 생생하고 의미 있을수록 항목들을 더 기억하기 쉬울 것이라는 사실을 말해준다.

- 약국에서 소독약 사기
- 생일파티를 위해 케이크 사기
- 동물원에 가자고 친구에게 전화하기
- 치마 수선하기
- 현금인출

6) 자기 기억훈련

다음과 같은 질문을 준다.

'ㅂ' 으로 시작되는 과일
'ㅅ' 으로 시작하는 동물
'ㄱ' 으로 시작하는 금속
'ㄲ' 으로 시작하는 새
'ㅁ' 으로 시작하는 나라
'ㅊ' 으로 시작하는 남자아이 이름
'ㅇ' 으로 시작하는 여자아이 이름
'ㅂ' 으로 시작되는 채소
'ㅊ' 으로 시작하는 무기
'ㅈ' 으로 시작하는 꽃

다시 한번 반복하여 같은 질문을 주고 자신이 언급했던 단어들을 기억하도록 한다. 이 과정이 끝나면 다음과 같은 질문을 준다.

'ㄱ' 으로 끝나는 과일

'ㅈ' 으로 끝나는 동물

'ㄹ' 로 끝나는 금속

'ㅂ' 으로 끝나는 새

'ㄱ' 으로 끝나는 나라

'ㅎ' 으로 끝나는 남자아이 이름

'ㅇ' 으로 끝나는 여자아이 이름

'ㅊ' 으로 끝나는 채소

'ㅍ' 으로 끝나는 무기

'ㅁ' 으로 끝나는 꽃

이 과정도 다시 한번 반복해서 하고 자신이 언급했던 단어들을 기억해 놓도록 한다.

7) 복습기억훈련

자기 기억훈련이 끝나고 난 뒤 약 1분 후에 자신이 언급했던 단어들을 다시 한번 나열하도록 한다.

8) 분류기억훈련

우리는 사물을 분류할 때 그것들을 질서 정연하게 정리한다. 즉, 분류는 어떤 과점에서 비슷한 것들을 종합하는 방법을 통해 복잡한 자료들을 정리하는 것을 의미한다. 따라서 분류는 사물을 기억하기 쉽게 한다. 분류는 일상생활에서 기억해야 하는 것들의 자료목록을 체계화하는 매우 실용적인 방법이다. 당신은 분류에 들이는 노력이 더 쉽게 기억하게 한다는 것을 알게 될 것이다. 참여자들에게 첫 번째 리스트는 분류하지 말고 회상하게 한다. 두 번째 리스트는 분류를 이용해서 다같이, 세 번째 리스트는 분류를 이용해서 각자 회상하게 한다.

〈첫 번째 리스트〉

잡지, 잉크, 물병, 포크, 연필, 칼, 유리컵, 접시, 지우개, 공책, 얼음, 숟가락, 병따개, 신문, 볼펜, 팜플렛

〈두 번째 리스트〉

창문, 시루, 숫자, 코트, 자동차, 전보, 모자, 의자, 비행기, 전화, 탁자, 원피스, 기차, 문, 양복, 핸드폰

〈세 번째 리스트〉

주방세제, 바나나, 요구르트, 달걀, 치즈, 파, 고추, 종이수건, 사과, 빵, 구두약, 표백제, 수세미, 과자, 포도, 쿠킹호일

다. 기억력 향상을 위한 평가 (치료자용)

- 출석 : A(출석), B(결석)
- 집중력 : A(60분 참석), B(50분), C(40분), D(30분), E(20분 이하)
- 수행능력 : A(Total independence), B(Partial independence), C(Partial dependence), D(Total independence), E(Avoid)
- Scale : MMSE, ADAS-Cog, ADAS-Beh, GDS, ADL, IADL, QOF

MEMO

3. 원예치료

가. 원예치료 대상 및 목적

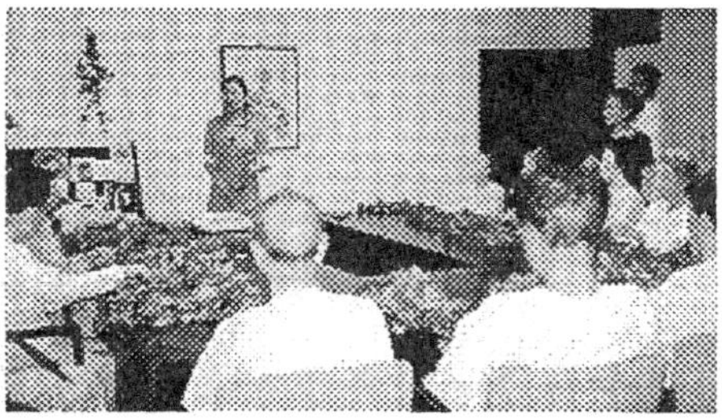

원예치료의 대상자는 누구나 될 수 있고, 특히 치매환자에게는 조기치매에서부터 만성화된 치매 환자까지 넓게 적용 가능한 치료요법이다. 입원병동에서 생활하면서 긴 여가시간은 오히려 정신적 육체적 기능의 퇴화를 촉진시키므로 식물을 이용하여 식물자체가 주는 색감, 모양, 질감, 느낌, 선 등이 치매환자에게 안정감과 휴식을 가져다 줄 뿐 아니라 냄새를 맡거나 손으로 만지는 작업을 통하여 뇌의 자극과 손 감각을 주어 인지기능 향상에 도움이 된다. 나아가 직접 만든 작업 결과물을 가지고 주변 병동환경을 장식하는 과정은 외부 환경에 대한 관심과 변화를 인식시키는 데 중요한 과정이 된다.

- 식물을 통해서 심리적 안정을 갖도록 한다.
- 다양한 도구와 재료를 통해서 오감 자극을 유도하여 감각반응을 향상시킨다.
- 작업을 이용해서 소근육 발달을 도모한다.
- 주기적인 작업을 통해 소일거리를 제공하고 주변 환경의 변화를 인식시킨다.
- 작업에서 동료들과의 지속적인 관계를 유지하게 한다.
- 작업을 통해서 자기 표현력과 인지기능을 향상시킨다.

나. 프로그램 도구

	프로그램명	기대효과
1회 준비물	믿음으로 물병꽃싸기 생화, 포장지, 테잎, 리본, 가위 등	프로그램에 대한 동기부여
2회 준비물	달력만들기 I 우드락, 조화, 글루건 등	시간에 대한 인지기능향상

	프로그램명	기대효과
3회 준비물	달력만들기 Ⅱ 우드락, 조화, 글루건 등	시간에 대한 인지기능향상
4회 준비물	달력만들기 Ⅲ 우드락, 조화, 글루건 등	시간에 대한 인지기능향상
5회 준비물	압화자석만들기 압화, 필름지, 자석, 가위 등	인지기능향상
6회 준비물	입춘-복수초 키우기 복수초, 마사토, 용기, 용토 등	인지기능과 식물에 대한 동기부여
7회 준비물	봄꽃사진 보기 슬라이드 사진, 스케치북, 크레용 등	계절감과 인지기능을 향상
8회 준비물	잔디인형 만들기 물잔디씨, 스타킹, 인형눈, 글루건 등	2인 1조의 작업을 통해 사회성 향상과 감각기능과 협응력 향상을 도모한다.
9회 준비물	사탕부케 만들기 사탕, 생화, 조화, 플로라테잎 등	인지기능향상과 협응력 향상을 도모한다.
10회 준비물	무순 심기 무씨, 용토, 용기 등	계절에 대한 인지기능 향상
11회 준비물	봄 꽃꽂이 생화, 오아시스, 가위 등	계절에 대한 인지기능 향상 및 감각기능 향상을 도모한다.
12회 준비물	무순 샐러드만들기 무순, 과일, 채소, 샐러드소스 등	감각기능 향상 및 사회성 향상과 성취욕을 도모한다.
13회 준비물	꽃모종 옮겨심기 조화, 용기, 용토, 라벨 등	계절감과 감각기능 향상을 도모한다.
14회 준비물	화단정비 및 거름주기 퇴비, 모종삽 등	계절감과 소근육 향상 및 감각기능 향상을 도모한다.
15회 준비물	채소모종심기 모종, 용토, 용기, 라벨 등	계절에 대한 인지기능 향상과 성취욕 향상을 도모한다.
16회 준비물	천연염색이야기 양파, 손수건, 용기, 매염제 등	감각자극 및 협응력 향상을 도모한다.
17회 준비물	함께하는 꽃꽂이 생화, 오아시스, 바구니, 가위 등	작업을 통하여 협응력 향상 및 사회성과 성취욕 향상을 도모한다.
18회 준비물	지주 세워주기 지주, 퇴비, 가위 등	작업에 대한 기억력 향상 및 식물에 대한 동기부여를 도모한다.
19회 준비물	장미꽃 말리기 생화, 신문지, 가위 등	계절에 대한 인지기능 향상과 감각기능 향상을 도모한다.

4. 미술치료

가. 미술치료의 대상 및 목적

미술치료는 다른 심리치료 방법과는 달리 의사표현 능력이 감소되어 있는 노인들에게 자연스럽게 의사소통할 수 있는 기회를 제공해주고 미술매체와 작품을 매개로 한 회상을 통하여 자아통합을 도모할 수 있는 계기를 마련해준다. 또한 미술재료와 활동을 통하여 오감(보기, 듣기, 맛보기, 만지기, 냄새 맡기)능력을 강화 한다. 이러한 전 과정을 통하여 소근육의 활성화, 인지능력의 유지나 증진의 효과와 우울성향의 감소의 효과를 얻을 수 있다. 미술치료는 병동 내 입원한 모든 치매환자를 대상으로 프로그램이 적용되나 치매심각도 경도(mild), MMSE-K 20-23점, GDS stage4, CDR 0.5~1 환자에게는 효과적이다.

나. 미술치료의 기대효과

- 손의 움직임을 통한 소근육 운동과 뇌의 자극을 통한 인지적 기능을 향상시킨다.
- 무관심한 색채와 형체에서 관심과 주의력을 효과적으로 나타낼 수 있다.
- 주제에 대한 테스트를 통해 기억력을 되살리고 자발적인 이야기를 할 수 있게 하여 주제를 형체화시킨다.
- 정서적 불안에서 안정적으로 변화한다.
- 상실의식에서 벗어나 미술 작품을 통한 성취감을 느낀다.
- 미술 활동을 통해 치료사와 그룹 원간의 신뢰와 협조적 관계로 친목 도모가 향상된다.
- 시지각 능력과 시공간 개념을 높인다.
- 색채와 형체에 대한 개념을 높인다.
- 수에 대한 개념을 향상시킨다.
- 그리기를 통해 정신 집중력을 높인다.

다. 미술치료 과정

회기	주 제	내 용	목 표
1	이름으로 자기표현하고 소개하기	자신의 이름을 종이에 써보고 자기 광고형식으로 자유롭게 꾸며본 후에 발표한다.	인지기능 및 자기표현 능력 향상
2	찰흙 (1) 찰흙 놀이	유동적인 매체인 찰흙을 사용하여 치료자의 지시대로 찰흙을 사용하여 다양한 놀이를 해본다.(굴리기, 던지기 등)	스트레스 해소 및 소 근육 운동
3	찰흙(2) 기본 도형 인지하고 만들기	지난 시간을 상기 시켜주며, 기본 도형의 개념을 적용시켜 간단한 모양을 만들어 본다. (동그라미, 네모, 세모 등)	인지 능력 향상 및 소 근육 운동
4	찰흙(3) 송편 빚기	재료에 대한 익숙함을 상기시키고 옛 기억을 되살려, 송편을 빚어본다.	인지 능력 향상과 소 근육 운동 및 의사소통
5	찰흙(4) 얼굴 만들기	자신의 얼굴의 각 기관의 위치를 인지해보며, 자신의 얼굴을 빚어본다.	인지 능력 향상과 소 근육 운동 및 의사소통
6	찰흙(5)〈=지점토〉 구슬 만다라	지점토로 만다라 형상〈원〉을 만든 후에 색색의 진주 구슬을 사용하여 자유롭게 구성해 본다.	소 근육 운동 및 집중력과 공간 구성 능력 향상
7	화투 놀이	화투놀이를 기억해보고 화투 중에 그리고 싶은 것을 골라 색칠해본다.	게임을 통한 인지, 기억 능력 시 공간 능력 향상
8	부채 꾸미기	여름을 주제로 이야기를 나누어 본 후, 부채를 꾸며 본다.	소 근육 운동 및 계절 인식, 자긍심 향상
9	수수깡 집	집에 대한 기억이나 느낌을 나누어 본 후, 집 그림에 수수깡을 알맞게 잘라 붙여 꾸며본다.	인지 기억 능력시 공간 능력 및 소 근육 운동
10	가족 콜라쥬	가족에 대한 느낌이나 기억을 나누어 본 후, 잡지에서 오려 가족을 표현해 본다.	인지 기억 능력 소 근육 운동
11	협동 그림 완성하기	완성된 스케치의 그림을 조각내어 각각 색칠하여 완성한 후, 조각을 다시 붙여본다.	소 근육 운동, 대인 관계 향상 및 성취감
12	자연물을 이용한 가을 나무 꾸미기	가을에 대해서 이야기를 나누어 본 후, 자연물인 단풍잎을 재료로 자신만의 단풍나무를 꾸며본다.	계절 인식, 상호 교류 및 소 근육 운동
13	실 그림	실에 다양한 색의 물감을 적셔 종이에 그림을 그림.	정서 이완 및 소 근육 운동, 상호 교류
14	마블링	마블링 물감을 재료로 종이에 찍어보고 형상에 대해서 서로 교류한다.	정서 이완 및 소 근육 운동, 상호 교류
15	데칼 코마니 및 작품 정리 및 종결	종이를 반으로 접어 물감을 찍어보는 시간을 가진 후, 교류를 한다. 1회기부터의 작품을 모아 정리를 한 후, 차례로 보고 회상하며 종결을 한다.	정서 이완 및 소 근육 운동, 작품을 통한 상호 교류

5. 음악치료

가. 음악치료의 대상 및 목적

병동 내 입원한 모든 치매환자를 대상으로 프로그램이 적용되나 치매심각도 경도(mild), MMSE-K 20-23점, GDS stage4, CDR 0.5~1 환자에게는 효과적이다. 악기연주, 노래 부르기, 음악과 동작, 음악과 게임 등의 여러 가지 방법들을 통한 음악치료는 정서, 인지, 신체 영역에서 여러 가지 흥미로운 악기들을 사용함으로 치매환자들의 치료에의 동기를 유발하고 집중력을 향상시키는 데에 도움을 주고 있다.

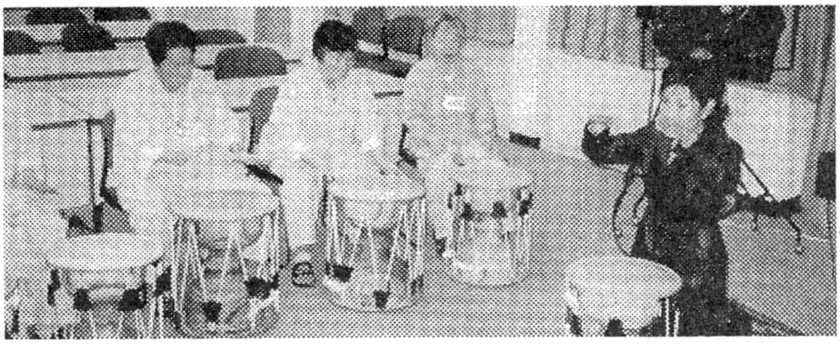

나. 음악치료 과정

치매환자를 위한 음악치료 활동은 감각기관 훈련, 현실인식, 재동기 유발, 음악과 릴렉세이션, 회상 등을 통하여 session을 진행한다.

1) 오늘에 관한 이야기와 날짜 노래를 통한 현실인식

(예) 이달은, 이달은, 몇 월일까요, 오늘은, 오늘은, 몇 일일까요? 이달은, 이달은, ○월이고요, 오늘은, 오늘은, ○일이지요.

2) 인사노래

(예) 안녕하세요, 반갑습니다. 나의 이름은 ○○○ (노래의 끝에 자신의 이름을 직접 말할 수 있도록 한다.)

3) 노래를 부르며 Relaxation

4) 활동소개

5) 활동

6) 피드백

7) 마치는 노래, 마침

(예) 다음에 또 만나요, 다음에 또 만나요, 사랑하는 여러분, 다음에 또 만나요.

다. 음악치료에 사용되는 악기 예

오토 하프 (크로마 하프)

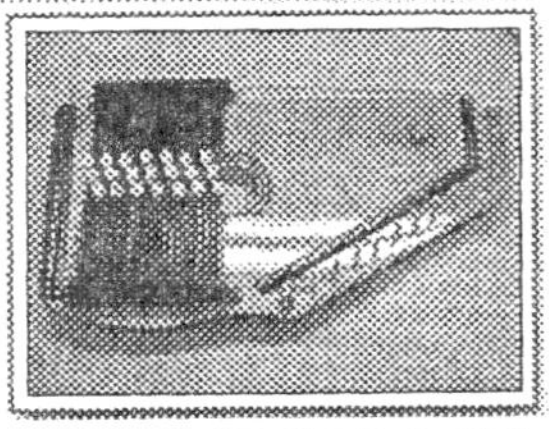

• 화음 악기로서 3화음 진행에 의한 음악적 가치가 높고 멜로디 연주도 가능한 악기

finger 심벌즈

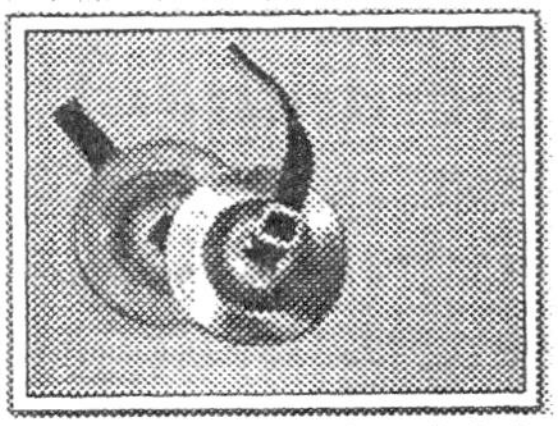

• 아주 작은 심벌즈이지만 소리는 멀리 퍼져 나아가는 특수효과음의 악기

드럼

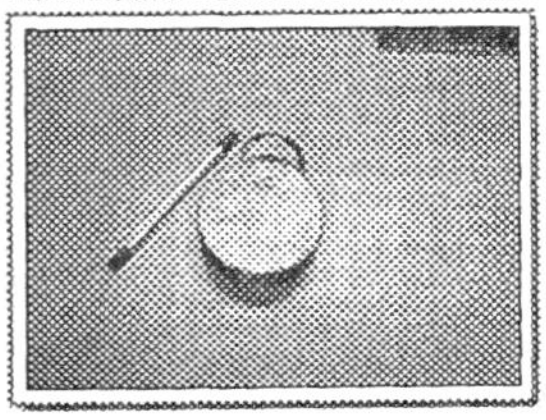

• 북과 같은 종류로 손으로 치는 타악기

비브라톤

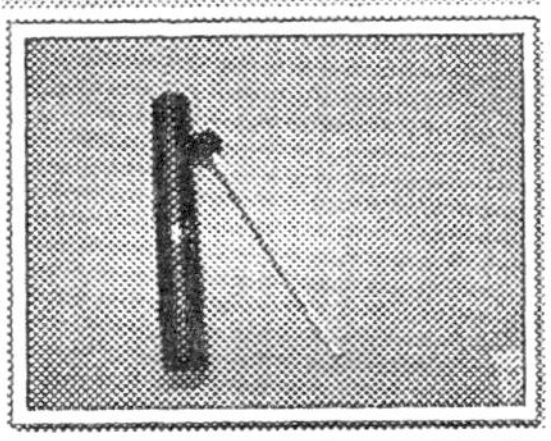

• 단음의 금속성 공명음을 내는 맑은 음의 악기

모양 드럼

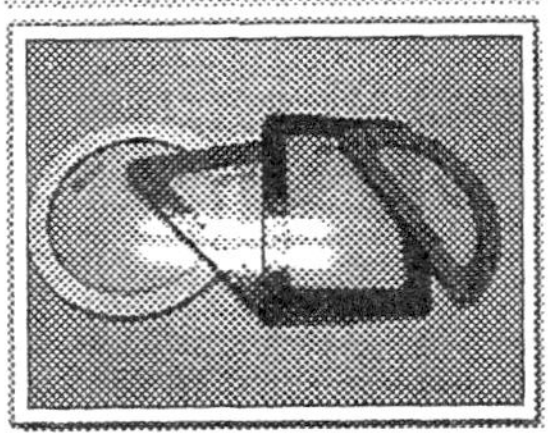

• 드럼과 같은 종류로 다양한 모양의 타악기

우드 스틱

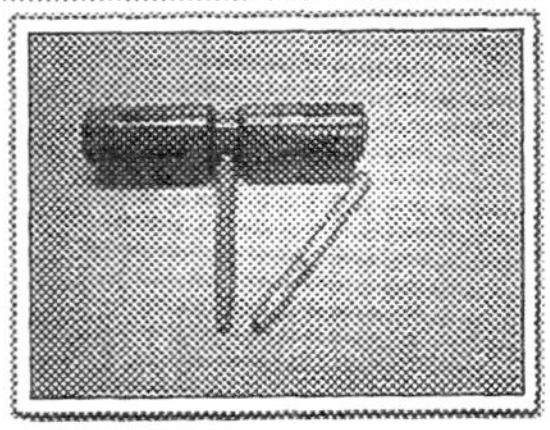

• 나무로 되어 있고 서로 비비거나 쳐서 소리 내는 악기

흔드는 악기

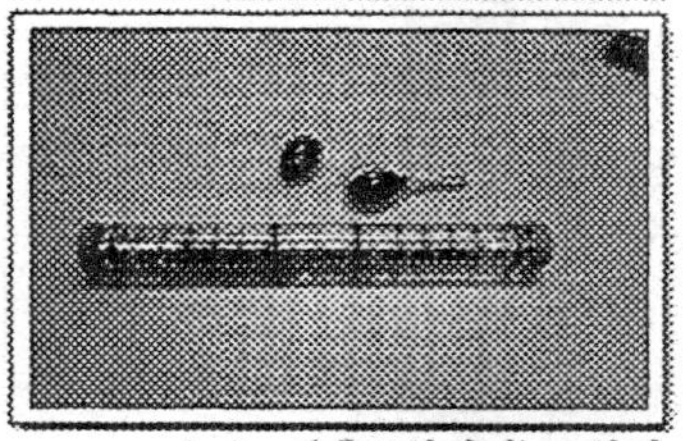

• egg shaker(에그쉐이커)- 빨간색
• rain shaker(레인쉐이커)-긴봉
• marakas(마라카스)-파란색

MEMO

6. 요가치료

가. 요가치료의 대상 및 목적

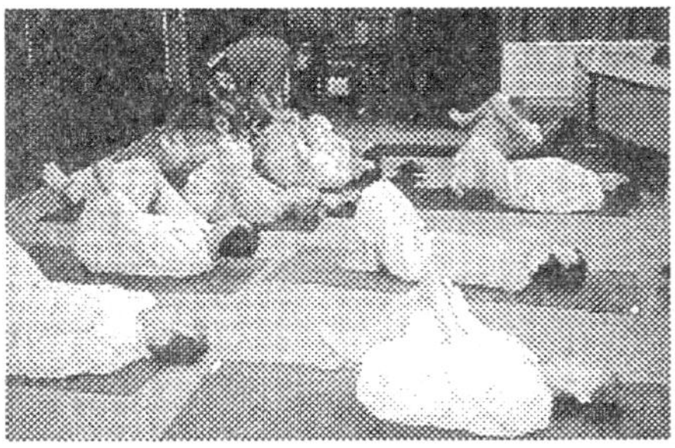

병동 내 입원한 모든 치매환자를 대상으로 프로그램이 적용된다. 치매 심각도와 관계없이 환자들은 대부분 앉아있거나 누어있는 제한된 활동량으로 인해 신체의 경직도도 높고 근력도 상당히 떨어져 있다. 신체의 무기력감과 원활치 못한 혈액순환은 집중력과 인지기능을 저하시키는 요인이 되므로 병동 내 제한된 공간에서도 충분히 활용 가능한 요가치료를 통하여 치매환자의 신체활동을 돕는다.

나. 요가치료 과정

전체적으로 운동 기능이 약화된 치매노인의 경우 운동 능력도 저하되어 있기 때문에 운동을 지도함에 있어 세심한 주의가 필요하며, 개개인의 상태에 따라 무리한 동작은 피하도록 주의를 주고 관찰하여야 하며 개인별 지도와 함께 그룹을 이끄는 노력이 필요하다.

치매환자에게 다음과 같이 자신의 신체를 인지하고, 발가락 하나 하나에 집중하며 움직이는 작은 동작에서 경직된 몸을 부드럽게 해주는 큰 동작의 신체인지를 통하여 운동능력과 인지능력을 향상시킨다.

가) 발목(발가락, 발등, 발바닥)운동 : 발목 주변의 경직은 혈액순환도 나쁘게 해 피로하기 쉽고 붓기도 쉽다. 그 예방관리를 위해서도 발목운동이 필요하다.

나) 골반운동 : 골반의 위치를 바로 잡아주어 요통의 해소와 고관절 쪽의 원

활한 혈액순환을 도우며 특히 좌골 교대로 들기 시 허리의 균형까지 수정 해 준다.

다) 엎드린 자세 운동 : 요통해소에 좋은 자세 운동이며 경직된 허리에 피로를 풀어주며 균형을 맞추어 준다.

라) 팔과 어깨 운동 : 팔과 어깨 주변의 불균형은 통증 뿐 아니라 호흡 소화, 배설 생식기능 등 심지어 뇌의 부조화에 이르기까지 우리 몸의 전신 활동에 큰 영향을 미친다. 특히 연세 많은 어르신들에게도 무리 없이 할 수 있는 동작들이며 목, 어깨 등의 긴장감 해소에도 도움이 된다.

마) 손(손가락, 손바닥, 손목) 운동 : 손 운동은 특히나 치매를 앓고 계신 어르신들에게 많은 도움이 되는 운동 중 하나로 우리 뇌에서 가장 많은 영향력을 요구하는 신체부위로 뇌의 기능에서 손 조작 능력의 연계가 무려 30%나 차지한다는 보고가 있다.

다. 활용 가능한 요가치료 자세 예

기본자세

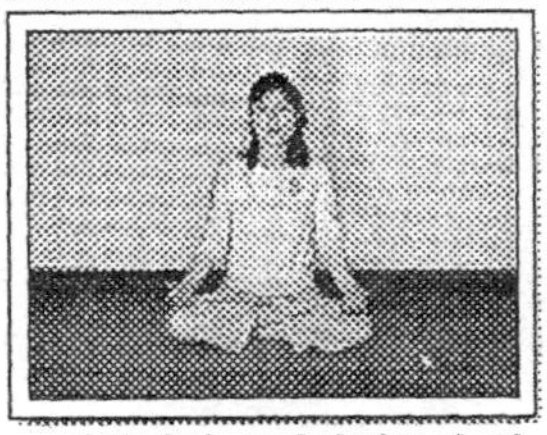

• 기본적인 요가자세로서 처음에 이와 같은 자세로 시작함.

무릎 누르기

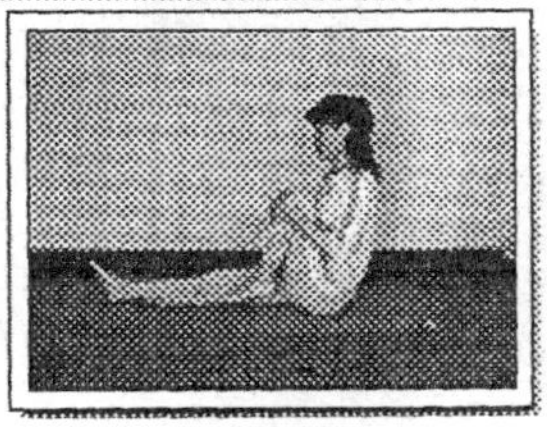

• 한쪽 발을 복부 쪽으로 당기면서 무릎을 눌러준다.

무릎 뒤로 보내기

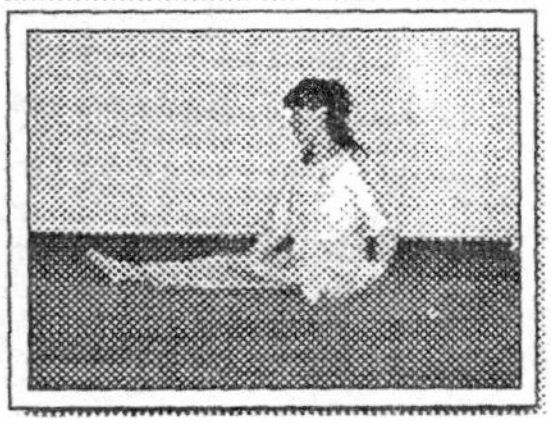

• 한쪽 발을 잡고 그 쪽 무릎을 뒤쪽으로 이동시킨다.

기울려 골반 열기

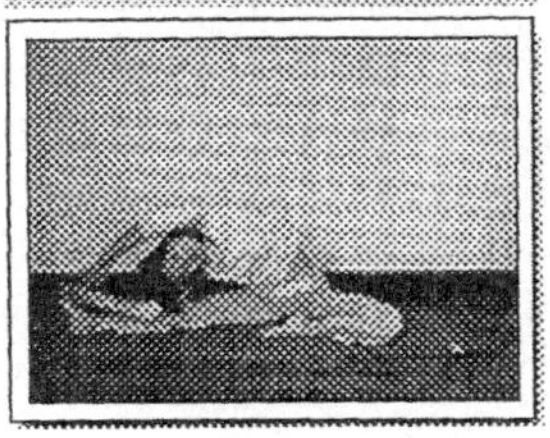

• 두 팔 위로 올려서 편 다리 쪽으로 기울인다.

골반 열고 가슴 펴기

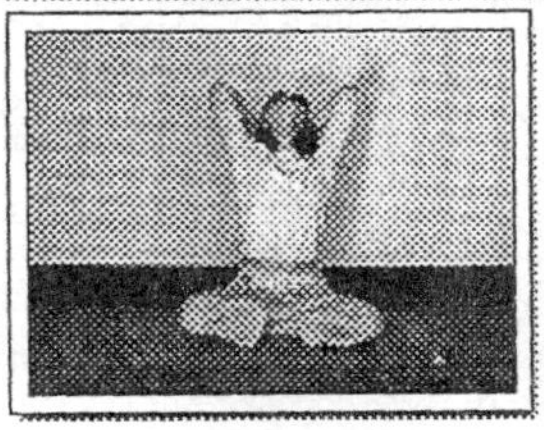

• 목 뒤에서 깍지 끼고 팔꿈치를 동시에 뒤로 보낸다.

좌골 교대로 들기

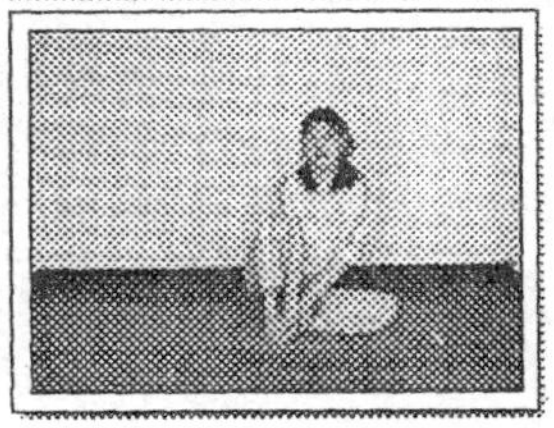

• 한쪽 무릎과 엉덩이를 들어주기를 좌, 우 교대로 한다.

숨쉬기

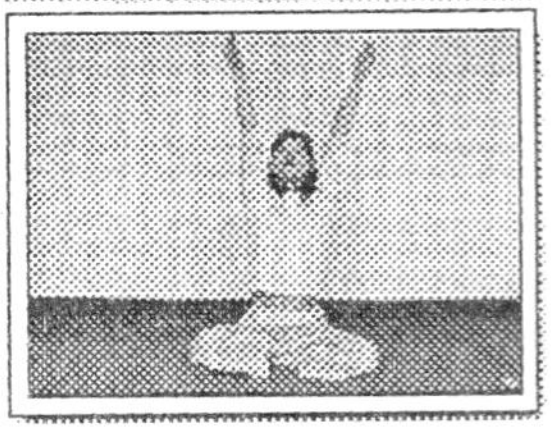

• 복식으로 숨을 마셔 참으면서 기지개를 켠다.

팔 뒤로 보내기

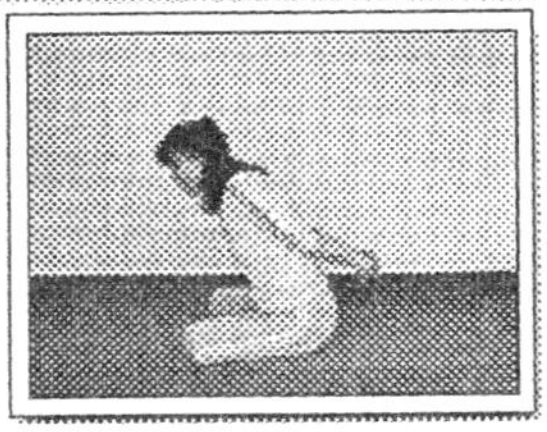

• 두 팔의 손목을 구부려 뒤로 팔을 보낸다.

다듬이질 운동

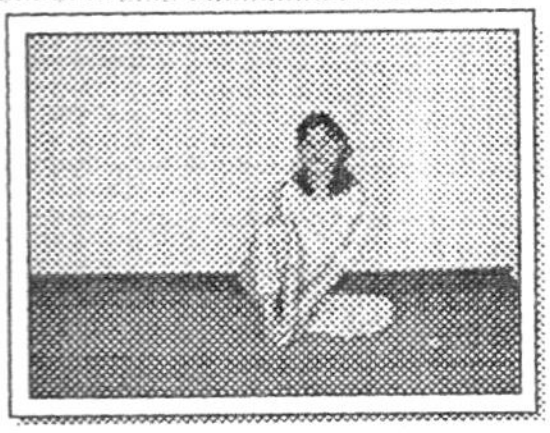

• 다듬이질 하듯이 두 손을 각각 작용시킨다.

골반 비틀기

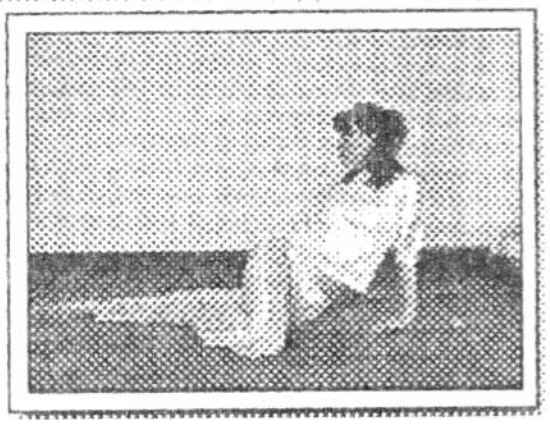

• 골반 들어 비틀어 준다.

골반 열고 가슴 비틀기

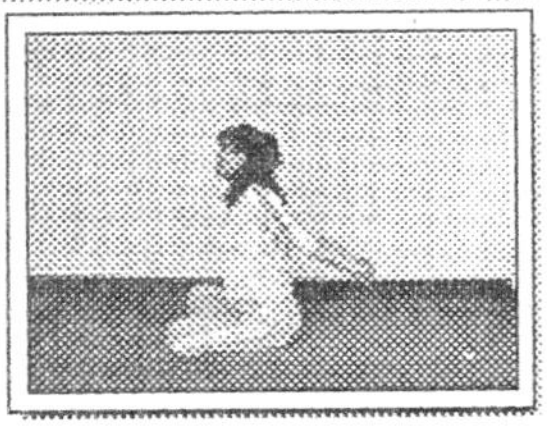

• 등 뒤에서 깍지 끼고 올려 좌, 우 이동한다.

어깨 낮추기

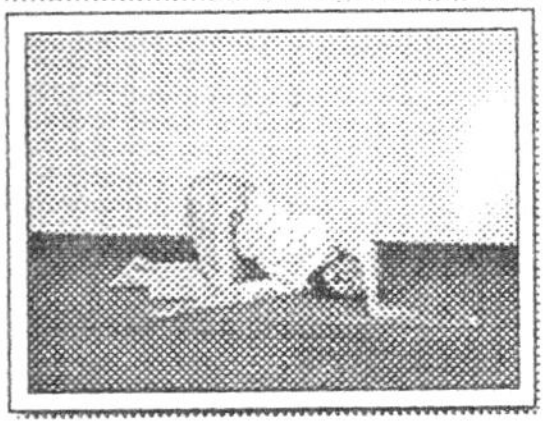

• 한쪽 팔을 반대로 보내어 어깨를 낮춘다.

척추 비틀기

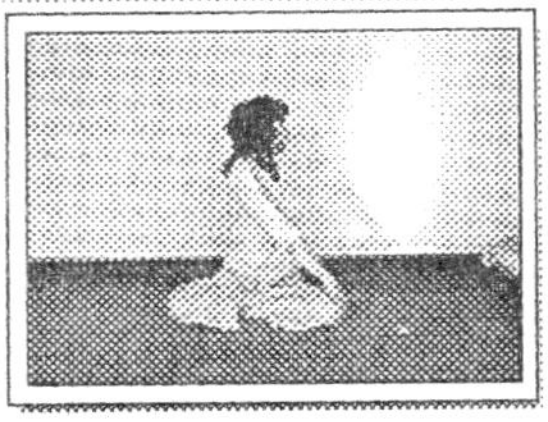

• 반대쪽 무릎을 잡고 한손은 등 뒤로 돌려 상체를 비튼다.

한 다리씩 들어올리기

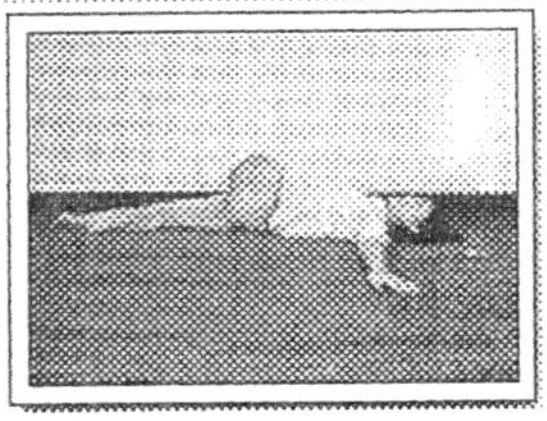

• 한쪽 다리와 엉덩이를 조금 들어 반대쪽으로 다리를 보낸다.

골반열기

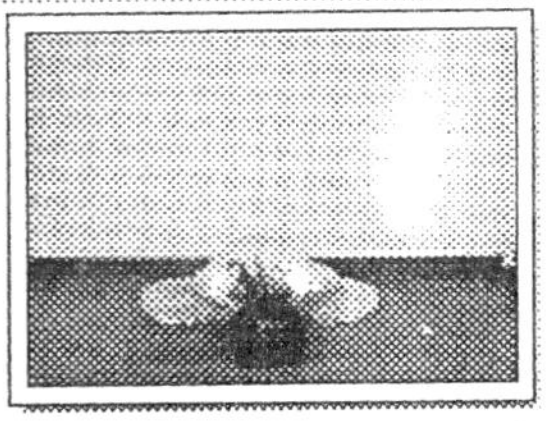

• 발뒤꿈치를 맞대고 무릎을 올렸다가 깊이 구부려 골반을 연다.

골반 반쪽 열기

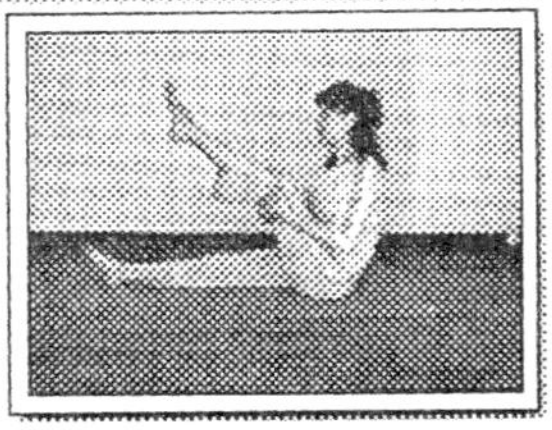

• 깍지 낀 손으로 한쪽 발을 잡고 숨을 마셔 참으면서 발끝을 이마 가까이 당겨 올린다.

가슴 벌리기

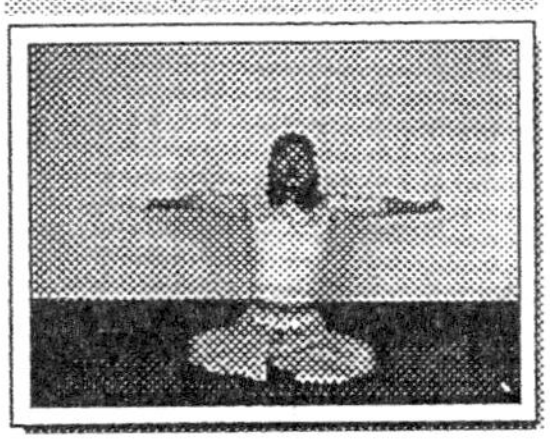

• 손바닥을 위로 어깨 높이로 팔을 올려 뒤로 벌린다.

다음의 운동들도 도움이 된다.

- 발가락 운동 : 앉아서 한 쪽 다리를 구부려 놓고 발가락을 위, 아래로 구부린다.
- 발바닥 운동 : 발끝을 잡고 한 손은 주먹을 가볍게 쥐고 발바닥을 두들긴다.
- 발 비틀기 : 발바닥이 위로 향하게도 비틀고, 발등을 아래로 향하게도 비튼다.
- 발등 늘리기 : 한 손은 발목을 밀고 한 손은 발끝을 당겨 발등을 늘린다.
- 발목 상하 전후 흔들기 : 발목을 잡고 반대 손은 발끝을 잡고 상하 전후로 흔든다.
- 발목 돌리기 : 발끝으로 큰 원을 그리듯이 돌려준다.
- 골반 흔들기 : 무릎을 모아 두 발을 들고 좌, 우로 이동시켜 허리를 부드럽게 흔든다.
- 팔 펴내기 : 한 쪽 손을 앞쪽에 옮겨 놓고 신체를 뒤로 이동시켜 어깨를 늘린다.
- 고양이 자세 : 두 팔을 앞쪽에 옮겨 놓고 신체를 뒤로 이동시켜 턱과 가슴이 바닥 가까이 가게 한다.
- 정맥 회수 운동(모간 운동) : 팔 다리를 흔들다가 내린다.
- 다리 두들기기 : 바깥쪽 다리의 허벅지를 발목-무릎-허벅지로 이동하면서 두 손으로 두들긴다.
- 골반 수정 운동 : 다리 위치를 바꾸어 보고 불편한 쪽을 택하여 그 쪽 엉덩이가 바닥 에 닿도록 들었다 놓기를 반복한다.
- 척추 비틀기 : 반대쪽 무릎을 잡고 한 손은 등 뒤로 돌려 상체를 비튼다. 복식으로 숨을 마셔 참으면서 기지개를 켠다.
- 손으로 8자 쓰기 : 먼저 한 손의 손바닥을 위로 놓고 8자를 상하로 쓴 다음 반대 방식으로 쓴다.
- 어깨 골반 열기 : 발바닥을 맞대고 두 팔 뒤에 둔 후 골반을 들어올린다.
- 누워서 기지개 켜기 : 팔 다리가 멀어지도록 지그 재그한다.

- 발 당기고 밀기 : 누워서 발바닥을 맞대고 깍지 낀 손으로 발을 잡은 후 당겼다, 밀었다를 반복한다.
- 엉덩이 올리기 : 누워서 발목을 잡고 엉덩이를 올린다.
- 요추 운동 : 누워서 무릎 구부려 놓고 골반을 교대로 기울여 흔든다.
- 선추 운동 : 누워서 무릎 벌려 두발을 들고 좌, 우 각각 흔들어 비튼다.
- 그 외에 목, 눈, 손, 허리, 발목 등의 부분 운동을 적절하게 강도를 조절해서 운동한다.

요 약

- 기억향상 치료는 가능한 한 노화와 기억에 대한 사실들을 교육하고 기억력을 향상시킬 수 있는 기술에 대한 이해를 증진시키며 이 과정을 통해서 사소한 건망증에 의한 스트레스를 감소시키는 것과 기억기능이 더 이상 저하 되지 않도록 유지 및 예방하는 것을 목적으로 한다.
- 원예치료는 식물을 이용하여 식물자체가 주는 색감, 모양, 질감, 느낌, 선 등이 치매환자에게 안정감과 휴식을 가져다 줄 뿐 아니라 냄새를 맡거나 손으로 만지는 작업을 통하여 뇌의 자극과 손 감각을 주어 인지기능 향상에 도움이 된다. 또한 결과물을 통해 주변 환경 변화를 인식시키는 데 중요한 매개체가 된다.
- 미술재료와 활동은 오감 즉 보기, 듣기, 맛보기, 만지기, 냄새 맡기의 인지 능력을 강화한다. 미술치료 과정을 통하여 소 근육의 활성화, 인지능력의 유지 및 증진의 효과를 얻을 수 있다.
- 음악치료는 정서, 인지, 신체 영역에서 여러 가지 흥미로운 악기들을 사용함으로서 악기연주, 노래 부르기, 음악과 동작, 음악과 게임 등으로 치매환자들의 치료에 대한 동기를 유발하고 집중력을 향상시키는 데에 도움을 준다.
- 신체의 무기력감과 원활치 못한 혈액순환은 집중력과 인지기능을 저하시키는 요인이 되므로 신체활동 통하여 치매환자의 신체 경직도 완화와 근력 향상을 목적으로 요가치료를 실시한다.

MEMO

제 7 장

지역사회 치매통합관리시스템 모델
(광주시 정신보건센터)

1. 지역현황

가. 지리적 위치

- 광주시는 경기도에 위치한 도시로서 하남시, 성남시, 여주시, 용인시, 이천시와 사방으로 맞닿아 있으며, 경기남부의 중심지역에 위치하고 있음.
- 중부고속도로가 시의 중앙을 가로 지르며 경부고속도로와 서울외곽순환도로가 접해 있어 인근 도시와의 소통이 원활히 이루어지고, 시가화구역의 경우 도로를 중심으로 형성되어 있음.

나. 행정구역

- 광주시의 행정구역은 10개의 읍 · 면 · 동으로 오포읍, 초월읍, 실촌읍 3개 읍지역과 도척면, 퇴촌면, 남종면, 중부면의 4개 면지역과 경안동, 송정동, 광남동의 3개 동지역(총 431.84㎢)으로 구성되어 있음.

다. 인구 현황 (40~45회 광주시 통계연보)

- 광주시의 인구는 2005년 12월 현재 214,498명으로 집계됨. 이는 2004년도 대비 4.3% 증가한 수치임. 2002년부터 평균 6.9% 증가하는 추세임.

년도별 인구현황(경기도 광주시) (단위 : 명)

년도별	계	인 구		세 대
		남	여	
2002.12	175,614	89,827	85,787	60,469
2003.12	191,466	97,936	93,530	67,854
2004.12	205,641	105,212	100,429	74,568
2005.12	214,498	109,769	104,729	79,288

노인 인구현황(경기도 광주시) (단위 : 명)

구 분	연도	인구 수	전년대비 증감율(%)
노인 (65세 이상)	2002	11,974	
	2003	13,187	10.13
	2004	14,560	10.41
	2005	15,760	8.24

- 전기노령인구의 수는 매년 증가하는 추세임. 2003년 10,970명에서 2004년 12,187명으로 1,217명이 증가하였고 전체인구수 대비 구성비는 2003년 5.70%에서 2004년 5.90%로 0.20% 증가하였음.

전기노령인구(65-79세) 현황(경기도 광주시) (단위 : 명)

연도별	계	남	여	구성비(%)
2002	9,983	4,187	5,796	5.68
2003	10,970	4,632	6,338	5.72
2004	12,187	5,232	6,955	5.92
2005	13,208	5,769	7,439	6.15

- 후기노령인구의 수는 매년 증가하는 추세임. 2003년 2,217명에서 2004년 2,373명으로 156명 증가하였으나 구성비는 변화가 없었음.

후기노령인구(80세 이상) 현황(경기도 광주시) (단위 : 명)

연도별	계	남	여	구성비(%)
2002	1,991	580	1,411	1.13
2003	2,217	649	1,568	1.15
2004	2,373	694	1,679	1.15
2005	2,552	718	1,834	1.18

2. 일반복지시설 및 노인복지시설현황

가. 복지인프라

- 광주시 사회복지시설은 2006년 1월 현재 총 227개소가 현존하고 있으며, 이중 노인 관련시설은 14개소, 장애인 관련시설은 16개소, 아동 관련시설은 보육시설과 공부방 등 183개소, 청소년활동시설 2개소, 여성 관련시설 5개소, 사회복지관련기관 7개소가 있음.

복지기관관련 현황 (단위 : 개소)

계	자활후견기관	자원봉사센터	청소년 상담센터	정신보건센터	푸드뱅크	고용안전
7	1	1	1	1	2	1

보건기관 현황 (단위 : 개소)

계	보건소	보건지소	보건진료소	비고
15	1	4	10	

병 · 의원 및 약국 (단위 : 개소)

계	병원	의원	치과의원	한의원	약국	비고
221	2	80	35	26	78	

사회복지관련단체 (단위 : 단체)

계	노인	장애인	여성	아동	청소년	보훈	의료	봉사	공익
60	1	4	13	2	2	8	4	22	4

나. 노인복지시설

2006년 1월 현재 광주시 노인주거복지시설 현황은 양로시설 1개소, 실비 및 유료 양로시설 2개소이고 노인의료복지시설 현황은 노인요양시설 1개소, 실비 및 유료 노인요양시설 2개소, 노인전문요양시설 1개소, 유료노인전문요양시설 5

개소임. 노인여가복지시설 현황은 노인복지관이 2006년 완공예정으로 1개소이고, 경로당이 214개소가 있다. 재가노인복지시설 현황은 가정봉사원파견시설과 주간보호시설이 각각 1개소씩 있음.

전국 및 경기도 대비 광주시 노인복지시설 현황

종류	시 설	전국	경기도	광주시
노인주거 복지시설	양로시설(무료)	137	26	1
	실비 및 유료 양로시설	133	44	2
노인의료 복지시설	노인요양시설(무료)	149	19	1
	실비 및 유료 노인요양시설	207	55	2
	노인전문요양시설(무료)	139	20	1
	유료노인전문요양시설	48	20	5
노인여가 복지시설	노인복지관	163	32	1
	경로당	53,616	7,447	214
	노인교실	1,002	132	-
	노인휴양소	4	-	-
재가노인 복지시설	가정봉사원파견시설	399	39	1
	주간보호시설	280	54	1
	단기보호시설	103	12	-
	실비주간보호시설	66	-	-

광주시 노인복지시설 현황

구	분	시설명	소재지	대표자	시설장	정원	전화번호	비고
노인생활시설	무료시설	작은안나의 집	도척면 유정리 579-1	오로지종합복지원 방상복	김영주	100	764-9753	요양
		여기애인의 집	도척면 유정리 580-1	오로지종합복지원 방상복	오완석	50	769-5856	전문요양
		나눔의 집	퇴촌면	대한불교조계종 송현섭	안신권	10	768-0064	양로
	실비 및 유료시설	프란치스코의 집	태전동 477-1	(재)천주교성모영보수녀회	정미현	20	766-3062	양로
		안나의 집	실촌읍 봉현리 4	서승택	서승택	16	798-6277	요양
		신성양로원	실촌읍 수양리 544-1	신성복지재단 연금자	이명숙	30	763-6874	양로
		너싱홈그린힐	탄벌동 598-4	(주)너싱홈그린힐 조해숙	조해숙	48	768-5226	전문요양
		남서울너싱홈	오포읍 신현리 501	박미화	박미화	9	726-9195	전문요양
		다사랑 노인간호센터	초월읍 선동리 13-1	허태자	허태자	9	769-7980	요양
		아이너싱홈	퇴촌면 광동리 279	아이서비스(주) 이유일	장주완	69	766-0876	전문요양

		한울너싱홈	퇴촌면 우산리 47	(주)한울너싱홈 박희석	김만자	48	797-9114	전문요양
		한마음너싱홈	경안동 214	김선화	강현주	30	798-0081	전문요양
노인이용시설	유료시설	우리주간보호센터	탄벌동 64-2	우리복지재단 (진덕민)	진덕민	9	768-9191	
		우리가정봉사파견원센터	탄벌동 64-2	우리복지재단 (진덕민)	진덕민	80	768-9191	

MEMO

3. 연혁

1997년	광주시 정신보건센터 개소 광주시가 지원, 연세대학교 의과대학 세브란스정신건강병원 위탁 운영
1998년	광주시 보건소로 이전 치매 낮치료 프로그램 운영
2002년	세브란스정신건강병원과 한국얀센과 연계하여 연구사업
2003년	정신보건센터 확장이전 (보건소 별관2층)
2005년	치매전문요원 2인 충원(간호사, 임상심리사) 치매의 조기진단 및 예방시스템(치매통합관리시스템) 구축사업 시작
2006년	치매전문요원 2인 추가 충원(사회복지사 등 2인) 치매의 조기진단 및 예방시스템(치매통합관리시스템) 구축사업 2차년도 진행

4. 조직도 및 사업구성

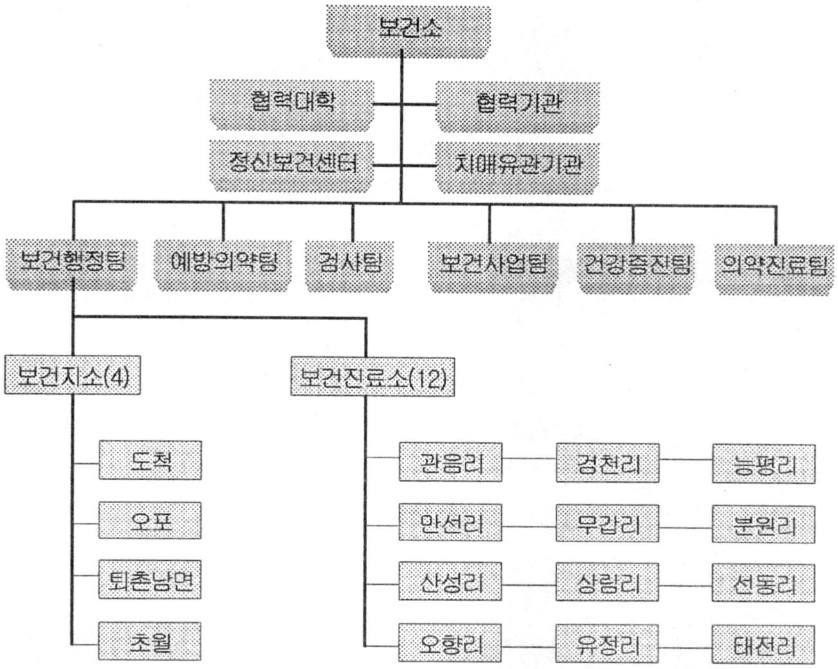
보건소
협력대학
협력기관
정신보건센터
치매유관기관
보건행정팀
예방의약팀
검사팀
보건사업팀
건강증진팀
의약진료팀
보건지소(4)
보건진료소(12)
도척
오포
퇴촌남면
초월
관음리
검천리
능평리
만선리
무갑리
분원리
산성리
상림리
선동리
오향리
유정리
태전리

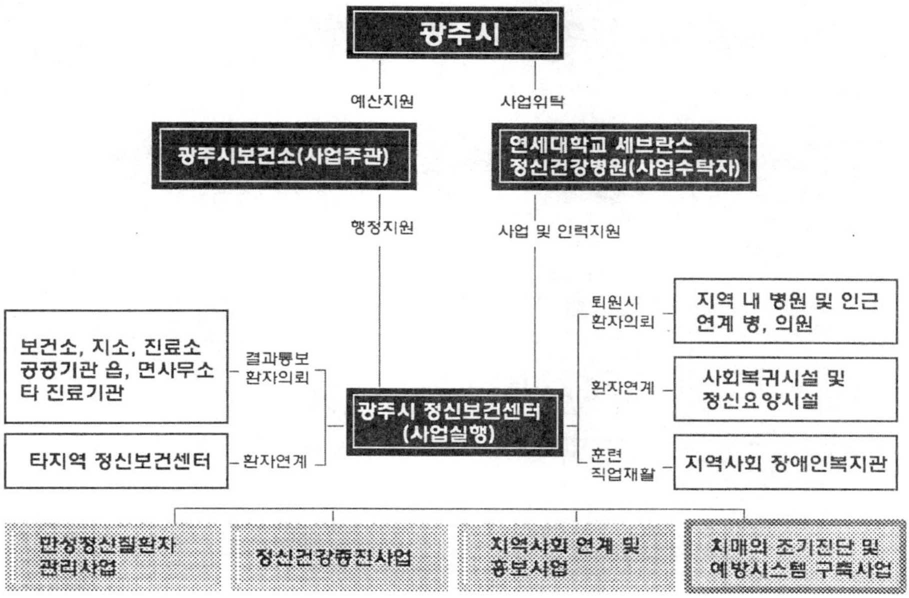
광주시
예산지원
사업위탁
광주시보건소(사업주관)
연세대학교 세브란스 정신건강병원(사업수탁자)
행정지원
사업 및 인력지원
보건소, 지소, 진료소 공공기관 읍, 면사무소 타 진료기관
결과통보 환자의뢰
타지역 정신보건센터
환자연계
광주시 정신보건센터 (사업실행)
퇴원시 환자의뢰
지역 내 병원 및 인근 연계 병, 의원
환자연계
사회복귀시설 및 정신요양시설
훈련 직업재활
지역사회 장애인복지관
만성정신질환자 관리사업
정신건강증진사업
지역사회 연계 및 홍보사업
치매의 조기진단 및 예방시스템 구축사업

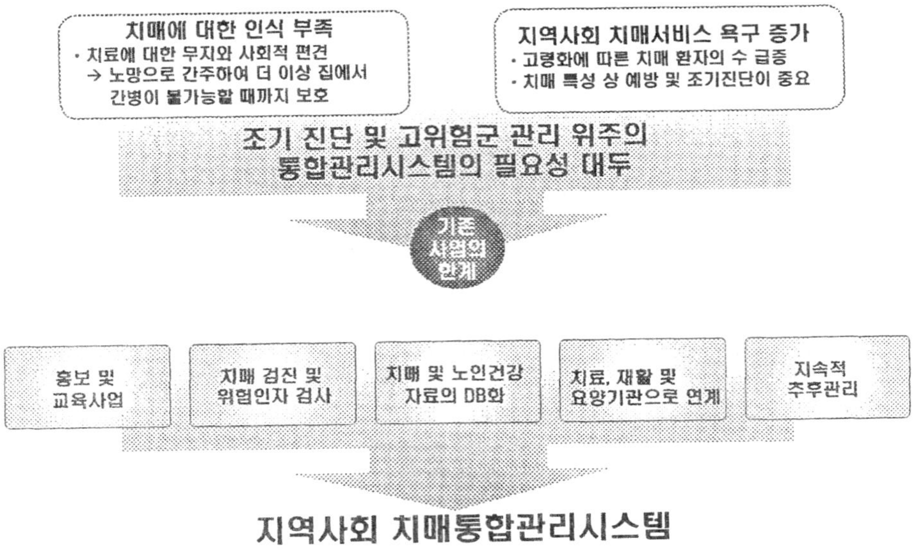
치매에 대한 인식 부족
· 치료에 대한 무지와 사회적 편견
→ 노망으로 간주하여 더 이상 집에서 간병이 불가능할 때까지 보호
지역사회 치매서비스 욕구 증가
· 고령화에 따른 치매 환자의 수 급증
· 치매 특성 상 예방 및 조기진단이 중요
조기 진단 및 고위험군 관리 위주의 통합관리시스템의 필요성 대두
기존 사업의 한계
홍보 및 교육사업
치매 검진 및 위험인자 검사
치매 및 노인건강 자료의 DB화
치료, 재활 및 요양기관으로 연계
지속적 추후관리
지역사회 치매통합관리시스템

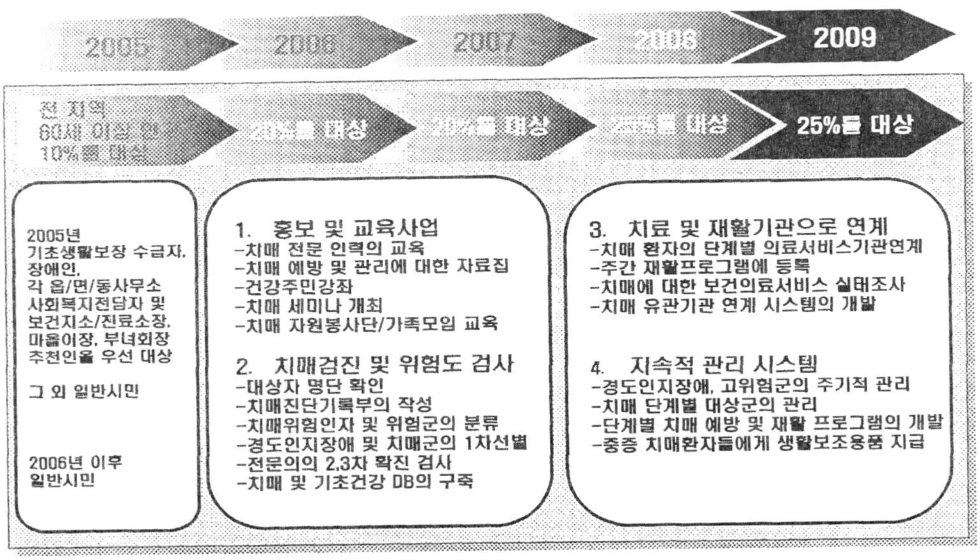
2005
2006
2007
2008
2009
전 지역
60세 이상 인구
10%를 대상
25%를 대상
2005년
기초생활보장 수급자, 장애인, 각 읍/면/동사무소 사회복지전담자 및 보건지소/진료소장, 마을이장, 부녀회장 추천인을 우선 대상
그 외 일반시민
2006년 이후
일반시민
1. 홍보 및 교육사업
-치매 전문 인력의 교육
-치매 예방 및 관리에 대한 자료집
-건강주민강좌
-치매 세미나 개최
-치매 자원봉사단/가족모임 교육
2. 치매검진 및 위험도 검사
-대상자 명단 확인
-치매진단기록부의 작성
-치매위험인자 및 위험군의 분류
-경도인지장애 및 치매군의 1차선별
-전문의의 2,3차 확진 검사
-치매 및 기초건강 DB의 구축
3. 치료 및 재활기관으로 연계
-치매 환자의 단계별 의료서비스기관연계
-주간 재활프로그램에 등록
-치매에 대한 보건의료서비스 실태조사
-치매 유관기관 연계 시스템의 개발
4. 지속적 관리 시스템
-경도인지장애, 고위험군의 주기적 관리
-치매 단계별 대상군의 관리
-단계별 치매 예방 및 재활 프로그램의 개발
-중증 치매환자들에게 생활보조용품 지급

5. 사업대상자 및 사업내용

		오포읍	초월읍	실촌읍	도척면	퇴촌면	남종면	중부면	경안동	송정동	광남동	합 계
사업대상	65세 이상	3,034	1,745	1,737	890	952	351	396	1,687	1,566	1,481	13,839
	1) 치매환자	243	140	139	71	76	28	32	135	125	118	1,107
	2) 경도인지장애	303	174	173	89	95	35	40	169	157	148	1,384
	관리대상 1)+2)	546	314	312	160	171	63	72	304	283	266	2,491
	60세 이상	5,175	2,644	2,531	1,275	1,407	506	605	2,593	2,482	2,470	21,376
	2005	10%	10%	10%	10%	10%	10%	10%	10%	10%	10%	10%
	2006 -2009	90% 이상	90% 이상	90% 이상	90% 이상	90% 이상	90% 이상	90% 이상	90% 이상	90% 이상	90% 이상	90% 이상
사업추진장소	현재	가정, 교회, 요양원										
	2005	가정, 마을회관, 노인정, 사업장, 교회, 요양원										
	2006 -2009	가정, 마을회관, 노인정, 사업장, 교회, 요양원										
분위기 조성 및 사업 기반 확립	현재	• 치매 예방 및 치료에 관한 노인대학 강의 • 작은 안나의 집 치매 검진 • 치매 전문요원의 교육 및 양성 • 경도인지장애 및 조기치매 선별을 위한 도구의 개발										
	2005	• '치매 조기진단 및 예방' 강연 • 주민 집단 치매 예방 교육 • 광주지역 치매유관기관의 네트워크화										
	2006 -2009	• 2005년 사업의 지속 • 치매 자원봉사단의 구성 • 치매 가족 협의회 구성 • 주민 집단 치매 교육 • '치매 예방을 위한 건강 걷기 대회' 실시 • 지역사회 치매관련 노인질환 및 생활환경 실태조사 • 광주지역 치매유관기관의 네트워크화 치매전문병원(세브란스정신건강병원을 비롯한 인근 정신과/신경과 병원), 무료양로시설, 유료양로시설, 무료노인요양시설, 실비노인양로시설, 유료노인요양시설, 무료전문요양시설, 유료전문요양시설, 노인복지센터, 주간보호센터, 치매가족협회, 정신보건센터, 보건소 등										

	기간	사업내용
가. 홍보 및 교육	2005	• 치매 전문 인력의 교육 • 치매 예방 및 관리에 관한 자료 수집 • 치매 예방 및 관리에 관한 홍보 및 교육자료 개발 • 주민대상 조기진단 및 예방에 대한 건강주민 강좌 • 보건소 및 보건진료소 직원 대상 사업설명회 및 Workshop
	2006	• 치매 가족회 / • 치매 자원봉사단의 교육 • 치매 전문 인력의 교육 • 전국 보건소장 및 치매유관기관 실무자 대상 Workshop
	2006-2009	• 광주모델 지역사회 치매사업의 전국적 보급 및 사업지원
나. 치매검진 및 위험인자검사	2005	• 치매상담 업무 • 대상인원의 파악 및 지역방문 • 치매진단기록부의 작성 • 10가지 치매위험인자 평가 및 고위험군 분류 • 1차 인지선별검사 • 2차 신경심리검사 • 3차 전문의 치매 및 경도인지장애 진단 • 60세 이상 주민의 치매 및 기초 건강관련 DB 구축
	2006	• 노인정신건강 정보의 DB화 • 경도인지장애 및 조기치매 선별도구의 확립
	2006-2009	• 경도인지장애 및 치매의 위험도 평가척도 개발
다. 치료, 재활 및 요양기관으로 연계	2005	• 치매전문병원 및 요양원 소개 • 주간 재활 프로그램에 등록 • 치매환자의 단계별 의료서비스로의 연계
	2006	• 치매에 대한 보건의료서비스 이용도 실태조사
	2006-2009	• 치매 유관기관 연계 시스템 개발
라. 추후관리	2005	• 중증 치매환자들에게 기저귀 등 생활보조용품 지급 • 경도인지장애, 고위험군, 치매 단계별 대상군의 지속적 관리 • 치매 자각증상, 예방, 치료에 관한 인식도 조사 • 치매가족모임 및 자원봉사단의 구성
	2006	• 단계별 치매 예방 및 재활프로그램의 개발
	2006-2009	• 단계별 치매 예방 및 재활프로그램의 개발 및 보급

6. 사업실적

가. 홍보 및 교육사업

가) 언론

(1) 중앙일간지 기획기사

- 중앙일보(2005. 9. 21), 조선일보(2005. 12. 28)

(2) TV 및 라디오방송

- KBS2 아침뉴스타임(2006. 4. 12), CBS 뉴스매거진 오늘(2006. 4. 12) EBS 사이언스매거진(2006. 5. 30)

나) 학술대회 및 전문가집단 대상

(1) 연세대학교 의학행동과학 심포지움(2005. 3)

(2) 경기도지역사회정신보건사업 기술지원단교육(2005. 6)

(3) 서울여대 심포지움(2005. 7)

(4) 제 7차 고령사회포럼(2005. 9)

(5) 지역사회 치매통합관리시스템구축을 위한 토론회(2006. 2)

(6) 지역사회 치매통합관리시스템구축을 위한 공청회(2006. 3)

(7) 2006 아시아 태평양 치매 컨퍼런스(2006. 4)

다) 정부대상

(1) 보건복지부장관 비서관 대상-사업소개 (2005. 3)

(2) 보건복지부 노인정책관 대상-사업소개 (2006. 4)

라) 워크숍

(1) 1차 워크숍

● 목적

실무를 담당하는 지역사회 정신보건 관련요원, 운영위원 및 주민을 대상으로 치매통합관리시스템 구축사업에 대한 홍보 및 사업설명

● 개요

– 주제 : 지역사회 치매 조기 진단 및 예방시스템 구축사업 설명회 및 간담회

– 대상 : 광주시 주민, 관련요원 (보건소, 지소, 진료소) 운영위원 등

– 장소 : 양평 힐 하우스

– 일시 : 2005년 5월 27일 (금) 오전 10:00~2:00

(2) 2차 워크숍

● 목적

실무를 담당하는 지역사회 정신보건 관련요원, 운영위원, 노인 지도층 인사 등을 대상으로 본 사업의 취지 및 구체적 내용에 대해 자세히 설명함으로써 본 사업의 이해를 높여 지역주민의 자발적 참여를 유도하고 2006년 치매사업이 원활히 진행 되도록 하기 위함.

○ 개요

– 주제 : 2005년도 치매사업에 대한 홍보 및 2006년도 치매사업의 방향제시

– 대상 : 정신보건 관련요원, 운영위원, 10개 읍면동 노인회장 및 주민 130명

– 장소 : 광주 문화웨딩홀

– 일시 : 2005년 11월 22일 (화) 14:30~16:30

(3) 3차 워크숍

● 목적

경기도 지역의 치매사업 보급을 위해 경기도 위생정책계장 등 행정공무원 및 실무를 담당하는 치매 관련요원을 대상으로 본 사업의 취지 및 진행과정에 대한 홍보 및 간담회

● 개요

– 주제 : 2005년도 치매사업 실적 보고 및 2006년도 치매사업의 방향제시

– 대상 : 경기도 도청 담당자, 보건소 관련요원, 치매 관련요원 35명

– 장소 : 양평 힐 하우스

– 일시 : 2006년 3월 7일 (화) 14:00~16:30

마) 광주시 정신보건센터 홈페이지(www.gjcmhc.co.kr)

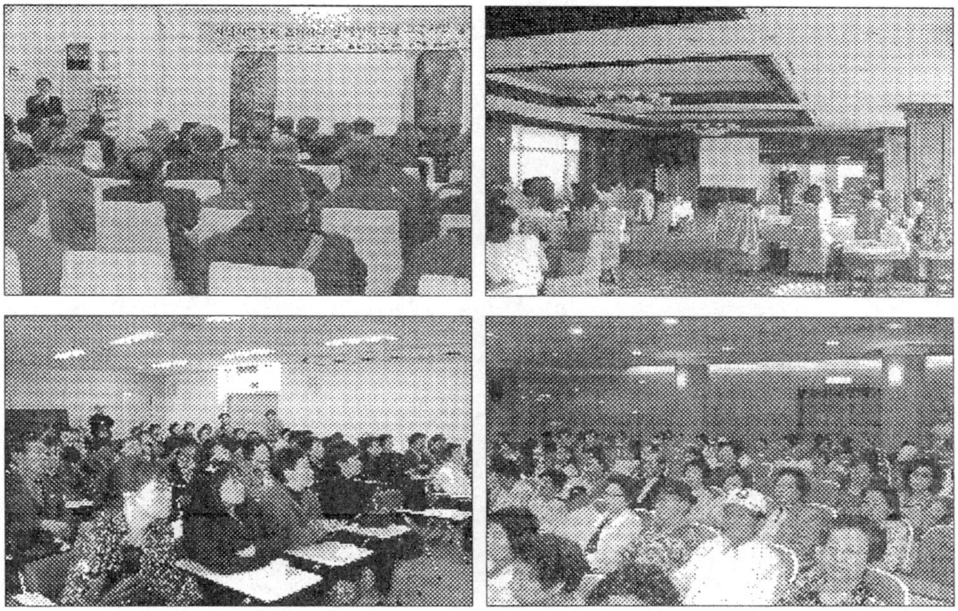

나. 교육

가) 주민교육 – 치매의 이해와 예방, 뇌졸중과 혈관성 치매

(1) 20명 단위 소규모 및 500명 단위 대규모 : 총 30여 회 강연 및 강좌

(2) 실인원 2500명 여명

나) 치매 전문요원(간호사, 임상심리사) 및 직원 교육

(1) 대한치매가족협회 주관 치매연수교육

- 대상 : 센터 소속 간호사 2인
- 일시 : 매주 목요일 10시 - 오후 5시

월	일자	내 용	강 사
5월	5/12	오리엔테이션	조옥주 과장(송파시립노인복지회관)
	5/19	서울시 노인복지 시책	서울시 노인복지과
	5/26	치매에 대한 평가	강연욱교수(한림대학교 심리학과)
6월	6/2	치매와 약물치료	박건우교수(고려대학교 신경과학교실)
	6/9	간호자의건강관리 및	박연환교수(서울여자간호대학 교수)
		스트레스 관리	
	6/16	노인성 질환의 이해	한일우 박사(용인효자병원 원장)
	6/23	치매환자의 사례관리	권중돈 교수(목원대학교사회복지학과)
7월	7/7	회상요법	하양숙 교수(서울대학교 간호대학)
	7/14	운동요법	송병호 교수(단국대학교 특수교육학과)
	7/21	미술요법	최명선 강사(한국표현예술심리치료협회
	7/28	치료레크레이션	김진훈 부장(한국치료레크레이션협회)
8월	8/4	손반사요법	오세영 교수(서울여자간호대학 교수)
	8/11	음악요법	채경수 강사(한국음악치료협회)
	8/18	원예요법	이상훈 사무국장(한국원예치료협회)
	8/25	작업요법	유은영 교수(연세대학교 작업치료학과)
9월	9/8	실습	송파시립 노인 요양원
	9/14	치매의날 심포지움	한국 프레스센터
	9/22	실습	송파시립노인요양원
	9/29	실습	송파시립노인요양원
10월	10/6	수료식	송파시립노인복지관

(2) 삼성서울병원 신경과로 파견 (신경심리수련교육)

- 대상 : 센터 소속 임상심리사 1인
- 일시 : 매주 화요일, 금요일 오전 10시 - 5시

기 간	내 용	교육기관
9. 2	신경심리검사 (SNSB_D)	삼성서울병원
9. 9	신경심리검사 (SNSB_D)	삼성서울병원
9. 16	뇌 해부학	삼성서울병원
9. 23	뇌 영상촬영 (MRI/PET)	삼성서울병원
9. 30	신경심리검사 (SNSB_D)	삼성서울병원
10. 7	언어검사	삼성서울병원
10. 14	치매	삼성서울병원
10. 28	치매	삼성서울병원

(3) 치매에 대한 일반지식 교육

- 목적

  직원들에게 치매 전문인력으로서의 자질을 갖추기 위해 치매의 체계적인 교육 실시와 외부의 교육에 참여함으로서 치매에 대한 이해의 폭을 넓힘.
- 대상 : 전 직원
- 일시 : 수시

내 용
치매의 의학적 기초 및 치매 노인의 이해
치매 행동 양상의 신경학적 접근
치매의 원인과 예방
노화와 노년기의 의미
치매 노인과의 의사소통/ 종사자의 올바른 마음가짐
치매 평가에 사용되는 간편한 검사들
치매 노인과 가족상담
치매 노인을 위한 현실/인정요법
치매 환자의 생활간호 / 치매가족 지원 방안
치매 가족을 위한 전화 상담의 실제
치매 노인의 영양관리
치매 노인의 정보수집과 처우평가

다) 교육자료 개발

: 치매의 조기진단 및 예방관리를 위한 지침서 개발

(1) 목적

지역주민들에게 광주시 정신보건센터 치매사업과 치매의 원인, 증상, 치료, 진단 및 예방에 대해 교육함으로서 치매에 대한 이해를 돕고 광주시 정신보건센터 치매사업을 홍보하기 위함.

(2) 내용

① 광주시 정신보건센터 노인정신건강(치매)사업을 소개드립니다.
② 치매는 얼마나 흔한 병인가요?
③ 치매란 무엇인가요?
④ 치매의 종류에는 어떤 것들이 있나요?
⑤ 치매의 위험 요인은 무엇인가요?
⑥ 알츠하이머병가 혈관성치매에 대해 알아봅시다.
⑦ 치매의 초기증상에는 어떤 것들이 있을까요?
⑧ 치매가 진행되면서 어떤 증상이 생길 수 있나요?
⑨ 치매의 진단과정은 어떻게 되나요?
⑩ 왜 조기진단이 중요할까요?
⑪ 경도인지장애란 무엇인가요?
⑫ 치매의 치료는 어디까지 왔나요?
⑬ 치매를 예방하기 위해 노력해야 할 것은 무엇인가요?

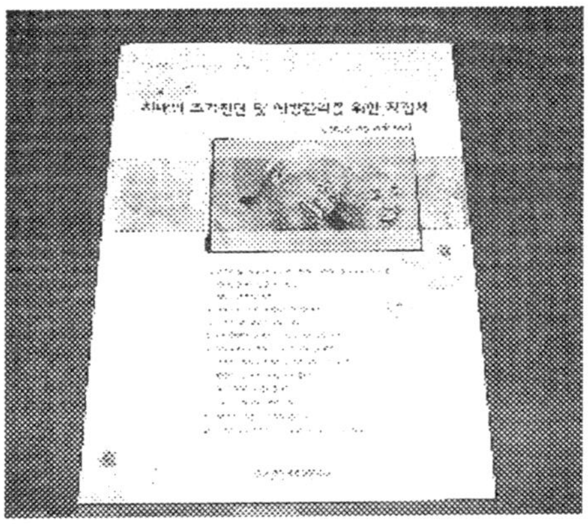

다. 치매 검진 및 위험인자 검사 사업

1) 1차 인지선별검사 및 치매의 위험인자 검사

(1) 지역별 1차 검사자 (2005. 11월 31일 기준)

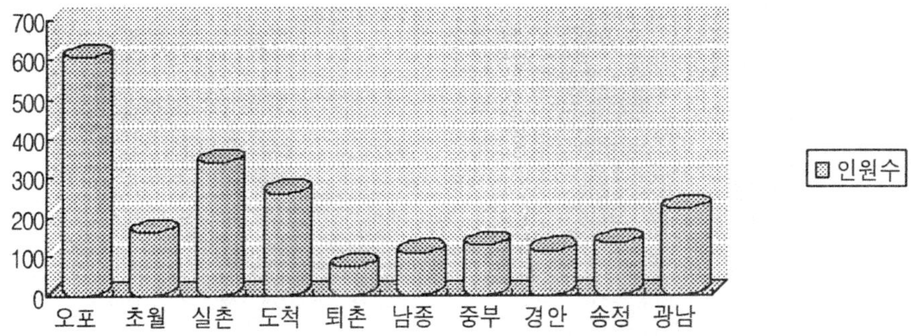

(단위 : 명)

대상자 수	지역	60세이상 대상자	10%(목표인원)	1차 검사 완료자	%
2,137	오포	5,175	517.5	607	28.40 %
	초월	2,644	264.4	159	7.44 %
	실촌	2,531	253.1	339	15.86 %
	도척	1,275	127.5	261	12.21 %
	퇴촌	1,407	140.7	73	3.42 %
	남종	506	50.6	107	5.01 %
	중부	605	60.5	126	5.90 %
	경안	2,593	259.3	113	5.29 %
	송정	2,482	248.2	132	6.18 %
	광남	2,470	247	220	10.29 %
	계	21,376	2137.5	2,137	100%

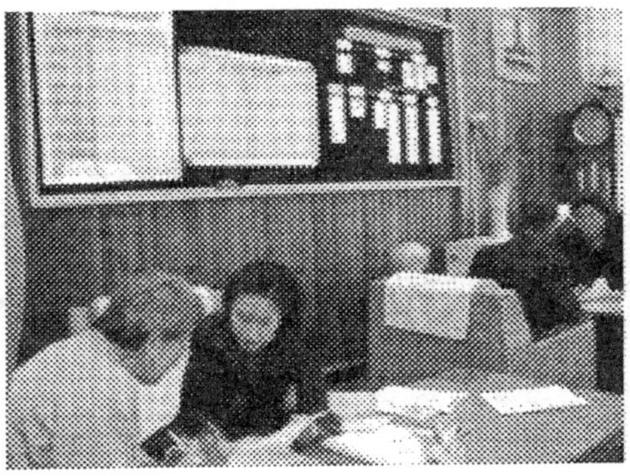

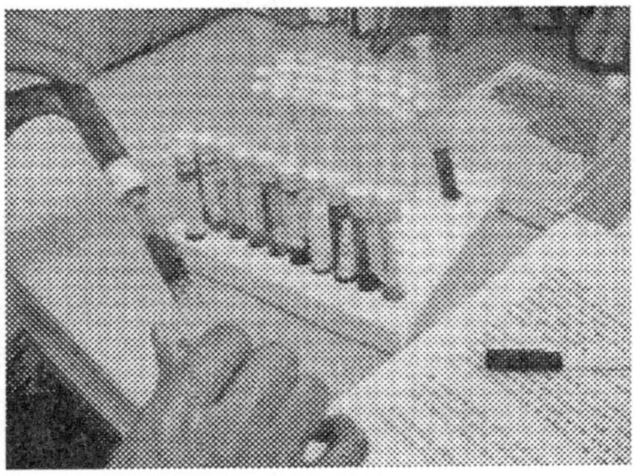

(2) 1차 검사자 분포도(총 2,137명)

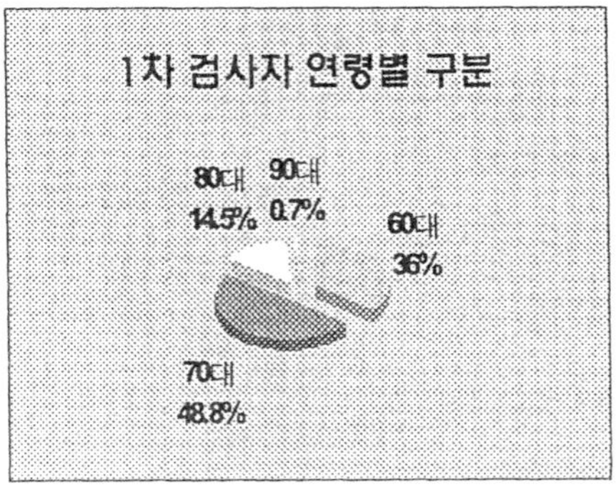

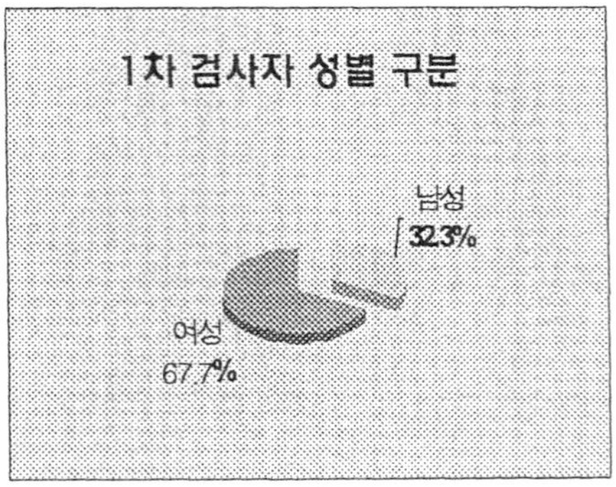

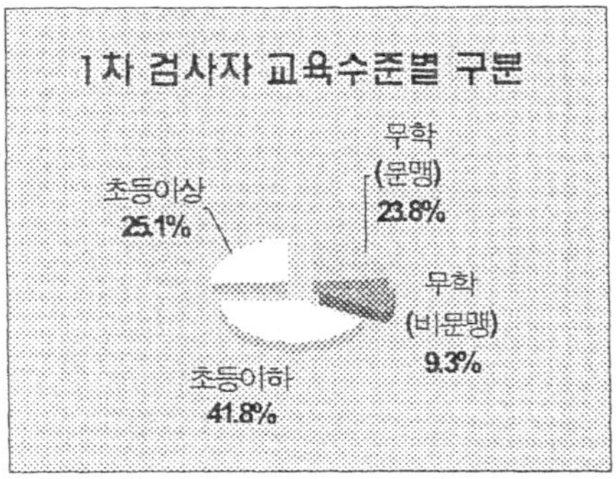

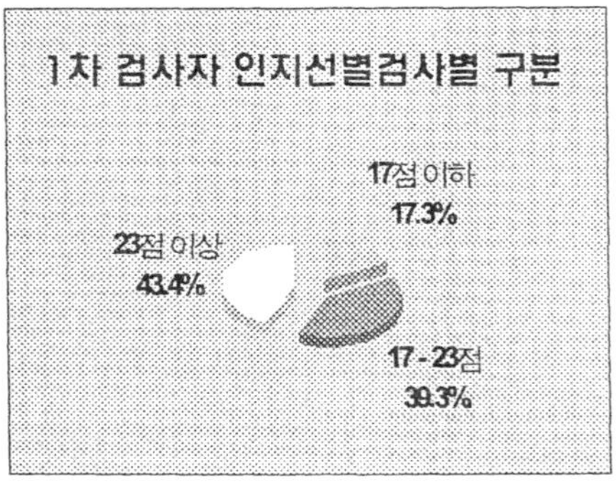

(3) 인지기능검사 분포도

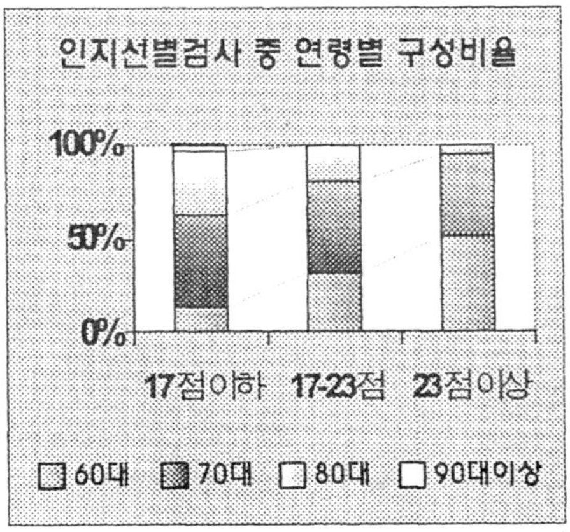

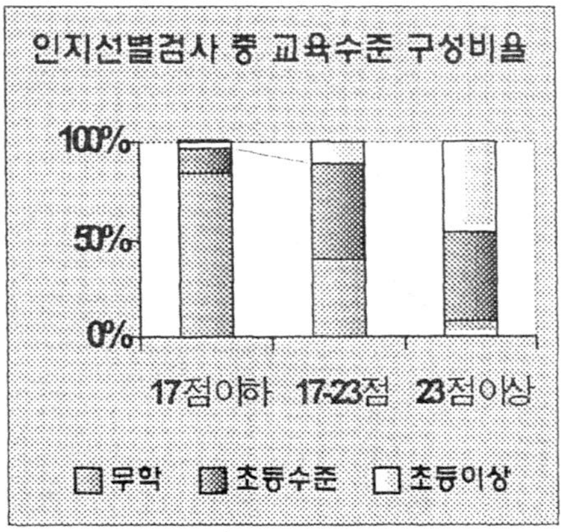

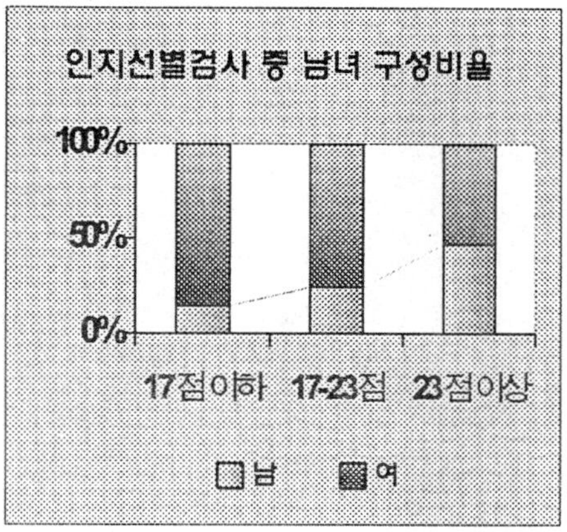

2) 2차 신경심리검사 (2006년 6월 20일 기준)

(1) 지역별 2차 검사 대상자

(단위 : 명)

대상자 수	지역	2차 검사자	%	남자	여자
445	오포	94	21.02	32	62
	초월	23	5.14	7	16
	실촌	78	17.44	24	54
	도척	58	12.97	32	26
	퇴촌	7	1.56	1	6
	남종	29	6.48	9	20
	중부	25	5.59	12	13
	경안	38	8.50	15	23
	송정	35	7.82	11	24
	광남	60	13.42	18	42
	계	447	99.94	161	286

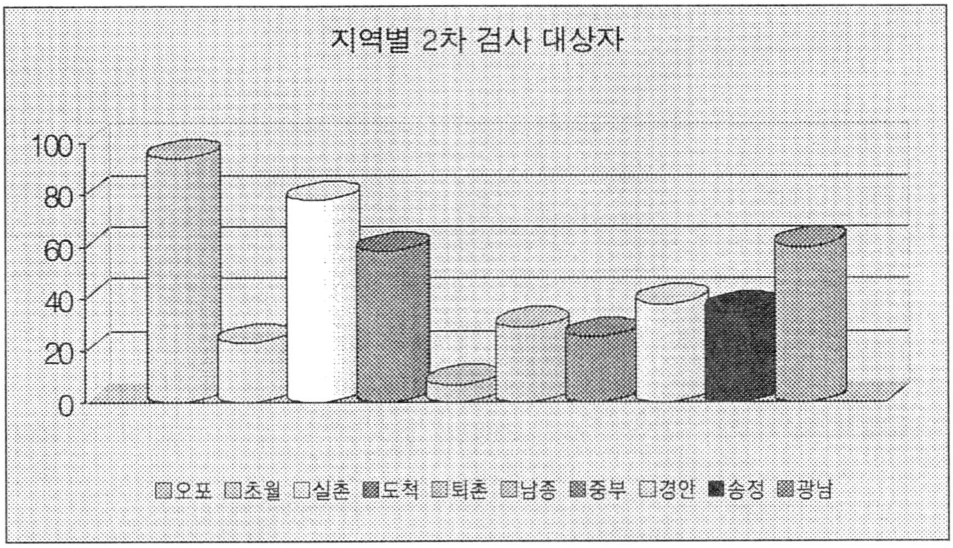

(2) 2차 신경심리검사 교육별 통계 (2006년 6월 20일 기준, 단위: 명)

교육	인원수	남	여
무학 (문맹)	109	7	102
무학 (비문맹)	28	16	12
초등이상	310	138	172
총 인원	447	161	286

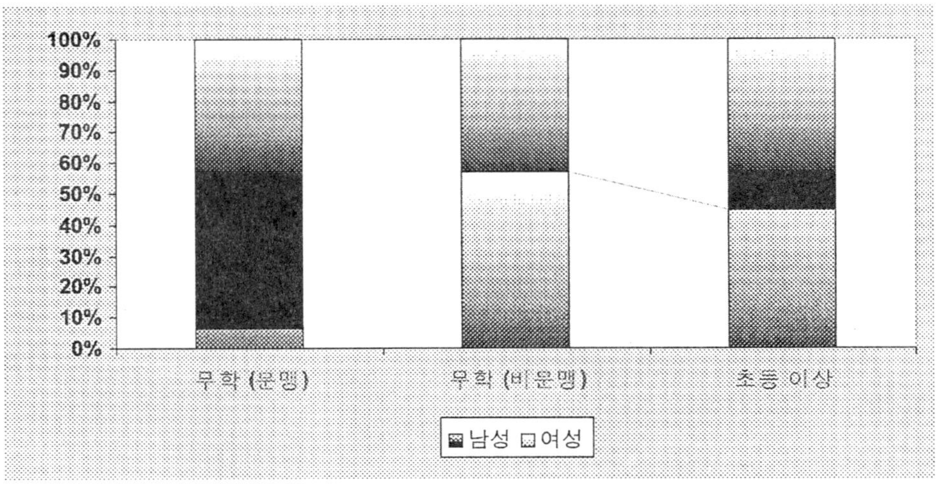

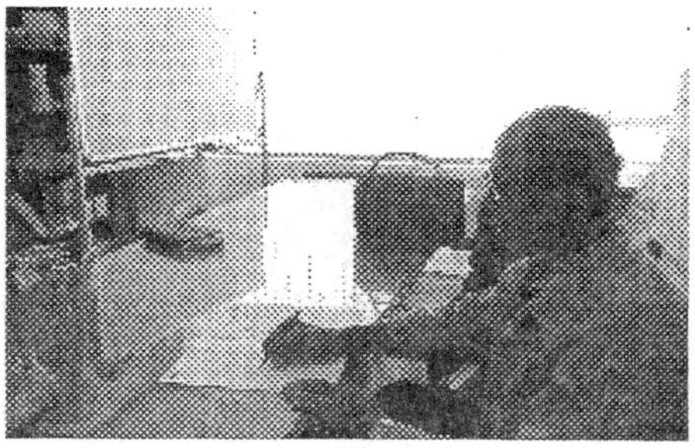

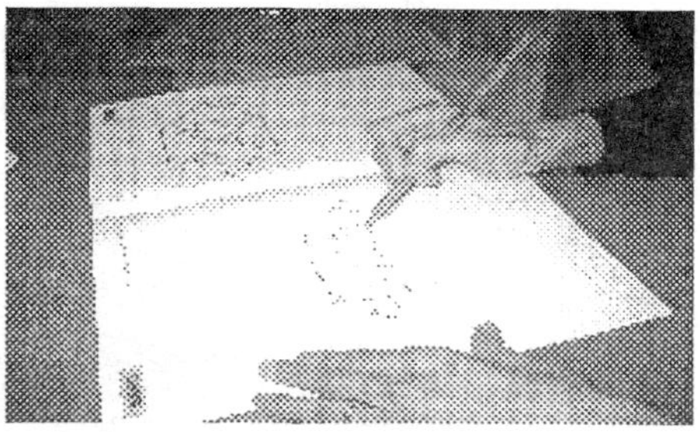

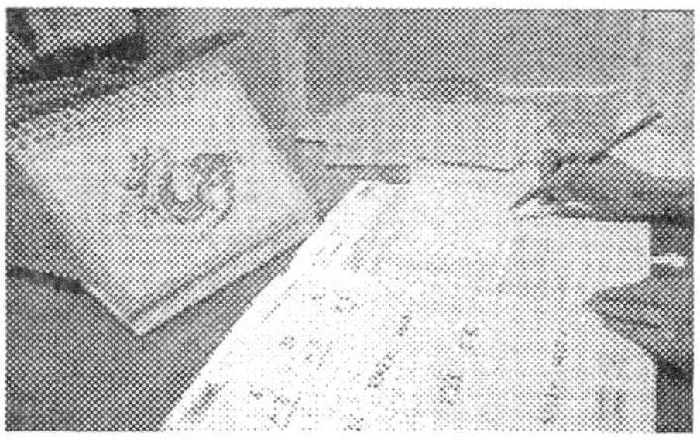

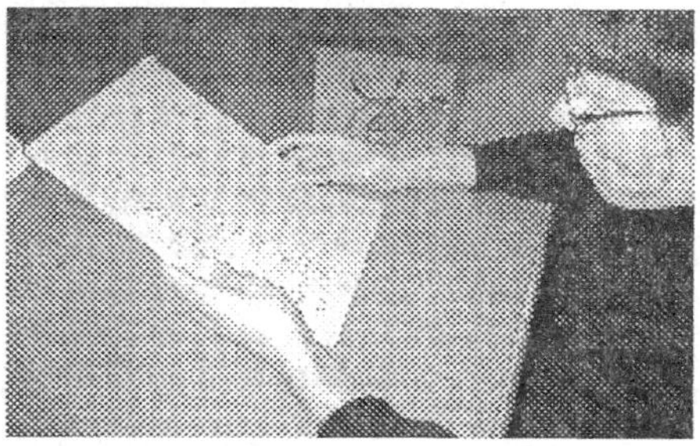

3) 치매 전문의의 3차 치매 진단 및 진료

(1) 치매 3차 진단 및 진료 결과

진단명	인원수	추구관리
정상	58	악성종양 의심되는 환자 -〉 암검진 받음.
고위험군 (경도인지장애 등)	31	정신보건센터에 등록 관리되어 매년 1회 인지검사 언어치료 기관에 의뢰 재활치료 혈관성경도인지장애도 파악됨 – 지역 보건진료소에서 항혈소판제제복용 권유 – 고혈압, 당뇨, 고지혈증이 있는 경우 보건소 검진 및 치료 권유 – 비만, 운동부족, 골절예방, 영양 등에 대한 상담
치매	10	광주시 인근 정신과/신경과 병의원 연계 – 광주시 정신보건센터와 인근 병원과 연계체계 구축함 알츠하이머병 파킨슨병의 혼합형 포함
기타	9	간질 1, 노인성우울증 4, 환시를 동반한 정신장애 1 파킨슨병 1, 뇌졸중 2
총 인원	108	

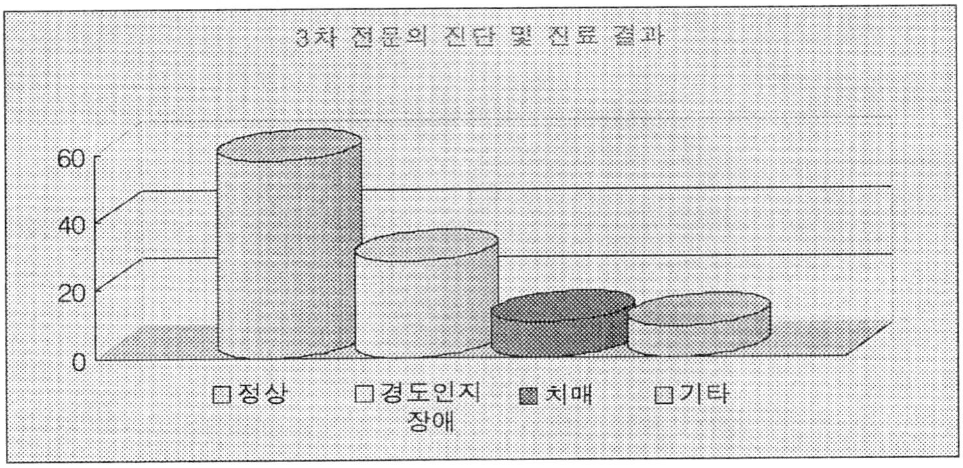

(2) 3차 진단 및 진료 후 각 기관연계 결과

기관명	연계 건수
의료기관	19
정신보건센터	45
요양원	2
재활기관	1
전문의 면담 후 건강정보 제공	58
총 연계건수	125

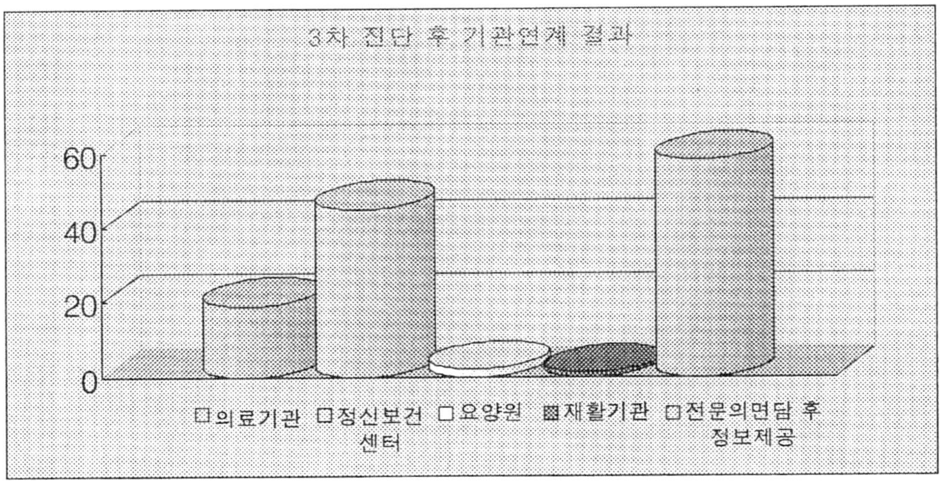

라. 연계 및 관리사업

1) 치매환자의 단계별 치매유관기관으로의 연계

○ 조기진단 및 예방사업의 성격상 재활이나 요양이 필요한 중기 및 말기단계의 치매환자보다는 고위험군 및 초기단계의 치매환자가 많이 의뢰되었음.

– 사업이 진행되면서 치매 뿐 아니라 뇌졸중, 노인성우울증, 고혈압, 당뇨, 고지혈증 등 노인들에서 흔히 보일 수 있는 만성 질환에 대한 의료상담의 욕구가 많아져 고위험군 관리차원에서 신체검진, 신경학적 검사, 의료상담이 병행되었으며 이에 대해 지역주민들의 만족도가 매우 컸음.

– 치료가 필요한 경우 의료 검진 후 광주시 인근 협력병원들 중 원하는 병원으로 연계.

2) 사례를 통한 연계 사업의 예

[사례 1] 갑작스런 기억장애를 호소한 74세 남자 어르신-간질

1차 검사

74세 남자 어르신으로, 2005 여름부터 갑자기 시작된 기억장애를 호소하시면서 치매가 걱정되어 검사를 받아보고자 직접 광주시 정신보건센터를 내원하심. 1차 검사에서 환자는 인지선별검사에서 높은 수행을 보였으며, 전립선비대증으로 치료를 받고 있는 것 외에 고혈압, 당뇨, 고지혈증, 비만, 치매가족력 등은 없었음. 인지선별검사 점수는 높았지만 최근 들어 기억장애의 간격과 빈도가 심해지는 양상을 보이고 주관적 기억장애를 호소하여 2차 신경심리검사가 의뢰됨.

2차 검사

보호자와 함께 정신보건센터를 내원한 어르신은 차분하고 검사에 협조적인 태도를 보였으나 검사 중간 다른 생각을 하는 듯 멍한 모습을 종종 보였고, 반응

이 느렸음. 신경심리검사 결과 주의집중력 및 언어적 기억력에서 장애가 관찰되었으나, 일상생활수행 능력은 잘 유지되고 있었음. 최근 들어 체중이 줄고 성격의 변화가 있다고 보호자가 보고하였으며 면담 시 어르신은 1차 선별검사를 받은 사실을 기억하지 못하였고, 2~3개월 전의 중요한 가족사를 기억하지 못하는 모습을 보임. 정확한 감별진단을 위해 3차 진단의 대상으로 선정되어 세브란스 정신건강병원으로 의뢰됨.

3차 진단

어르신 및 보호자와의 자세한 면담과 2차 신경심리검사를 바탕으로 전문의 진단결과 간질(Epilepsy)로 진단됨. 당시 전립선 수술을 받을 예정이었던 ○○병원 신경과에 협진을 의뢰하였으며, MRI, PET 등 뇌영상촬영과 진료 결과 뇌의 해마 부위에 이상 소견을 발견하였고 현재 간질에 대한 치료중임.

[사례 2] 3년 전부터의 기억력 저하를 호소한 68세 남자 어르신-혼합형 치매

1차 검사

68세 남자 어르신으로 3년 전부터 서서히 시작된 기억장애를 호소하며 치매가 걱정되어 검사를 받아보고자 정신보건센터를 내소하심. 1차 선별검사에서 인지장애 및 고혈압, 비만, 흡연, 협심증, 치매의 가족력 등을 가지고 있었으며 환자 및 보호자가 주관적 기억장애를 호소하여 2차 신경심리검사가 의뢰됨.

2차 검사

보호자와 함께 정신보건센터를 내원한 어르신은 검사 초반 비협조적이었으며 자신의 수행에 대해 부정적이었음. 신경심리검사 결과, 주의집중력 및 기억력, 전두엽 기능 검사에서 장애가 관찰되었고 우울지수가 높게 나왔으나 일상생활수행 능력은 잘 유지되고 있었음. 면담 시 보호자가 환자의 보행이 이상하다고 호소하여 정확한 감별진단을 위해 3차 진단을 시행함.

3차 진단

신경학적검사, 신경심리검사, 전문의 면담결과 초기단계의 치매 의심되어 ○○○병원에서 MRI 촬영을 시행함. 검사 소견을 종합한 결과 혼합형 치매로 진단받고 약물치료중임.

[사례 3] 우울증과 건망증을 호소한 81세 여성 어르신-노인성 우울증

1차 검사

81세 여성 어르신으로 지역사회 치매 조기진단 및 예방 사업의 일환으로 노인정에서 실시한 1차 검사에서 인지장애를 보였고 높은 우울점수가 나왔음. 1차 검사 결과 환자는 2차 검사 대상자로 선정되어 의뢰됨.

2차 검사

보호자와 함께 정신보건센터를 방문한 어르신은 검사 초반 비협조적이었으며, 자신의 내적 상태의 영향을 쉽게 받는 듯 보였음. 신경심리검사 결과, 언어 및 기억력, 전두엽 기능 검사에서 장애가 관찰되었고 우울지수가 높게 나왔으나, 일상생활수행 능력은 잘 유지되고 있었음. 면담 시 보호자가 환자의 말수가 줄고 최근 심해진 기억장애를 호소하여 정확한 감별진단을 위해 3차 진단을 위해 세브란스정신건강병원으로 의뢰됨.

3차 진단

환자 및 보호자와의 면담 2차 신경심리검사를 토대로 실시된 진료 결과, 환자는 주요우울장애로 진단받았으며 이로 인한 인지기능에 장애가 온 것으로 판단됨. 우울증 치료 후 인지기능 호전됨.

[사례 4] 성격변화와 기억장애를 호소한 84세 여성 환자-혈관성 경도인지장애

1차 검사

84세 여성 어르신으로 약 1년 전부터 서서히 시작된 기억장애를 호소하며 치매가 걱정되어 검사를 받아보고자 배우자와 함께 정신보건센터로 내소하심. 1

차 검사결과 낮은 인지선별검사 점수를 보였으며, 40년째 당뇨를 앓고 계심. 어르신은 자신의 기억장애를 정상노화과정으로 여기고 있었으나 보호자가 환자의 기억장애 및 성격변화를 호소하여 2차 신경심리검사가 의뢰됨.

2차 검사

보호자와 함께 정신보건센터를 방문한 어르신은 신경심리검사 결과에서 언어 및 시각적 기억력, 전두엽 기능 검사에서 장애가 관찰되었음. 정확한 진단을 위해 3차 진단을 의뢰함.

3차 진단

2차 신경심리검사를 토대로 실시된 진료와 신경학적 검사 결과 환자는 치매 전단계의 소견을 보여 혈관성 경도인지장애(VCI)로 진단 받고 지속적 추구관리를 위해 정신보건센터에 등록됨. 혈관성요인에 대한 조절 권유. 6개월 또는 1년 뒤 인지검사 대상자로 선정.

[사례 5] 하루 종일 배회하는 68세 여성 어르신-중기 알츠하이머병

1차 검사

68세 여자 어르신으로 거의 하루 종일 있어도 얘기를 안 하며 의욕이 없고 자꾸 밖에 나가 배회하는 모습을 보여 정신보건센터로 의뢰됨. 집에서 서랍을 열어서 옷을 다 꺼내 방에 풀어놓고 휴지를 여기저기 뭉쳐놓는 등의 행동을 반복해서 하심.

2차 검사

2차 검사 상 문제심리행동증상에서 높은 점수가 나왔으며, 기억력 저하도 심하게 저하된 소견을 보임.

3차 진단

전문의 면담 후 중기 알츠하이머병으로 진단됨. 문제심리행동증상에 대해 더 이상 가족이 돌보기 힘들다고 호소하여 보호자 요청에 의해 광주시 인근 무료노

인요양기관에 의뢰함.

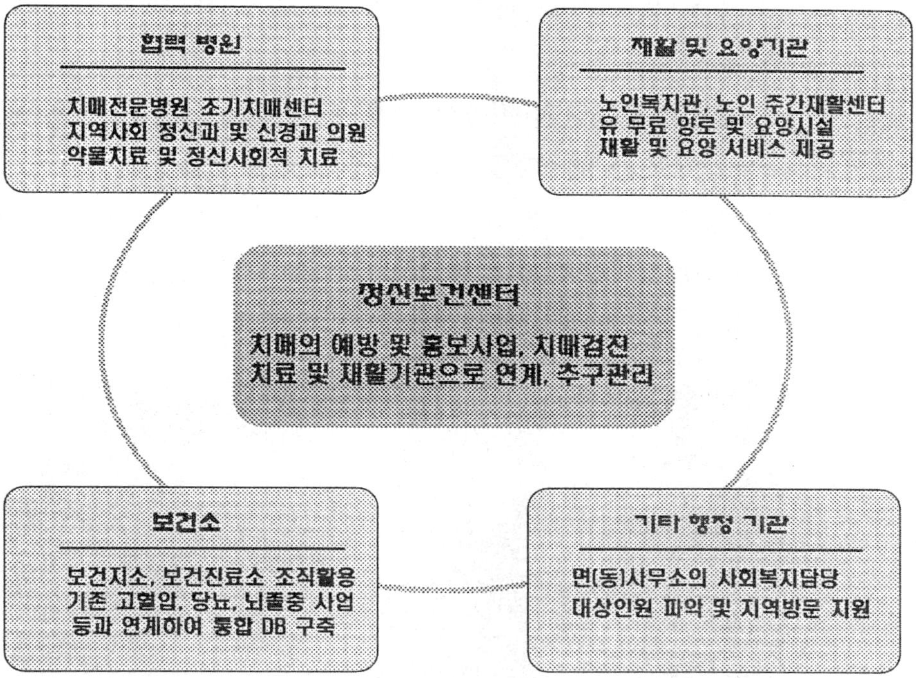
협력 병원
치매전문병원 조기치매센터
지역사회 정신과 및 신경과 의원
약물치료 및 정신사회적 치료
재활 및 요양기관
노인복지관, 노인 주간재활센터
유 무료 양로 및 요양시설
재활 및 요양 서비스 제공
정신보건센터
치매의 예방 및 홍보사업, 치매검진
치료 및 재활기관으로 연계, 추구관리
보건소
보건지소, 보건진료소 조직활용
기존 고혈압, 당뇨, 뇌졸중 사업
등과 연계하여 통합 DB 구축
기타 행정 기관
면(동)사무소의 사회복지담당
대상인원 파악 및 지역방문 지원

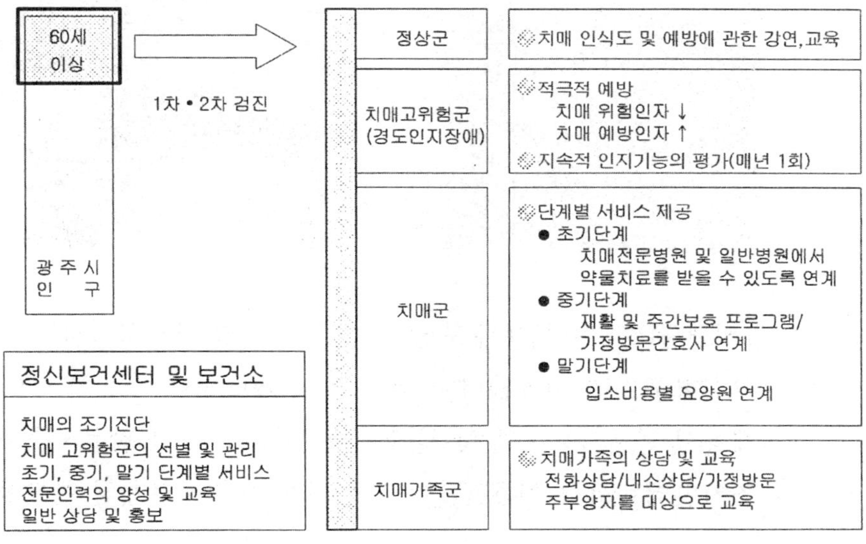
60세
이상
1차 • 2차 검진
광 주 시
인 구
정신보건센터 및 보건소
치매의 조기진단
치매 고위험군의 선별 및 관리
초기, 중기, 말기 단계별 서비스
전문인력의 양성 및 교육
일반 상담 및 홍보
정상군
치매 인식도 및 예방에 관한 강연,교육
치매고위험군
(경도인지장애)
적극적 예방
치매 위험인자 ↓
치매 예방인자 ↑
지속적 인지기능의 평가(매년 1회)
치매군
단계별 서비스 제공
초기단계
치매전문병원 및 일반병원에서
약물치료를 받을 수 있도록 연계
중기단계
재활 및 주간보호 프로그램/
가정방문간호사 연계
말기단계
입소비용별 요양원 연계
치매가족군
치매가족의 상담 및 교육
전화상담/내소상담/가정방문
주부양자를 대상으로 교육

3) DB 구축 및 추구관리

가) DB 구축현황(입력 관리프로그램의 개발)

- 1차, 2차, 3차 검사결과를 모두 서류철로 보관하여 추후 관리가 가능하도록 함.
- ACCESS 프로그램을 이용한 입력 관리 프로그램을 자체 개발하였으며 서류철에 있는 필수자료는 DB로 만들어 저장함.
- 파란색(정상군), 노란색(고위험군), 붉은색(치매군)으로 관리하여 병의 진행경과를 알아보기 쉽게 하였으며 센터 치매요원들이 사업수행을 용이하게 할 수 있도록 배려함.

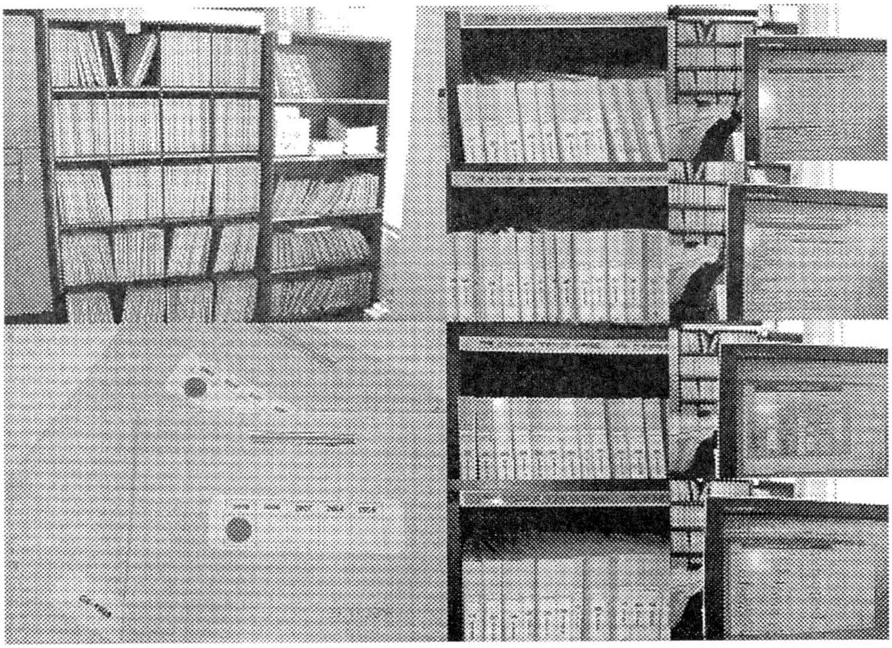

나) 고위험군(경도인지장애 포함)인 경우 년 1회 신경심리검사

- 고위험군으로 판정된 경우 1년 후 follow-up이 가능하도록 하여 조기단계에서 인지기능저하 및 일상생활능력의 저하가 왔는지를 평가.
- 조기단계에서의 치매진단이 가능하며 이후 치료개입 여부를 판정함.

마. 치매가족모임 및 자원봉사단

1) 치매가족모임

(1) 목적 : 치매노인에 대한 이해증진 및 치매에 대한 정확한 지식과 간호방법 습득, 정보교환

(2) 구성 : 광주시 거주 치매노인을 부양하고 있는 주 보호자 40명

(3) 시기 : 매월 1회(마지막 주 수요일), 오전 10시

(4) 내용 : 치매에 대한 이해와 간호의 자세
치매의 종류와 증상
치매에 대한 예방
치매노인의 일상생활관리
문제행동에 대한 대처방안
가족과 함께하는 음악치료
치매가족의 건강관리
가족야유회

(5) 방법 : 강의식 교육, 자조모임

2) 치매자원봉사단

(1) 구성 : 지역 내 치매어르신을 돕고자 동기부여가 된 주부, 종교기관 등

(2) 시기 : 매주 1회(주간보호프로그램 운영시)

(3) 내용 : 음악치료프로그램 진행, 말벗서비스, 위생관리, 운동보조, 야유회 차량지원 등

(4) 참여현황

내 용	횟 수(회)
음악치료프로그램 진행	33
말벗서비스, 위생관리, 운동보조 등	36
야유회차량지원(평화교회, 사랑의 교회)	2
총	71

(5) 향후계획

- 치매질환의 이해와 간호방법에 관한 자원봉사단 양성교육 지원.
- 치매가족단과 연계하여 치매노인을 보호하는 가정을 방문한 후 서비스 욕구를 사정하거나 가정에서 직접 자원봉사자를 의뢰.
- 대상노인 가정의 지역, 성별, 종교, 건강상태 및 그 밖의 특성을 고려하여 자원봉사자와 연결.

바. 노인주간보호서비스

1) 필요성

주간보호서비스는 지역사회내의 치매노인을 대상으로 그들이 지역사회의 일원으로 생활할 수 있도록 재활 및 사회복귀를 위해 다양한 프로그램을 제공함.

또한, 개인의 삶의 질을 향상시키기 위해 기장 기본적인 일상생활 훈련에서 대인관련훈련. 사회적응력훈련 등으로 나누어 각 개인의 능력에 맞는 프로그램을 실시.

2) 개 요

지역 내에 거주하고 있는 치매 노인을 대상으로 그들이 지역사회에 적응하여 살아갈 수 있도록 도우며 증상 악화를 예방하고 질환을 관리할 수 있도록 도움.

3) 운 영

(1) 일 시 : 매주 화요일 주 1회 (10:00 ~ 15:30)

(2) 비 용 : 무료

(3) 이용기간 : 제한 없음

(4) 프로그램 : 종이접기. 음악요법. 치매 예방 체조

4) 등록 절차

전화상담이나 가정방분, 타기관 의뢰 혹은 자발적으로 센터를 내소한 모든 대상자들을 본 센터 정신보건요원의 상담을 통해 주간보호서비스의 적합성을 평가하여 결정함. 이후 보호자의 동의하에 등록일지를 작성한 후 센터의 서비스를 받게 됨.

5) 프로그램 시간표

시간	프로그램명	내용
오전 10:00 ~ 10:30	'우리 인사해요'	혈압체크, 출석체크
10:30 ~ 12:00	'종이접기'	
오후 12:00 ~ 1:00	점심식사	
1:00 ~ 1:30	'차가 있는 마당'	
1:30 ~ 2:30	'음악치료'	
2:30 ~ 3:00	'치매를 예방하자'	치매 예방체조
3:00 ~ 3:30	'간식 및 정리'	간 식(격주)

6) 참석현황

	1월	2월	3월	4월	5월	6월	7월	8월	9월	10월	11월	12월	누계
횟수	2	2	4	2	3	4	2	3	3	3	4	1	33
인원	11	12	29	11	17	24	16	19	23	19	27	6	214

7. 기대효과

1) 정책적 기대효과

- 본 사업을 통해 치매 예방 및 관리에 대한 인프라를 구축하며 치매유관기관(보건소, 정신보건센터, 치매전문병원, 요양원, 노인복지센터 등)들 간의 네트워크를 구성하여 진단부터 치료, 재활까지 모든 자원 활용의 효율성을 극대화하여 토탈 서비스를 제공하는 시스템 구축의 토대를 마련
- 향후 노인보건 및 복지사업의 기반이 됨.

2) 기술적 기대효과

- 치매 환자 등록관리율 증가.
- 치매의 조기 발견/조기 치료를 통한 질병경과의 호전 및 재가 관리 기간의 극대화.
- 보건소 및 정신보건센터 등 공공기관 활성화.
- 치매전문요원의 교육 및 양성.
- 치매의 조기진단, 예방, 치료, 재활을 위한 지역사회 단위의 통합관리 시스템 구축을 위한 기초자료 제공.
- 보건소 건강검진사업(고혈압, 당뇨, 고지혈, 뇌졸중 예방사업, 금연, 절주, 비만)과 유기적 연대관계 구축.
- 비용 효과적인 측면에서 보건의료비 및 사회간접비 절감과 환자 및 가족들의 기능향상에 따른 노동력의 사회적 활용 증대가 가능함.
- 치매 질병경과의 둔화 및 행동증상의 호전으로 가족의 경제적/심리적 부담을 경감.
- 재가 관리 중심의 치매 환자 관리가 가능해짐으로 인한 치매로 인한 사회경제적 비용이 감소.
- 치매관리에 관련된 기관간의 연계 체계 확립으로 지역 사회내 치매 관련 인적, 물적 자원들의 활용을 극대화.
- 관련 기관간의 연계 체계 확립을 통해 분절현상 없는 일관되고 통합적인

서비스의 제공이 가능해짐.

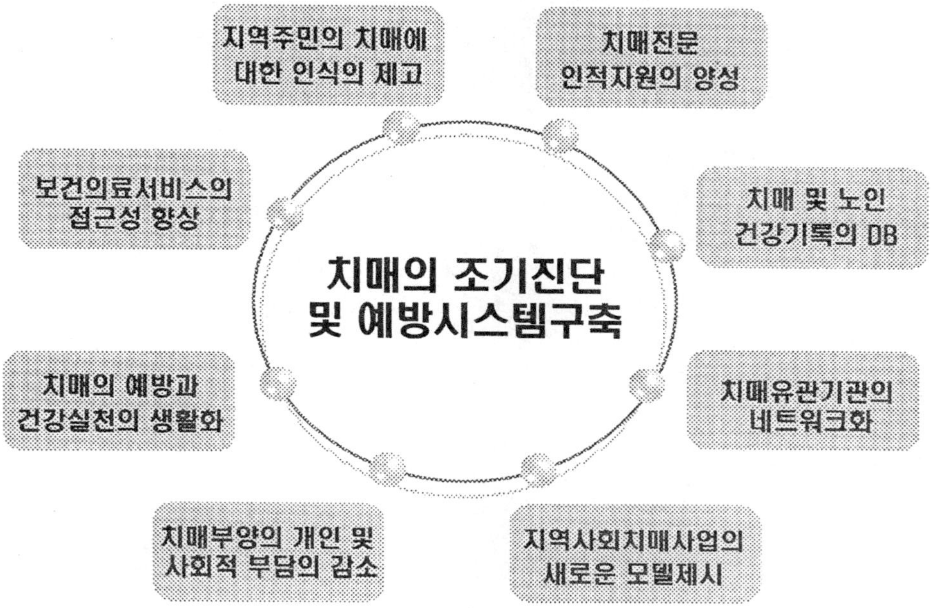

III. 부 록

노인성치매,
우울증의 성공적 치료

치매 관련 척도

가. 한국판 MINI-MENTAL STATE EXAMINATION (MMSE-K)

의식수준 : 명료(alert) □, 졸림(drowsy) □, 혼미(stupor) □, 혼수(coma) □
교육 : 받았다 □ 받지 못했다 □

지남력(Orientation)

1. 오늘은 □□□□년, □□월, □□일, □요일, □□계절	□ 5
2. 당신의 주소는 도 군(구) 면,(리,동)	□ 3
여기는 어떤 곳입니까? (예. 교회, 식당, 학교, 시장, 가정집 등)	□ 1
3. 여기는 무엇을 하는 곳입니까? (노인정, 마당, 안방, 화장실, 등)	□ 1

기억등록(Registration)

4. 물건 이름 기억하기 (예. 사과, 책상, 동전 / 물, 이불, 젓가락) (첫번 시행에서 반복한 것만 점수를 준다. 6회까지 반복)	□ 3

기억회상(Recall)

5. 3분내지 5분 뒤에 위의 물건 이름들을 회상 (8번을 시행한 후에 실시해주세요)	□ 3

주의집중 및 계산(Attention & Calculation)

6. 100−7= −7= −7= −7= −7= 또는 ('삼천리 강산' 을 거꾸로 말하기 -- 산□강□리□천□삼□)	□ 5

언어기능(Language)

7. 물건이름 맞추기 연필 □□, 시계 □□	□ 2
8. 3단계 명령 - 오른손으로 종이를 집어서/반으로 접고/무릎 위에 놓기	□ 3
9. 5각형 2개를 겹쳐 그리기	□ 1
10. "간장, 공장, 공장장"을 따라하기	□ 1

이해 및 판단(Reasoning & Judgment)

11. "옷은 왜 빨아서(세탁해서) 입습니까?" 라고 질문	□ 1
12. "길에서 남의 주민등록증을 주웠을 때 어떻게 하면 쉽게 주인에게 되돌려 줄 수 있겠습니까? 라고 질문	□ 1

총점 / 30

나. Clinical Dementia Rating(CDR)

	CDR 0	CDR 0.5	CDR 1	CDR 2	CDR 3
기억력 Memory	기억장애가 전혀 없거나 경미한 건망증이 때때로 나타남.	경하지만 지속적인 건망증;사건의 부분적인 회상만 가능;"양성 건망증"	중증도의 기억장애; 최근 것에 대한 기억장애가 더 심함; 일상 생활에 지장이 있음.	심한 기억 장애; 과거에 반복적으로 많이 학습한 것만 기억; 새로운 정보는 금방 잊음.	심한 기억 장애; 부분적이고 단편적인 사실만 보존됨.
지남력 Orientation	정상	시간에 대한 경미한 장애가 있는 것 외에는 정상	시간에 대해 중등도의 장애가 있음; 사람과 장소에 대해서 검사상으로는 정상이나 실생활에서 길 찾기에 장애가 있을 수 있음.	시간에 대한 지남력은 상실되어 있고 장소에 대한 지남력 역시 자주 손상됨.	사람에 대한 지남력만 유지되고 있음.
판단력과 문제 해결 능력 Judgement and Problem solving	일상생활의 문제를 잘 해결하고 사업이나 재정 문제도 잘 처리함; 과거에 비해 판단력은 아직 좋음.	문제 해결 능력, 유사성, 상이성 해석에 대한 경미한 장애	문제 해결 능력, 유사성, 상이성 해석에 대한 중등도의 장애; 사회생활에 대한 판단력은 대부분 유지되어 있음.	문제 해결, 유사성, 상이성 해석에 심한 장애; 사회생활에서의 판단력이 대부분 손상됨.	판단이나 문제 해결이 불가능함.
사회 활동 Community Affairs	직장생활, 물건 사기, 자원봉사, 사회적 활동 등에서 보통 수준의 독립적인 기능이 가능함.	이와 같은 활동에 있어서의 장애가 의심되거나 약간의 장애가 있음.	이와 같은 활동의 일부에 아직 참여하고 있고 언뜻 보기에는 정상 활동을 수행하는 것처럼 보이나 사실상 독립적인 수행이 불가능함.	집 밖에서 독립적인 활동을 할 수 없으나 외견상으로는 집 밖에서도 기능을 잘 할 수 있어 보임.	집 밖에서의 독립적인 활동을 할 수 없고 외견상으로도 가정을 떠나 외부에서는 정상적인 기능을 할 수 없어 보임.
집안 생활과 취미 Home and Hobbies	집안 생활, 취미생활, 지적인 관심이 잘 유지되어 있음.	집안 생활, 취미생활, 지적인 관심이 다소 손상되어 있음.	집안 생활에 경하지만 분명한 장애가 있고, 어려운 집안일은 포기한 상태임. 복잡한 취미나 흥미(예를 들어 바둑)는 포기함.	아주 간단한 집안 일만 할 수 있고, 관심이나 흥미가 매우 제한됨.	집안에서 의미있는 기능 수행이 없음.
위생 및 몸치장 Personal Care	정상	정상	가끔 개인위생에 대한 권고가 필요함.	옷 입기, 개인위생, 개인 소지품의 유지에 도움이 필요함.	개인위생과 몸치장의 유지에 많은 도움이 필요하며, 자주 대소변 실금이 있음.

CDR
Sum of Boxes

다. Global Deterioration Scale(GDS)

□ 1 = 인지 장애 없음

임상적으로 정상, 주관적으로 기억 장애를 호소하지 않으며, 임상 면담에서도 기억 장애가 나타나지 않는다.

□ 2 = 매우 경미한 인지 장애

다음과 같은 주관적 기억 장애를 주로 호소한다.

(1) 물건 둔 곳을 잊는다. (2) 전부터 알고 있던 사람 이름, 또는 물건 이름이 생각나지 않는다. 임상 면담에서 기억 장애의 객관적인 증거는 없다. 직장이나 사회생활에 문제없다. 이러한 자신의 증상에 적절한 관심을 보인다.

□ 3 = 경미한 인지 장애

분명한 장애를 보이는 가장 초기 단계이다. 그러나 숙련된 임상가의 자세한 면담에 의해서만 객관적인 기억 장애가 드러난다. 새로이 소개 받은 사람의 이름을 기억하기 어려울 수도 있다. 책을 읽어도 예전에 비하여 기억하는 내용이 적을 수 있다. 단어나 이름이 금방 떠오르지 않는 것을 주위에서 알아차리기도 하며, 귀중품을 엉뚱한 곳에 두거나 잃어버린 적이 있을 수 있다. 낯선 곳에서 길을 잃은 적이 있을 수 있다. 임상 검사에서는 집중력 감퇴가 보일 수 있다.

직업이나 사회생활에서 수행 능력이 감퇴한다. 동료가 환자의 일 수행 능력을 떨어짐을 느끼며, 환자는 이와 같은 사실을 부인할 수 있다. 경하거나 중등도의 불안증이 동반될 수 있다. 현재 상태로는 더 이상 해결할 수 없는 힘든 사회적 요구에 직면하면 불안이 증가된다.

□ 4 = 중등도의 인지 장애

자세한 임상 면담 결과 분명한 인지 장애.

다음 영역에서 분명한 장애가 있다. (1) 자신의 생활에서 최근 사건과 시사 문제들을 잘 기억하지 못한다. (2) 자신의 중요한 과거사를 잊기도 한다. (3) 순차적 빼기에서 집중력 장애가 관찰된다. (4) 혼자서 외출하는 것과 금전 관리에 지장이 있다. 그러나 대개 다음 영역에서는 장애가 없다. (1) 시간이나 사람에 대한 지남력 (2) 잘 아는 사람과 낯선 사람을 구분하는 것 (3) 익숙한 길 다니기. 더 이상 복잡한 일을 효율적이고 정확하게 수행할 수 없다. 자신의 문제를 부정하려고 하며, 감정이 무디어지고 도전적인 상황을 피하려고 한다.

□ 5 = 약간 심한 정도의 인지 장애

다른 사람의 도움이 없이는 더 이상 지낼 수 없다. 자신의 현재 일상생활과 관련된 주요한 사항들을 기억하지 못한다(예를 들면, 집 주소나 전화 번호, 손자와 같은 가까운 친지의 이름 또는 자신이 졸업한 학교의 이름을 기억하기 어려움). 시간(날짜, 요일, 계절 등)이나 장소에 대한 지남력이 자주 상실되며, 교육을 받은 사람이 40에서 4씩 또는 20에서 2씩 거꾸로 빼나가는 것을 하지 못하기도 한다. 이 단계의 환자들은 대개 자신이나 타인에 관한 주요한 정보는 간직하고 있다. 자신의 이름을 알고 있고 대개 배우자와 자녀의 이름도 알고 있다. 화장실 사용이나 식사에 도움을 필요로 하지는 않으나 적절한 옷을 선택하거나 옷을 입는 데에 문제가 있을 수 있다(예를 들면, 신을 좌우로 바꾸어 신음).

□ 6 = 심한 정도의 인지 장애

환자가 전적으로 의존하고 있는 배우자의 이름을 종종 잊는다. 최근의 사건들이나 경험들을 거의 기억하지 못한다. 오래된 일은 일부 기억하기도 하나 매우 피상적이다. 일반적으로 주변 상황, 연도, 계절을 알지 못한다. '1~10' 또는 거꾸로 '10~1' 까지 세는데 어려움이 있을 수 있다. 일상생활에 상당한 도움을 필요로 한다(예를 들면, 대소변의 실수가 있다).

또는 외출시 도움이 필요하나 때때로 익숙한 곳에 혼자 가기도 한다. 낮과 밤의 리듬이 자주 깨지나, 거의 항상 자신의 이름은 기억한다. 잘 아는 사람과 낯선 사람을 대개 구분할 수 있다. 성격 및 감정의 변화가 나타나고 기복이 심하다. (1) 망상적인 행동(예를 들면, 자신의 배우자가 부정하다고 믿는다. 주위에 마치 사람이 있는 것처럼 얘기하거나 거울에 비친 자신과 얘기한다) (2) 강박적 증상(예를 들면, 단순히 바닥을 쓸어내는 행동을 반복한다.) (3) 불안증, 초조,

과거에 없었던 난폭한 행동이 나타난다. (4) 무의지증, 즉 목적 있는 행동을 결정할 만큼 충분히 길게 생각할 수 없기 때문에 나타나는 의지의 상실이다.

□ 7 = 아주 심한 인지 장애

언어 구상 능력이 상실되며, 흔히 말은 없고 단순히 알아들을 수 없는 소리만 낸다. 요실금이 있고 화장실 사용과 식사에도 도움이 필요하다. 기본적인 정신운동 능력이 상실된다(예를 들면, 걷기). 뇌는 더 이상 신체에 무엇을 하라고 명령하는 것 같지 않다. 전반적인 피질성 또는 국소적 신경학적 징후나 증상들이 자주 나타난다.

라. Blessed Dementia Rating Scale (BDRS)

일상 생활의 수행에 있어서의 변화

	예	간호/부분적	아니오
1. 가사(집안일)을 돌보지 못한다.	□	□	□
2. 소액의 돈계산도 할 줄 모른다.	□	□	□
3. 몇 가지 마음먹은 일들이나 기억해야 할 일들을 잊어버린다. (예: 사야 할 물건의 목록을 기억 못함)	□	□	□
4. 집안에서 방향(화장실, 자기 방, 부엌 등)을 잊어버리는 일이 있다.	□	□	□
5. 평소에 알던 길도 잘 잊어버린다.	□	□	□
6. 주위환경을 잘 파악하지 못한다. (예: 양노원인지 집인지 분간못함, 동료와 직원을 구분 못함,가족과 직원을 구분 못함)	□	□	□
7. 최근 (어제, 그저께, 며칠전)의 일들을 잘 기억하지 못한다. (예: 최근의 외출, 가족이나 친지의 방문 등)	□	□	□
8. 옛날 일이나 젊었을 때의 일들을 많이 이야기한다.	□	□	□

습관의 변화

9. 식사

숟가락과 젓가락을 사용해서 깨끗하게 드신다.	0 □
숟가락만 사용할 수 있는데 지저분하게 드신다.	1 □
수저 사용을 못한다.(과자같은 간단한 것만 집어먹을 수 있다)	2 □
옆에서 먹여드려야 한다.	3 □

10. 옷 입기

도움받지 않고 스스로 잘 입으신다.	0 □
종종 단추를 잘못 끼운다.	1 □
옷입는 순서가 잘못되어 있다.(예: 겉옷 먼저 입기)	2 □
혼자서는 옷입을 줄 모른다.	3 □

11. 대소변

대소변을 잘 가린다.	0 □
소변을 종종 싼다.	1 □
소변을 자주 싼다.	2 □
대소변을 못가린다.	3 □

마. ADAS-Cognitive

1. 단어 회상과제(Word Recall Task)
(단어회상 검사 양식을 보시오)
정답수 : 1회 :____ 2회 _____ 3회______
평균점수 :___ 최종점수 : 10-평균점수=_____

2. 사물이름과 손가락 이름 맞추기(이름을 정확히 맞추는 경우 □에 표시하고 하나도 못 맞출 경우 NONE에 표시)
1. □NONE
□사과 □기차 □비행기 □책상
□달력 □냉장고 □연필 □칫솔
□냄비 □책 □시계 □전화
□엄지 □검지 □약지 □새끼손가락
□가운데 손가락

정답수 : 0-2 ; 5점 3-5 : 4점 6-8 : 3점
9-11; 2점 12-14 : 1점 15-17 : 0점
점수 : _________

3. 명령이행(Commands) (항목을 잘 이행하면 해당 □에 표시)
□NONE
□주먹을 쥐어보십시오
□천장을 가르킨 다음에 바닥을 가르켜 보십시오
□연필을 종이위에 놓았다가 다시 원래대로 하십시오
□시계를 종이 한쪽 모서리에 놓았다가 종이를 뒤집으십시오
□눈을 감고 두 손가락으로 양어깨를 두 번씩 두드립시오

모두실패 ; 5점, 1단계 성공 : 4점, 2단계 성공 : 3점
3단계 성공 ; 2점, 4단계 성공 : 1점, 5단계 성공 : 0점
점수 : _________

4. 구성행동(Constructional Praxis) (원, 마름모, 정사각형,정육면체 4가지 모형을 묘사하도록 지시하고 적당한 해당 □에 표시)
5 □NONE : 형태를 그리지 못하거나 아무렇게나 낙서하거나 글자를 쓰는 경우
4 □4개의 도형을 정확히 묘사하지 못하는 경우
3 □3개의 도형을 정확히 묘사하지 못하는 경우
2 □2개의 도형을 정확히 묘사하지 못하는 경우
1 □1개의 도형을 정확히 묘사하지 못하는 경우
0 □4개의 도형을 정확히 묘사하는 경우
점수 : _________

5. 관념행동(Ideational Praxis) (편지지, 봉투, 우표를 주고 다음 각 단계별 지시에 대한 이행 여부를 □에 표시)
□NONE
□편지지를 접으시오
□봉투에 편지지를 넣으시오
□봉투를 봉하시오
□봉투를 주소를 기입하시오
□우표는 어디에다 붙입니까?

전단계 불능 ; 5점 1단계 가능 : 4점
2단계 가능 : 3점
3단계 가능 ; 2점 4단계 가능 : 1점
전단계 성공 : 0점
점수 : _________
총점수 합계 : _______________

6. 지남력(Orientation) (다음중 적당한 □에 표시)
□NONE
□년 □계절
□월 □시간 정답수=_________
□일 □장소
□요일 □인물 최종점수 : 8-정답수=____

7. 단어재인과제 (Word Recognition Task)
(단어재인과제양식을 보시오)
정답수 : 1회 :____ 2회 _____ 3회______
평균점수: ____ 최종점수 : 12-평균점수=____

8. 언어력 (Language)
5 □ 고도 : 대화가 한두단어로 구성
4 □ 중 고도 : 말한 내용중 이해가 않되는 부분이 50%이상
3 □ 중등도 : 말한 내용중 이해가 않되는 부분이 25~50%
2 □ 경도 : 말한 내용중 이해가 않되는 부분이 약50%이내
1 □ 매우경도 : 말한 내용중 이해가 않되는 부분이 한 번 정도
0 □ 정상 : 자유롭게 상대방이 충분히 이해할 수 있게 대화

9. 언어 이해력 (Comprehensive Spoken Language)
5 □ 고도 : 질문에 대해 적절히 대답 못함
4 □ 중고도 : 질문에 대해 간혹 정확히 대답 (네 혹은 아니오)
3 □ 중등도 : 몇번에 걸쳐 반복하거나 다른 말로 바꾸어야 이해
2 □ 경도 : 3~5회 정도 이해 못함
1 □ 매우경도 : 1회 정도 이해 못함
0 □ 정상 : 완전한 이해

10. 단어 찾기 곤란(Word Finding Difficulty)
5 □ 고도 : 내용이 거의 없거나 공허한 단어 사용 혹은 한 두 단어로 구성된 문장구사
4 □ 중고도 : 적절한 단어구사 실패 및 보상 불능이 자주 발생
3 □ 중등도 : 적절한 단어구사 실패 및 보상 불능이 가끔 발생
2 □ 경도 : 현저한 우회적 표현 혹은 동의어 사용
1 □ 극히 경도 : 1-회정도 우회적 표현 혹은 동의어 사용하나 임상적 의미는 없음
0 □ 정상 : 정상

11. 검사지시 기억 능력(Remembering Test Instruction) (단어 재인검사를 적용)
5 □ 고도 : 7번 이상 기억 못하는 경우
4 □ 중고도 : 5~6번 정도 기억 못하는 경우
3 □ 중등도 : 3~4번 정도 기억 못하는 경우
2 □ 경도 : 2번 정도 기억 못하는 경우
1 □ 매우경도 : 한 번 정도 기억 못하는 경우
0 □ 정상

총점수 합계 : ____________________

ADAS-Cognitive
Word Recall and Recognition Task

단어 회상 과제(Word Recall Task)			단어 재인과제 (Word Recognition Task)		
1시행	2시행	3시행	1시행	2시행	3시행
☐ 종	☐ 건물	☐ 영화	☐ 여우	☐ 꽃	☐ 벼루
☐ 방	☐ 경찰	☐ 여행	☐ 바가지	☐ 난쟁이	☐ 소망
☐ 고양이	☐ 유리창	☐ 경찰	☐ 옷	☐ 소망	☐ 꽃
☐ 소설	☐ 방	☐ 유리창	☐ 이사	☐ 연극	☐ 새
☐ 미인	☐ 고양이	☐ 소설	☐ 장갑	☐ 연필	☐ 추상화
☐ 여행	☐ 영화	☐ 고양이	☐ 계란	☐ 계란	☐ 연극
☐ 유리창	☐ 미인	☐ 건물	☐ 칫솔	☐ 곰	☐ 흙
☐ 경찰	☐ 소설	☐ 종	☐ 연극	☐ 여우	☐ 친구
☐ 영화	☐ 여행	☐ 방	☐ 연필	☐ 이사	☐ 이사
☐ 건물	☐ 종	☐ 미인	☐ 총	☐ 새	☐ 총
			☐ 새	☐ 시골	☐ 계란
			☐ 친구	☐ 친구	☐ 칫솔
			☐ 난쟁이	☐ 건강	☐ 여우
			☐ 컵	☐ 벼루	☐ 장갑
			☐ 흙	☐ 옷	☐ 난쟁이
			☐ 벼루	☐ 바가지	☐ 시골
			☐ 소망	☐ 칫솔	☐ 택시
			☐ 건강	☐ 모자	☐ 옷
			☐ 모자	☐ 총	☐ 연필
			☐ 곰	☐ 컵	☐ 컵
			☐ 꽃	☐ 추상화	☐ 바가지
			☐ 택시	☐ 흙	☐ 건강
			☐ 추상화	☐ 택시	☐ 모자
			☐ 시골	☐ 장갑	☐ 곰
점수	점수	점수	점수	점수	점수

바. Barthel Activities of Daily Living (ADL)

항목	0	1	2	3
대변 가리기	거의 가리지 못한다.(또는 관장이 필요하다)	가끔 실수한다.(주일에 1번 정도)	정상	
소변 가리기	거의 가리지 못한다.(또는 요도 관을 끼고 있다.)	가끔 실수한다.(하루에 1번 정도)	정상	
세수/머리빗기/양치질/면도	도움이 필요하다.	(도구가주어지면) 혼자서 가능하다.		
화장실 사용	도움이 필요하다.	약간의 도움이 필요하지만 혼자 할 수 있다.	혼자서 가능하다.	
식사	혼자서는 불가능	약간의 도움이 필요하다.	혼자서 가능하다.	
바닥에서 의자로 옮겨가기, 또는 의자에서 바닥으로 옮겨가기	전적으로 도움이 필요하며 앉지도 못한다.	(한 사람이나 두 사람의) 상당한 도움이 필요하나 앉을 수는 있다.	약간의 도움이 필요하다.	혼자서 가능하다.
보행	보행이 불가능	휠체어를 타고, 혼자서 이동이 가능하다.	다른 한 사람의 부축으로 보행이 가능하다.	혼자서 보행이 가능하다(지팡이를 사용하는 경우 포함)
옷 입기	전적으로 도움이 필요하다.	약간의 도움이 필요하다.(반 정도 도움을 받아야 가능하다)	단추를 채우고 지퍼를 올리는 것을 포함하여 혼자서 옷입기가 가능하다.	
계단 오르내리기	불가능하다.	부축을 받으면 가능하다.	혼자서 가능하다.	
목욕하기	혼자서 불가능	혼자서 가능하다.		

총점
/20

사. Korean Instrumental ADL(K-IADL)

항목	0	1	2	3	
1. 시장 보기 상점에 가서 계획한 물건들을 잊지 않으며 돈 계산에 실수 없이 구매합니까?	혼자 가능	약간 도움이 필요	많은 도움이 필요	불가능	해당 없음
2. 교통수단 이용 대중교통을 이용하거나 스스로 운전해서 길을 잃지 않고 목적지에 갑니까?	혼자 가능	약간 도움이 필요	많은 도움이 필요	불가능	해당 없음
3. 돈 관리 용돈을 관리하고, 은행에 가서 저축을 하는 등의 돈과 관련된 일을 처리합니까?	혼자 가능	약간 도움이 필요	많은 도움이 필요	불가능	해당 없음
4. 기구 사용과 집안 일하기 진공청소기, 다리미 등의 기구들을 잘 다루고 일상적인 집안 일(청소, 화초물주기, 설거지 등)을 예전처럼 말끔하게 합니까?	혼자 가능	약간 도움이 필요	많은 도움이 필요	불가능	해당 없음
5. 음식 준비 적절한 식사를 계획하여 재료를 준비하고, 예전과 같이 맛있게 음식을 만듭니까?	혼자 가능	약간 도움이 필요	많은 도움이 필요	불가능	해당 없음
6. 전화사용 필요한 전화번호를 수첩에서 찾거나 기억하여 전화를 겁니까?	혼자 가능	약간 도움이 필요	많은 도움이 필요	불가능	해당 없음
7. 약 복용 시간과 용량을 지켜 약을 먹습니까?	혼자 가능	약간 도움이 필요	많은 도움이 필요	불가능	해당 없음
8. 최근 기억 약속, 어제 일 또는 다른 사람에게 전달해야 할 전화 내용 등을 기억합니까?	혼자 가능	약간 도움이 필요	많은 도움이 필요	불가능	해당 없음
9. 취미 생활 종교, 독서, 바둑, 장기, 화투, 산책, 등산, 운동 등의 예전에 하던 취미를 그대로 잘 수행합니까?	혼자 가능	약간 도움이 필요	많은 도움이 필요	불가능	해당 없음
10. 텔레비전 시청 집중해서 텔레비전을 보며 그 내용을 이해합니까?	혼자 가능	약간 도움이 필요	많은 도움이 필요	불가능	해당 없음
11. 집안 수리 못 박기나 전구 끼우기 같은 집안 잡일을 수행합니까?	혼자 가능	약간 도움이 필요	많은 도움이 필요	불가능	해당 없음

총점

아. GERIATRIC DEPRESSION SCALE (GDS)

- 환 자 용 -

지난 일주일 동안의 느낌을 생각하시면서 대답해 주시기 바랍니다.

1. 근본적으로 생활에 만족하십니까? □ 예 □ 아니오
2. 활동이나 흥미가 떨어졌습니까? □ 예 □ 아니오
3. 인생이 허무하다고 느끼십니까? □ 예 □ 아니오
4. 자주 지루하다고 느끼십니까? □ 예 □ 아니오
5. 대부분의 생활이 활기에 차 있습니까? □ 예 □ 아니오
6. 무엇인가 나쁜 일이 일어날까봐 불안하십니까? □ 예 □ 아니오
7. 대부분의 생활이 행복하다고 느끼십니까? □ 예 □ 아니오
8. 자주 무기력함을 느끼십니까? □ 예 □ 아니오
9. 밖에 나가 새로운 일을 하는 것보다 집에 있는 것이 좋습니까? □ 예 □ 아니오
10. 다른 사람에 비해 기억력이 더 떨어졌다고 느끼십니까? □ 예 □ 아니오
11. 지금 살아 있다는 사실이 놀랍다고 생각하십니까? □ 예 □ 아니오
12. 현재의 생활방식이 매우 가치 없다고 느끼십니까? □ 예 □ 아니오
13. 기력이나 정력이 가득 차 있다고 느끼십니까? □ 예 □ 아니오
14. 지금 처해 있는 상황이 절망적이라고 느끼십니까? □ 예 □ 아니오
15. 대부분의 사람들이 당신보다 더 잘 살고 있다고 생각하십니까? □ 예 □ 아니오

자. Hachinski Ischemic Score

아래의 양상이 있으면ㅁ에 표시하고 이상이 없으면 "0" 으로 처리		
양　　상		점수
급작스러운 발병 (Abrupt onset)	□	2
계단식 악화 (Stepwise deterioration)	□	1
경과의 동요 (Fluctuating course)	□	2
야간 혼란 (Noctunal confusion)	□	1
인격의 적절한 유지(Relative preservation of personlity)	□	1
우울증 (Depression)	□	1
신체증상 호소(Somatic complaint)	□	1
감정 실조 (Emotional incontinuence)	□	1
고혈압 병력(History of hypertension)	□	1
뇌졸중 병력 (History of stroke)	□	2
동맥경화 관련 증거(Evidence of isolated atherosclerosis)	□	1
국소적 신경학적 징후들(Focal neurologic symptoms)	□	2
국소적 신경학적 증상들(Focal neurologic signs)	□	2
총 점 : ______	(HIS)	
* 총점이 4점 이하일 때 Alzheimer's disease * 총점이 8점 이상일 때 Vascular dementia		

차. K-NPI Neuropsychiatric Inventory

항 목	점수(/총점)	빈도	심한 정도
1. 망상			
2. 환각			
3. 초조(안절부절 못함)/공격성			
4. 우울/낙담			
5. 불안			
6. 기분이 들뜸/다행감			
7. 무감동/무관심			
8. 탈억제(충동억제 능력 감소)			
9. 화를 잘 냄/불안정			
10. 비정상적인 운동 행동			
11. 수면 및 수면 중 행동			
12. 식욕/식습관의 변화			

※ 참고

빈 도	1. 드물다 - 일주일에 1회 미만 2. 가끔 - 일주일에 1회 정도 3. 자주 - 일주일에 몇 번 그러나 매일은 아님 4. 매우 자주 - 하루에 한 번 이상
심한 정도	1. 경함 2. 보통 3. 심함

참고문헌

강연욱, 나덕렬. 서울신경심리검사(SNSB). 인천: Human Brain Research & consulting Co. 2003.

김기복. 임상목회교육(이론과 실제), 서울 : 전망사, 1993.

김동현, 우리나라 치매의 역학. 대한의사협회지. 2002;45:356-360.

김현승. 고혈압. 대한노인병학회 저. 노인병학. 초판. 서울: 의학출판사2000. p. 337-51.

남홍우, 유형준. 노인 당뇨병. 대한노인병학회 저. 노인병학. 초판. 서울: 의학출판사 2000. p.659-68.

노영무. 고령자 고혈압의 치료. 임상내과. 전문의를 위한 Hypertension management. 초판. 서울: 위드컴2003. p. 91-101.

대한당뇨병학회. 단계별 당뇨병 관리. 2003.

대한의사협회지 제 45권 제 4호 증례를 통한 알쯔하이머병의 이해

대한의사협회지 특집 노인병의 임상진료가이드 I

대한치매학회지 제 2권 2호 2003년 11월

박형렬. 통전적 치유목회학, 도서출판 치유, 1994.

박혜순. 고지혈증. 대한가정의학회 편. 가정의학-임상편. 초판. 서울: 계측문화사2002. p.303-9.

송우용, Hospital Chaplain Ministry, Influence of wholeness care by the hospital on the patient's anxiety before operation, Trinity Western University, 1999.

양동원, 알쯔하이머병의 치료약제. 대한의사협회지.2002;45:401-408.

오병훈, 노인정신의학-치매편. 대한노인정신의학회, 중앙문화사 . p145-162, 1999.

오병훈, 치매-치매 이해와 치료의 바른 길잡이, 무지개사, 2002.

오병훈, 한국 노인 정신 질환의 현황 및 치료 모델. 대한의사협회지 38:1516-1522, 1994.

유병연. 알레르기성 비염. 대한가정의학회 편. 가정의학-임상편. 초판. 서울: 계측문화사2002. p. 789-96.

이상도, 서정규, 박영춘, 박종한. 치매환자의 원인조사. 대한신경과학회지 1988;6:234-239.

장준. 감기. 대한내과학회지 1999; 56: 778-80.

지영구, 조희경. 일차진료에서의 만성기침의 치료. 가정의학회지 2004; 25: 441-6.

최희정, 박종남. 스타틴 치료 시 부작용에 대한 전략. 가정의학회지 2004; 25: 713-20.

한성구. 폐렴. 대한노인병학회 저. 노인병학. 초판. 서울: 의학출판사2000. p. 683-90.

Stevenson, Leslie. Seven Theories of Human Nature,Oxford University Press,1974

Bowen JD, Malter AD, Sheppard L, Kukull WA, McComick WC, Teri L, Larson EB. Predictors of mortality in patients diagnosed with probable Alzheimer' s disease. Neurology 1996;47:433-439.

Breteler MM, van Duijin CM, Chandra V, Fratiglioni L, Graves AB, Heyman A, Jorm AF. Kokmen E, Kondo K, Mortimer JA. Medical history and the risk of Alzheimer' s disease: a collaborative re-analysis of case-control studies. International Journal of Epidemioloy 1991; 20(suppl 2):S36-42.

Cummings JL, Mega M, Gray K, Rosenberg-Thompson S, Carusi DA, Gornbein J. The neuropsyhiatric inventory: comprehensive assessment of psychopathology in dementia. Neurology 1994;44:2308-2314.

Cummings JL, Vinter H, Cole G, Khachaturian Z. Alzheimer' s disease: etiologies, psthophysiology, cognitive reserve, and treatment opportunities. Neurology 1998;51(suppl 1) : S2-17.

Dartigues JF, Letenneur L. Genetic epidemiology of Alzheimer' s disease. Curr Opin Neurol 2000;13:385-389.

De la Torre JC. Alzheimer disease as a vascular disorder:nosological evidence. Stroke 2002;33:1152-1162.

Decarli C. vascular factors in dementia : an overview. J neurol sci 2004;226:19-23.

Emre M. Dementia associated with Parkinson' s disease. Lancet Neurol 2003;2:229-237.

Emre M. Dementia in Parkinson' s disease: cause and treatment. Curr Opin Neurol

2004;17:399-404.

Finkel SI. Introduction to behavioral and psychological symptoms of dementia(BPSD). International journal of geriatric psychiatry 2000;15:S2-4.

Folstein MF, Folstein SE, Mchugh PR. 'Mini Mental State' : a practical method of grading the cognitivestate of patients for the clinician. Journal of Psychiatric Research 1975;12:189-198.

Gormley N, Rizwan MR. Prevalence and clinical correlates of psychotic symptoms in Alzheimer' s disease. International Journal of Geriatric Psychiatry 1998;13:40-4.

Hachinski VC, Bowler JV. Vascular dementia. Neurology 1993;43:2159-2160.

Hooten WM, Lyketsos CG. Frontotemporal dementia: a clinicopathological review of four postmortem studies. J neuropsychiatry Clin Neurosci 1996;8:10-19.

KCMA. 9th World Congress of International Christian Medical and Dental Association Proceeding, Seoul Korea, 1990.

Khachaturian ZS. Diagnosis of Alzheimer' s disease. Arch Neurology 1985;42:1097-1105.

Konno S, Meyer JS, Terayama Y, Margishvili GM, Mortel KF. Clasification, diagnosis and treatment of vascular dementia. Drugs and aging 1997;11:361-373.

Lawrence AD, Sahakian BJ. The cognitive psychopharmacology of Alzheimer' s disease : focus on cholinergic systems. Neurochemical Research 1998;23:787-794.

Lindsay J, Laurin D, Verreault R, Hebert R, Helliwell B, Hill GB, McDowell I. Risk factors for Alzheimer' s disease : a prospective analysis from Canadian Study of Health and Aging. American Journal of Epidemiology 2002;156:445-453.

Lopez OL, Boller F, Becker JT, Miller M, Reynolds CF III. Alzheimer' s disase and depression: neuropsychological impairment and progression of disease. American Journal of Psychiatry 1990;147:855-860.

Mckeith IG. Dementia with Lewy bodies. Br J Psychiatry 2002;180:144-147.

Muller TI, Kohn R, Leventhal N, Leon AC, Solomon D. The course of depression in elderly patients. Am J Geriatr Psychiatry. 2004;12:22-29.

National institute of Aging. Progress report on Alzheimer' s disease,National Institute of Health, USA 2003.

Peterson RC, Doody R, Kurz A, Mohs RC, Morris JC, Rabins PV, Ritchie K, Rossor M, Thal L, Winblad B. Current concepts in mild cognitive impairment. Archives of Neurology 2001;58:1985-1992.

Peterson RC, Stevens JC, Ganguli M, Tangalos EG, Cummings JL, DeKosky ST. Practice parameter : early detection of dementia : mild cognitive impairment (an evidence-based review). Report of quality standards subcommittee of the American Academy of Neurology. Neurology 2001;56:1133-1142.

Pfeffer RI, Curosaki TT, Harrah CH, Chance JM, Filos S. Measurement of functional activities in older adults in the community. Journal of Gerontology 1982;37:323-329.

Piccini C, Bracco L, Amaducci L. Treatable and reversible dementias: an update. Journal of Neurologicla science 1998;153:172-181.

Pillon B, Dubois B, Ploska A, Agid Y. severity and specificity of cognitive impairment in Alzheimer' s. Huntington' s, and Parkinson' s disease and progressive supranuclear palsy. Neurology 1991;41:634-643.

Reisberg B, Borenstein J, Salob SP, Ferris SH, Franssen E, Georgotas A. Behavioral symptoms in Alzheimer' s disease:phenomenology and treatment. The journal of Clinical Psychiatry 1987;48(suppl 5):9-15.

Ritchie K, Lovestone S. The dementias. Lancet 2002;360:1759-1766.

Robinson, J, A, T. The Body, SCM, 1957.

Roman GC, Tatemich TK, Erkinjuntti T. vascular dementia: diagnostic criteria for research studies. Report of the NINDS-AIREN International workshop. Neurology 1993;43:250-260.

Roman GC, Tatemichi TK, Erkinjuntti T, Cummings JL, Masden JC, Garcia JH et al. vascular dementia: diagnostic criteria for research studies(Report of the NINDS-AIREN International Workdhop). Neurology 1993;43:250-60.

Rovner BW, Broadhead J, Spencer M, Carson K, Folstein MF. Depression and Alzheimer' s disease. American journal of psychiatry 1989;146:350-353.

Skyler JS. Insulin treatment. Lebovitz HE ed. Therapy for diabetes mellitus and related disorders. 3rd. American diabetes association; 1998. p. 199

Tandon A, Rogaeva E, Mullan M, St George-Hyslop PH. Molecular genetics of Alzheimer' s disease: the role of beta-amyloid and the presenilins. Curr Opin Neurol 2000;13:377-384.

Tariot PN, Federoff HJ. Current treatment for Alzheimer disease and future prospects. Alzheimer Disease and Associated Disorders 2003;17(suppl 4):S105-113.

The Lund Group and the Manchester Groups. Clinical and neuropathological criteria for frontotemporal dementia. J neurol Neurosurg Psychiatry 1994;57:416-418.

Tierney MC, Fisher RH, Lewis AJ, Zorzitto ML, Snow WG, Reid DW. The NINCDS-ADRDA work group criteria for the clinical diagnosis of probable Alzheimer' s disease : a clinicopathologic study of 57 cases. Neurology 1988;38:395-364.

Tournier, Paul. A Doctor's Casebook in the Light of the Bible, New York : Harper & Row, Publishers, 1954.

Tournier, Paul. The Healing of Person, New York : Harper & Row, Publishers,1965.

Victor M, Adams RD. The alcoholic dementias. Handbook of clinical neurology. 1985;335:352.

Yang DW. Pahrmacological treatment strategies for Alzheimer' s disease J Korean Medical Association 2002;45:401-408.

찾아보기

한 글

〈ㄴ〉

〈ㄷ〉

〈ㄹ〉

〈ㅅ〉

〈ㅊ〉

〈ㅎ〉

영 문

〈C〉

〈D〉

〈E〉

대표저자 약력

▣ 오병훈

-신경정신과 전문의, 의학박사, 노인정신의학 전공
-연세대학교 의과대학 정신과학 교실 주임교수
-연세대학교 의과대학 세브란스정신건강병원 병원장
-독일 Tubingen University, 미국 Casw Western Reserve University, 호주 Melbourne University 연수 및 초청교수
-전 한국 신경인지기능연구회 회장
-전 대한신경정신의학회 간행이사
-현 사단법인 한국 치매협회 이사
-현 대한임상노인의학회 부회장
-현 대한노인정신의학회 차기이사장
-현 세계노인정신의학회, 세계노인정신약물학회 집행이사

• 저서 및 역서

알기쉽게 보는 정신분열병
치매-치매 이해와 치료의 바른 길잡이(2002년도 문화공보부 우수도서 선정)
Textbook on Psychiatry of Asia-old Age Psychiatry Chapter
노인정신의학-치매 편, 노인병-치매 편
신경심리평가-역서
사랑하는 사람이 치매에 걸렸을 때-역서
건망증과 치매-역서 등 다수

▣ 차경렬

-정신과 전문의, 노인정신의학 전공
-연세대학교 의과대학 정신과학 교실 강사

노인성치매, 우울증의 성공적 치료

초판인쇄일	2007년 8월 5일
초판발행일	2007년 8월 15일
대표저자	오병훈 · 차경렬
펴 낸 이	오 무 근
펴 낸 곳	도서출판 하나의학사
출판등록	1988년 4월 1일 제 2-541호
주 소	서울시 종로구 홍파동 13-4
전 화	02) 730-2555, 2556
팩 스	02) 730-2557

정가 24,000원

저자와 합의로 인지 생략
ISBN 978-89-92141-19-2 93510
※ 잘못된 책은 구입처에서 교환해 드립니다.